Klinische Psychologie
Trends in Forschung und Praxis
Band 6

Herausgegeben von
Urs Baumann, Heinrich Berbalk, Gerhard Seidenstücker

Klinische Psychologie

Trends in Forschung und Praxis

6

herausgegeben von
Urs Baumann
Heinrich Berbalk
Gerhard Seidenstücker

Verlag Hans Huber
Bern Stuttgart Wien

CIP-Kurztitelaufnahme der Deutschen Bibliothek

Klinische Psychologie: Trends in Forschung
u. Praxis. - Bern; Stuttgart; Wien: Huber
Erscheint jährl.

6. (1984)
ISBN 3-456-81299-X

ISBN 3-456-81299-X

Herstellung: Satzatelier Paul Stegmann, Bern
Druck: Lang Druck AG, Liebefeld-Bern
Printed in Switzerland

Inhaltsverzeichnis

C. Diagnostik

D. Therapie

E. Klinische Gruppen

Mitarbeiterverzeichnis

BAUMANN, U., o.Prof. Dr.phil., Dipl.-Psych.
Institut für Psychologie der Universität Salzburg
Akademiestraße 22, A-5020 Salzburg

BERBALK, H., Prof.Dr.phil., Dipl.-Psych.
Psychologisches Institut III der Universität Hamburg
Von-Melle-Park 5, D-2000 Hamburg 13

BIRBAUMER, N., Prof.Dr.phil., Dipl.-Psych.
Psychologisches Institut der Universität Tübingen
Friedrichstraße 21, D-7400 Tübingen

BRAUKMANN, W., Dipl.-Psych.
Fachgebiet Psychologie der Universität Trier
Schneidershof, D-5500 Trier

FILIPP, S.-H., Prof.Dr.phil., Dipl.-Psych.
Fachgebiet Psychologie der Universität Trier
Schneidershof, D-5500 Trier

GAEBEL, W., Dr.med.
Freie Universität Berlin, Psychiatrische Klinik
Eschenallee 3, D-1000 Berlin 19

HAAG, G., Prof.Dr.med., Dipl.-Psych.
Psychologisches Institut der Universität Freiburg
Belfortstraße 16, D-7800 Freiburg

HOWE, J., Dr.rer.nat., Dipl.-Psych.
Universität Osnabrück - Abteilung Vechta
Driverstraße 22, D-2848 Vechta

HUSSY, W., Prof.Dr.phil., Dipl.-Psych.
Fachgebiet Psychologie der Universität Trier
Schneidershof, D-5500 Trier

LINDEN, M., OA. Dr.med.
Freie Universität Berlin - Psychiatrische Klinik
Eschenallee 3, D-1000 Berlin 19

MÖLLER, H.J., PD Dr.med.
Psychiatrische Klinik und Poliklinik rechts der Isar der Technischen Universität München
Möhlstraße 26, D-8000 München

MÜNZEL, K., Dr.phil., Dipl.-Psych.
Psychiatrische Klinik - Abteilung für Experimentelle und Klinische Psychologie, Universität München
Nußbaumstraße 7, D-8000 München

Schwab, R., Dr. phil. Dipl.-Psych.
Psychologisches Institut III der Universität Hamburg
Von-Melle-Park 5, D-2000 Hamburg
Seidenstücker, G., Dr. phil., Dipl.-Psych.
Fachgebiet Psychologie der Universität Trier
Schneidershof, D-5500 Trier
Tönnies, S., Dr. phil., Dipl.-Psych.
Psychologisches Institut III der Universität Hamburg
Von-Melle-Park 5, D-2000 Hamburg
Tunner, W., Prof. Dr. phil., Dipl.-Psych.
Institut für Psychologie der Universität München
Kaulbachstraße 93, D-8000 München
Zerssen, D. von, Prof. Dr. med., Dipl.-Psych.
Max-Planck-Institut für Psychiatrie München
Kraepelinstraße 2, D-8000 München 40

Einleitung

Das Konzept der Reihe «Klinische Psychologie – Trends in Forschung und Praxis» dürfte dem Leser wohl bekannt sein. Wie in den vorausgegangenen Bänden sind die in Band 6 enthaltenen Arbeiten verschiedenen Schwerpunkten zuzuordnen: Grundlagen, Diagnostik, Therapie und Klinische Gruppen. Für den Bereich Methodik ist in Band 6 zugunsten der Bereiche Therapie und Klinische Gruppen kein Beitrag enthalten. Ein solcher Verzicht bestimmter Bereiche zugunsten aktueller Arbeiten in anderen Bereichen soll auch in Zukunft möglich sein.

Der Bereich «Grundlagen» enthielt in den bisherigen Bänden unserer Reihe u.a. Arbeiten zu genetischen, biochemischen und emotionalen Aspekten psychischer Störungen. Einen weiteren Stein in dem begonnenen Mosaik liefert Hussy in dem vorliegenden Band mit einem Beitrag über die Bedeutung von Aspekten der Informationsverarbeitung für das Verständnis psychischer Störungen (Kapitel 1). Nach Hussy bedürfen vorliegende kognitionspsychologische Ansätze in der Klinischen Psychologie einer Integration, die sich nach seiner Auffassung in einem informationsverarbeitungstheoretischen Rahmen leisten läßt. Der integrative Wert eines solchen Rahmens wird anhand eines Struktur- und Prozeßmodells komplexer menschlicher Informationsverarbeitung und an den Beispielen «schizophrene Denkstörungen» sowie «Lernbehinderung» demonstriert. Weiterhin werden Nutzen und Konsequenzen eines informationsverarbeitungstheoretischen Ansatzes für Diagnostik und Therapie diskutiert.

Die Arbeit von Braukmann und Filipp über Strategien und Techniken der Lebensbewältigung (Kapitel II.) ist ebenfalls im Bereich «Grundlagen» angesiedelt. Die Autoren bemühen sich zunächst um eine für den Leser sicher hilfreiche Klärung des vielfältig verwendeten Begriffes «Bewältigung». Dieser Klärung folgt die Diskussion von Beschreibungs-, Definitions- und Klassifikationsansätzen für Bewältigungsverhalten. Der gegenwärtige Stand der Bewältigungsforschung und insbesondere die bestehenden Wissenslücken werden von Braukmann und Filipp im folgenden Abschnitt ihrer Arbeit herausgearbeitet, in dem es u.a. darum geht, wie Bewältigungsformen entstehen, welche Charakteristika von Problemsituationen und welche Umgebungsfaktoren jeweils resultierende Bewältigungsformen mitbestimmen. Die zuletzt genannten Fragen sowie das von Braukmann und Filipp abschließend diskutierte Problem der Kriterien zur Bewertung von Bewältigungsformen läßt «Bewältigungsverhalten» nach dem weiter oben verwendeten Bild als einen Mosaikstein zum Verständnis psychischer Störungen erscheinen, der weitgehend selbst ein noch auszufüllendes Mosaik darstellt.

Für den Bereich «Diagnostik» enthält Band 6 eine Arbeit von MÖLLER und VON ZERSSEN über Klassifikation psychischer Störungen (Kapitel III). Die Autoren setzen sich mit den Intentionen einer Klassifikation psychischer Störungen und den von Kritikern ins Feld geführten Einwänden gegen Klassifikation überhaupt und gegen bestehende Ansätze auseinander. Syndromatologische Klassifikationen werden beschrieben und die empirische Bestätigung tradierter Syndrome wird hervorgehoben. Die syndromatologische Klassifikation wird in der klinischen Praxis als wichtiger Zwischenschritt vor der Stellung einer nosologischen Diagnose gekennzeichnet. Ausgehend von KRAEPELIN werden neuere Befunde zu nosologischen Klassifikationen diskutiert. Die Autoren beschreiben Änderungen des ICD-Schlüssels und des DSM in ihren Fassungen von 1979 (ICD-9) bzw. 1980 (DSM-III). Die wesentlichen Änderungen des DSM-III – die «multiaxiale Klassifikation» wird in einem Ausblick auch für den ICD-Schlüssel in seiner 10. Revision angekündigt. Ausgehend von der Diskussion der Reliabilität psychiatrischer Diagnosen werden Verbesserungsmöglichkeiten auf syndromatologischer und nosologischer Ebene, Ansätze der Verbesserung durch den Einsatz von Computerprogrammen bei der Diagnostik und Ergebnisse bei gleichzeitiger Verwendung mehrerer diagnostischer Systeme besprochen. Befunde zur Verwendung «biologischer Marker» werden als nicht ermutigend betrachtet. Im Zusammenhang mit dem DSM-III und der 10. Revision des ICD-Schlüssels werden Vor- und Nachteile einer multiaxialen Diagnostik erörtert.

Die erste Arbeit im Bereich «Therapie» von SCHWAB und TÖNNIES beschreibt Ergebnisse und Entwicklungen der klientenzentrierten Psychotherapie (Kapitel IV.). Während in den vergangenen Jahren international kaum empirische Arbeiten zur klientenzentrierten Psychotherapie mehr durchgeführt wurden, berichten die Autoren von deutschen Untersuchungen, die sich im Bereich der Einzeltherapie vorwiegend auf die Auswirkungen unterschiedlicher Durchführungsmodalitäten und auf die Übertragung des klientenzentrierten Ansatzes von der Einzeltherapie auf die Gruppe bezogen.

Die zweite Arbeit im Bereich «Therapie» von MÜNZEL und TUNNER stellt die kritische Auseinandersetzung mit Körperarbeit in der Psychotherapie dar (Kapitel V.). Aus der Vielzahl von sogenannten Körpertherapien wurden Bioenergetik und Gestalttherapie ausgewählt. Die Autoren stellen theoretische Vorstellungen sowie diagnostische und therapeutische Konzepte der jeweiligen Therapieform zusammen. Der Mangel an experimentellen Befunden erschwert die Bewertung beider Therapieformen. «Psychotherapie bedarf der wissenschaftlichen Begründung». Nach der Analyse der Autoren wird der Schluß nahegelegt, daß aus wissenschaftlicher Sicht Bioenergetik und Gestalttherapie nach dreißigjährigem Bestehen am

Anfang stehen. Die Autoren regen an, bei einer Erforschung von Körpertherapie Bezüge zur Allgemeinen Psychologie und zur Ausdruckspsychologie herzustellen sowie theoretische Annahmen und praktisches Handeln einer empirischen Prüfung zu unterziehen.

Der dritte Beitrag zum Bereich «Therapie» ist mit der Kombination von Pharmakotherapie und Psychotherapie befaßt (Kapitel VI.). Gaebel und Linden beschäftigen sich in ihrer Arbeit mit Problemen und Ergebnissen einer derartigen Kombinationsbehandlung am Beispiel depressiver Störungen. Die Autoren gehen aus von einer Abhandlung der Interaktion therapeutischer Verfahren und stellen effektorientierte Interaktionsmodelle prozeßorientierten Modellen gegenüber. Für die Kombination von Pharmakotherapie und Psychotherapie werden Hypothesen zu deren Interaktion zusammengestellt. In einem weiteren Abschnitt ihrer Arbeit diskutieren die Autoren Regeln, Voraussetzungen und ungelöste Probleme für die Verwendung einer Kombinationsbehandlung. Im Folgenden werden Studien zur kombinierten Akutbehandlung und kombinierte Langzeitbehandlungen dargestellt und diskutiert. Dem Bericht über vorliegende Untersuchungen zur Kombination von Pharmakotherapie und Psychotherapie bei depressiven Störungen folgt die Erörterung, ob sich aus den Befunden Handlungsregeln zur Kombinationsbehandlung bereits ableiten lassen.

Im letzten Abschnitt dieses Bandes beschäftigt sich Howe mit der Problematik von Psychotherapie mit Sterbenden (Kapitel VII.). In seiner Einleitung stellt Howe Ursachen für das mit dem Sterben verbundene Leid dar. Vor der Beschreibung und Diskussion einzelner psychotherapeutischer Maßnahmen steht u.a. die Abhandlung von Erleben, Verhalten und psychosozialen Beeinträchtigungen von Sterbenden. Die Darstellung der psychotherapeutischen Maßnahmen enthält Vorgehensweisen, Begründungen und Ziele der Hilfe für Sterbende aus der Sicht unterschiedlicher therapeutischer Richtungen. Bei der Bewertung von Psychotherapie mit Sterbenden geht Howe u.a. ein auf die Abhängigkeit der Hilfen von der jeweils angebotenen Therapieform und der Phase einer unheilbaren Erkrankung. Betont wird die Unterstützung von Personen aus der Umgebung eines Sterbenden bei deren Hilfsbemühungen. In Frage gestellt wird der Beitrag von Psychotherapie in der letzten Phase einer unheilbaren Erkrankung.

Der letzte Beitrag im Bereich «Klinische Gruppen» befaßt sich mit der differentiellen Psychotherapieindikation bei psychosomatischen Störungen (Kapitel VIII.). Haag und Birbaumer befassen sich in ihrem Beitrag mit der Indikation zu unterschiedlichen Therapieformen und mit Ergebnissen von Psychotherapie bei ausgewählten psychosomatischen Störungen.

Zum Schluß danken wir allen Autoren für die Zusammenarbeit. Dem Verlag Hans Huber danken wir für seine bisherige Unterstützung bei der Herausgabe dieser Reihe.

Salzburg - Hamburg - Trier
Februar 1983

URS BAUMANN
HEINRICH BERBALK
GERHARD SEIDENSTÜCKER

A. Grundlagen

I. Zum Stellenwert des informationsverarbeitungstheoretischen Ansatzes in der Klinischen Psychologie

W. HUSSY

1. Problemstellung

Wirft man einen Blick auf gängige Systeme zur Klassifikation abnormen Verhaltens (z.B. DMS-II, ‹Diagnostic and Statistical Manual of Mental Disorder› der ‹American Psychiatric Association›), so findet man, daß in mehr als der Hälfte der Untergruppen kognitive Störungen - zumindest implizit - angesprochen sind. Im Sinne der kognitiven Psychologie und unter Abhebung vom Konzept der affektiven Störung verstehen wir unter kognitiver Störung dabei Beeinträchtigungen der geistigen Funktionen im Zusammenhang mit Prozessen der Wahrnehmung, des Lernens, Gedächtnisses, Denkens und Sprechens.

In der Gruppe der «Psychosen» zum Beispiel dominieren vor allem für die Schizophrenie Analysen der Denkstörungen, aber auch innerhalb der Formen der Depression, die schwerpunktmäßig den affektiven Störungen zugeordnet sind, werden kognitive Elemente berücksichtigt (vgl. HAUTZINGER und GREIF 1981). Für die Gruppen der «geistigen Retardation» und der «hirnorganischen Syndrome» liegt der Zusammenhang mit Lern-, Gedächtnis- und Denkprozessen, häufig abgehandelt unter dem Begriff der Intelligenz, auf der Hand. Aber auch in anderen Untergruppen, die im ersten Hinblick keinen Bezug zur Kognition aufzuweisen scheinen, wie z.B. «Persönlichkeitsstörungen» im Allgemeinen und «Alkoholismus» im Speziellen, finden kognitive Funktionen bzw. deren Beeinträchtigung Berücksichtigung (vgl. TARTER 1973).

Auch für weitere hier nicht im Einzelnen aufzuführende Bereiche stellt sich im Rahmen der klinischen Psychologie häufig die Frage nach abnormen kognitiven Prozessen, deren Bedeutung, Beschreibung und Erklärung. Und so vielfältig die Berührungspunkte klinischer und kognitiver Psychologie sind, so vielfältig und unterschiedlich sind auch die entwickelten Modelle und theoretischen Ansätze. Allein im Bereich der Schizophrenieforschung existiert eine Vielzahl von Modellen (vgl. CHAPMAN und CHAPMAN 1973), deren Bezug untereinander nur selten deutlich wird. Noch viel weniger ist der Versuch zu beobachten, kognitive Erklärungsansätze für abnormes Verhalten hinsichtlich verschiedener Subkategorien aufeinander zu beziehen.

Dieser Mangel ist aus mehreren Gründen beklagenswert: erstens entspricht es nicht dem Stand der Theorienbildung in der kognitiven Psychologie, isolierte Erklärungsansätze für verwandte kognitive Prozesse zu entwickeln; zweitens behindert er die Entwicklung eines generellen Modells abweichenden, kognitiven Verhaltens; drittens erschwert er die Entwicklung eines überschaubaren diagnostischen bzw. differentialdiagnostischen Instrumentariums für diesen Bereich und schließlich bleiben die abgeleiteten therapeutischen Maßnahmen isoliert und nicht oder wenig bezogen auf ein Gesamtmodell kognitiver Abläufe, in welchem Teilprozesse interagieren und erst durch ihr Zusammenwirken zu substantiellen Beschreibungs- und Erklärungsfaktoren für die Gesamtleistung werden.

Der vorliegende Beitrag versucht zu demonstrieren, daß der informationsverarbeitungstheoretische Ansatz dazu beitragen kann, diesen Mangel an Integration kognitiver Modelle im klinisch-psychologischen Bereich zu verringern, bzw. aufzuzeigen, inwiefern er im genannten Sinne auch für diagnostische und therapeutische Belange fruchtbar zu machen ist.

Folgendes Vorgehen wird dafür gewählt. An erster Stelle (Punkt 2) steht eine generelle Charakterisierung der Informationsverarbeitungstheorien, gefolgt von einer knappen Darstellung eines spezifischen Modells zum komplexen Problemlösen, dem SPIV-Modell (*S*truktur- und *P*rozeßmodell komplexer menschlicher *I*nformations*v*erarbeitung). Sein integrativer Wert wird am Beispiel schizophrener Denkstörungen und Lernbehinderungen demonstriert, zu welchem Zweck sich die exemplarische Darstellung zweier experimenteller Studien (KAISER 1980a, b; STROBEL 1980) anschließt (Punkt 3). Der nächste Abschnitt (Punkt 4) beschäftigt sich mit dem Stellenwert des Modells für Diagnose und Intervention, wobei zusätzliche experimentelle Befunde (KINDERMANN 1980a, b) aufgegriffen werden. Eine zusammenfassende Diskussion schließt die Gedankengänge ab (Punkt 5).

2. Theorien der Informationsverarbeitung

Wie angedeutet wollen wir uns zunächst mit Theorien der Informationsverarbeitung befassen. Dabei geht der Schilderung eines spezifischen Modells eine allgemeine Charakterisierung voraus[1].

[1] Die Abfassung der Punkte 2.1 und 2.2 entspricht Ausführungen des Autors an anderer Stelle (HUSSY 1981, S.6; HUSSY 1980, S.4ff.).

2.1. Allgemeine Charakteristiken von Informationsverarbeitungsmodellen

Die Kennzeichnung des Informationsverarbeitungsansatzes ist nicht einfach; man kann darunter, wie CLAUSS et al. (1976, S. 248), «die zusammenfassende Bezeichnung für alle Prozesse der Zuordnung, Verknüpfung und Bewertung von Informationen, die dem Verhalten und Erleben zugrundeliegen» verstehen. Theorien und Modelle menschlicher Informationsverarbeitung versuchen demnach, den Informationsfluß von der Aufnahme über die Verarbeitung (z. B. Speicherung) bis zur Ausgabe zu verfolgen. Sie betrachten den menschlichen Organismus als ein offenes kybernetisches System und verwenden als zentralen Begriff den der Information, der nicht notwendigerweise im strengen informationstheoretischen Sinne verstanden und verwendet werden muß. Unseres Erachtens ist Informationsverarbeitung ein wichtiges Konzept der kognitiven Psychologie mit der Beson-

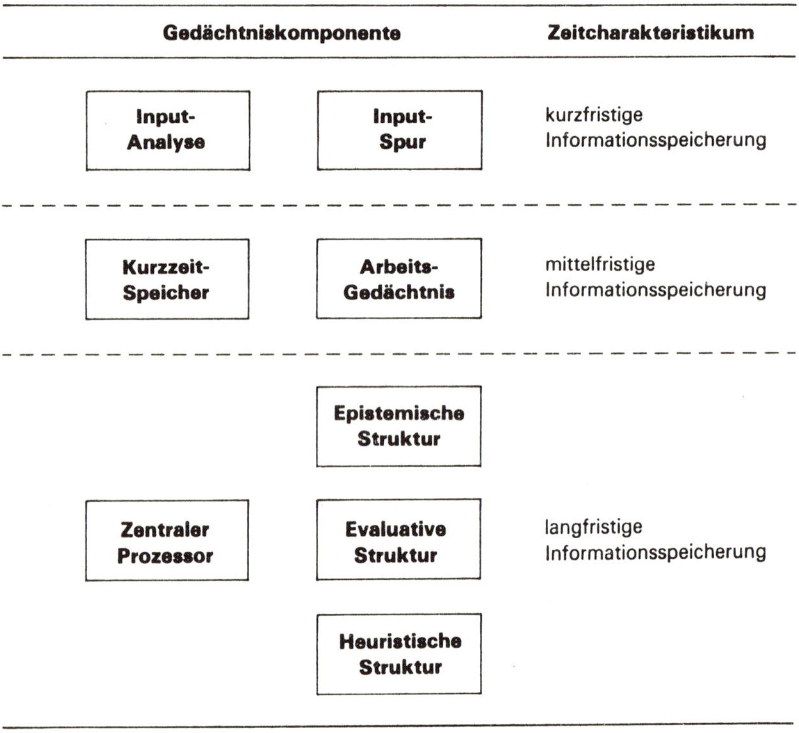

Abbildung 1. Das Acht-Komponenten-Konzept des SPIV-Modells.

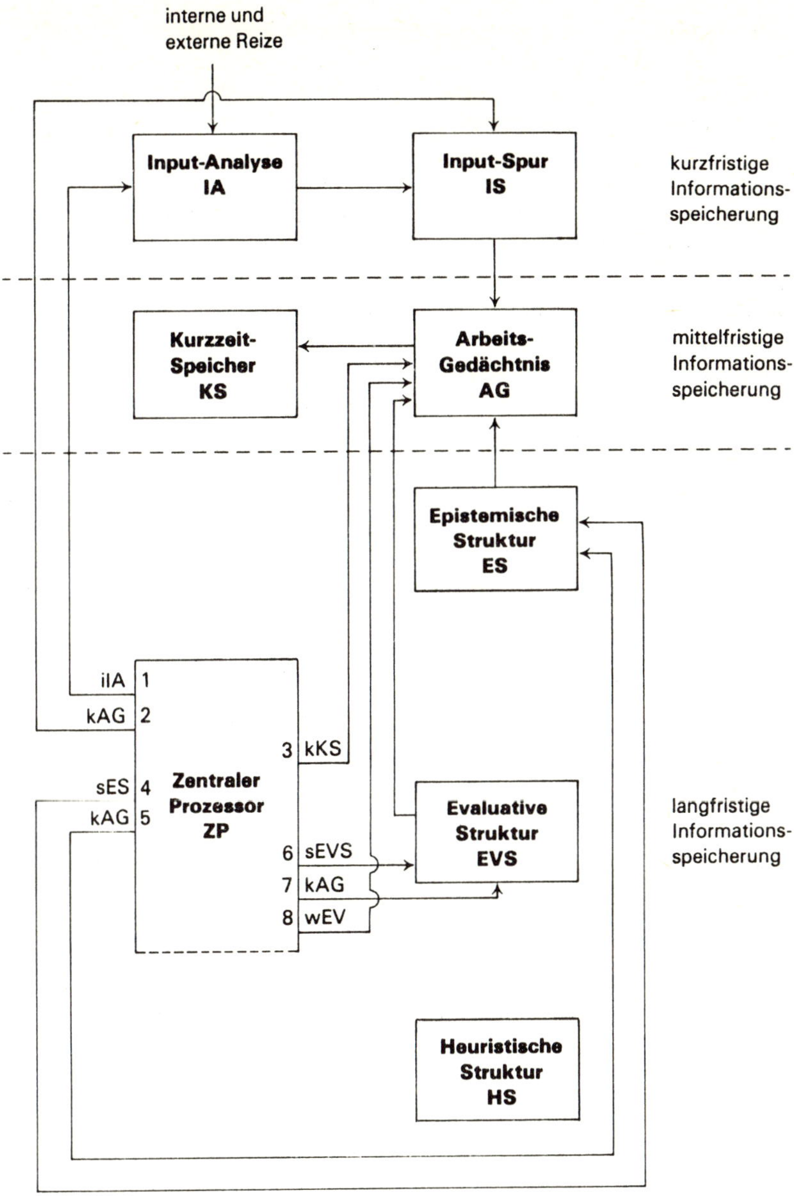

Abbildung 2. Veranschaulichung der Phase der Problemdefinition und Zielkriterienerstellung.

derheit, daß es eine enorm integrierende Wirkung besitzt. KLIX (1979, S.16) beschreibt diese Spezifität mit den Worten: «Sie besteht in der Zusammenführung von herkömmlich als völlig verschieden betrachteten Problemgebieten der Psychologie».

2.2. Struktur- und Prozeßmodell komplexer menschlicher Informationsverarbeitung (SPIV-Modell)

Diese Charakteristika kommen auch dem SPIV-Modell zu, das hier - stellvertretend für viele andere Ansätze - knapp referiert wird. Ausführliche Beschreibungen finden sich an anderer Stelle (HUSSY 1979, 1983). Die Auswahl fiel auf dieses Modell, da es einen umfassenden Anspruch besitzt und viele Aspekte anderer Modelle darin gesammelt und integriert sind. Über inhaltliche und historische Bezüge zu anderen Modellen der Informationsverarbeitung, z.B. denen von NEWELL und SIMON (1972), BJORK (1975) und DÖRNER (1976), wird an den genannten anderen Stellen im Detail informiert.

Betont wird die strikte Unterscheidung zwischen Struktur und Prozeßanteilen innerhalb des Modells: auf seiten der Strukturanteile findet sich die «Acht-Komponenten-Konzeption» informationsverarbeitender Strukturen (Abb.1) und auf seiten der Prozeßanteile die «Vier-Phasen-Konzeption» des Informationsverarbeitungsprozesses (Abb.2).

2.2.1. Acht-Komponenten-Konzeption

Die acht Komponenten des kognitiven Apparates lassen sich vier Hauptfunktionsbereichen zuordnen:

1. Die kurzfristige Speicherung von Information. Für diese Funktion werden - in Anlehnung an BJORK (1975) - Input-Analyse und Input-Spur konzipiert. Die im Sinne von CRAIK und LOCKHART (1972) auf der Dimension sensorisch-semantisch ablaufende Input-Analyse führt zu einer neuronalen Erregung, einer Gedächtnisspur oder - wie sie hier genannt wird - der Input-Spur, die ähnliche Charakteristika aufweist wie das Sensorische Register nach ATKINSON und SHIFFRIN (1968). Durch Aufmerksamkeitszuwendung kann der Zerfall verhindert und eine Überführung in einen längerfristigen Zustand bzw. in ein längerfristiges Speichermedium erreicht werden.
2. Die mittelfristige Speicherung von Information. Kurzzeitspeicher und Arbeitsgedächtnis werden dieser Funktion zugeordnet. Sie unterschei-

den sich in erster Linie durch die freie Kombinierbarkeit der Daten im Arbeitsgedächtnis, während diese im Kurzzeitspeicher im Sinne eines Registers adressenspezifisch abgelagert sind (vgl. ATKINSON und SHIFFRIN 1968). Im Arbeitsgedächtnis (vgl. BADDELEY und HITCH 1974; GREENO 1973) laufen alle Informationen aus den übrigen Strukturkomponenten zusammen und werden für den Operator- bzw. Evaluatoreinsatz präsent gehalten. Der Kurzzeitspeicher dient zur Entlastung bei einem Überangebot an Informationen.

3. Die langfristige Speicherung von Information. Für langfristige Behaltensleistungen ist das Langzeitgedächtnis verantwortlich. In ihm sind jedoch nicht nur Fakten abgelagert, sondern auch Informationen über Operationen und Evaluationen. Deshalb werden drei Substrukturen unterschieden: die epistemische, die heuristische und die evaluative Struktur.

   Die epistemische Struktur als Träger unseres Faktenwissens entspricht der Dörnerschen Konzeption (DÖRNER 1976).

   Die heuristische Struktur enthält elementare Operatoren, die im Sinne von Wirkgrößen die Analyse und Neuverknüpfung der im Arbeitsgedächtnis befindlichen Informationen vornehmen. Von den Vorstellungen Dörners unterscheidet sich diese Substruktur dadurch, daß Makroheurismen im Sinne von Verfahren zur Lösungsfindung nicht enthalten sind. Diese werden dem Zentralen Prozessor zugeordnet.

   Die evaluative Struktur schließlich beinhaltet Evaluatoren, also Bewertungsmaßstäbe, die die Effizienz des Operatoreneinsatzes überprüfen helfen.

4. Das Zusammenwirken der Komponenten. Makroheurismen sensu DÖRNER (1976) konstituieren den zentralen Prozessor. Er speichert langfristig eine Vielzahl heuristischer und algorithmischer Informationsverarbeitungsstrategien, die das Zusammenwirken aller Komponenten steuern. Der zentrale Prozessor repräsentiert somit den Prozeßanteil am kognitven Geschehen. Ohne diese Komponente kommt es zu keiner Verarbeitung; die Strukturen interagieren nicht direkt miteinander.

2.2.2. Vier-Phasen-Konzeption

Damit sind wir bei der Beschreibung der «Vier-Phasen-Konzeption» des Informationsverarbeitungsprozesses angelangt. Prinzipiell sind vier Verarbeitungsphasen unterscheidbar: Problemdefinition und Zielkriterienerstellung zu Beginn, dann Operatorsuche und -anwendung, danach Evaluatorsuche und -anwendung und schließlich die Outputsteuerung. Zu betonen ist, daß die gesamte Steuerung in allen vier Phasen allein über den zentralen Prozessor läuft und daß das Arbeitsgedächtnis die Sammelstelle für alle Informationen ist, seien es nun Fakten, Operatoren oder Evaluatoren.

In Abbildung 2 ist die erste Phase im Detail exemplarisch verdeutlicht. Die erste Entscheidung fällt in der Phase der Problemdefinition und Zielkriterienerstellung. Die Befehle 1 bis 5 im ZP (iIA = initialisiere Input-Analyse; kAG = kopiere ins Arbeitsgedächtnis; kKS = kopiere in Kurzzeitspeicher; sES = suche in Epistemischer Struktur; kAG = kopiere ins Arbeitsgedächtnis) stellen die Sammlung der extern und intern zum Problem vorhandenen Informationen dar. In der Sequenz 6 bis 8 (sEVS = suche in Evaluativer Struktur; kAG = kopiere ins Arbeitsgedächtnis; wEV = wende Evaluator an) wird die Entscheidung abgebildet, ob durch die zum Problem gesammelte Information schon die Lösung gelungen ist oder nicht. Bringt der Evaluationsvorgang ein positives Ergebnis (Ziel erreicht), dann handelte es sich bei der Situation nicht um ein Problem, sondern eine Aufgabe und es kann sofort auf die Phase der Output-Steuerung gesprungen werden. Bei einer negativen Bewertung (Ziel nicht erreicht) in Phase 1 erfolgen also eine Präzisierung der Problemdefinition und Zielkriterienerstellung, sowie in der Regel ein Eintreten in die Phase 2.

Die Annäherung an die Zielkriterien soll über eine Operatorsuche und -anwendung in dieser Phase erreicht werden. Sie wird in der dritten Phase durch Evaluatorsuche und -anwendung überprüft. Ergibt sich dabei keine Ist-Soll-Diskrepanz, dann ist das Problem für das Individuum gelöst und es kommt zur Outputsteuerung. Bei Vorliegen einer Diskrepanz dagegen ergibt sich ein Rücksprung entweder zur Phase 1, Phase 2 oder auch Phase 3 usw. Bei der Output-Steuerung (4. Phase) schließlich geht es nicht alleine um die Aktualisierung konkreten, verarbeitungsadäquaten Verhaltens, sondern auch um die langfristige Speicherung der gewonnenen Erkenntnisse.

Bei dieser knappen Skizzierung des Modells bleiben natürlich eine Reihe interessanter Details unerwähnt. Für die gewählte Zielsetzung sollte sie jedoch ausreichen.

3. Stellenwert in der Theorienbildung

Wie eingangs erwähnt, soll der Stellenwert der Informationsverarbeitungstheorie für die Theorienintegration in der klinischen Psychologie an zwei unterschiedlichen inhaltlichen Bereichen demonstriert werden. Die Auswahl fiel dabei auf die Subkategorien Schizophrenie und hirnorganische Störungen. Dabei wird jeweils zunächst ein Experiment geschildert, dessen Befunde anhand verschiedener Modelle interpretiert werden.

3.1. Informationsverarbeitung und Schizophrenie

Der informationsverarbeitungstheoretische Ansatz ist nicht völlig neu in der Schizophrenieforschung. Vor allem die Teilbereiche Aufmerksamkeit (z.B. HEMSLEY 1976), Verarbeitungskapazität (z.B. SLADE 1971) und die kurzfristigen Speichermedien (z.B. IVISON 1972; MILLER, SACCUZZO und BRAFF 1979) fanden verschiedentlich Interesse. Der Versuch, übergreifende theoretische Ansätze zu formulieren wurde dabei jedoch nicht unternommen.

3.1.1. Experimentelle Untersuchung zum Problemlösen

Denkvorgänge stellen die komplexesten menschlichen kognitiven Prozesse dar, gleichgültig ob sie nun zum Bereich Begriffsbildung, Problemlösen oder Kreativität zählen. Da an diesen Kognitionen in der Regel die meisten Teilprozesse und -strukturen fundamentaler Art, wie im SPIV-Modell beschrieben, beteiligt sind, betrachten wir uns nun ein Experiment zu zwei sequentiellen Prädiktionsproblemen (STROBEL 1980; vgl. auch HUSSY und STROBEL 1980; HUSSY und KINDERMANN 1981). Diese beiden Problemtypen, genannt WELTNER- und HUSSY-Paradimga (HUSSY und FUNKE 1979a; WELTNER 1977) wurden ausgewählt, weil sie den Lösungsprozeß in viele Teilschritte zerlegen, die der direkten Beobachtung zugänglich sind. Weitere Argumente für die spezifische Brauchbarkeit dieser Problemtypen sowie eine Systematisierung derzeit gängiger Problemlöseparadigmen finden sich bei FUNKE und HUSSY (1979, S.5ff.).

Drei Gruppen zu je 14 Personen bearbeiten diese Problemstellungen. Neben einer Kontrollgruppe aus dem nicht-klinischen Bereich nehmen zwei klinische Gruppen an der Untersuchung teil: eine Gruppe, die sich wegen akuter Schizophrenie in stationärer Behandlung befindet und eine weitere Gruppe, die nach zweimaliger Erkrankung an Schizophrenie ambulant behandelt wird. Die drei Gruppen sind hinsichtlich Alter, Geschlecht und Schulbildung parallelisiert.

Ausführliche Informationen zu Diagnosefragen finden sich bei STROBEL (1980, S.105ff.); hier nur kurz einige Bemerkungen dazu. a) Die stationären Patienten befanden sich während des Untersuchungszeitraumes in einem akuten psychotischen Schub, zeigten somit produktive Symptome, die neben wenigen akustischen Halluzinationen und Wahnvorstellungen in den Bereich der ‹formalen Denkstörungen› einzuordnen waren. Die Diagnose «Schizophrenie» mußte von zwei unabhängigen Psychiatern erstellt sein. b) Die ambulanten Patienten waren im gleichen Zeitabschnitt frei von produktiven Symptomen und seit mindestens sechs Monaten nicht mehr in stationärer Behandlung. Allerdings mußten mindestens zwei Klinikaufenthalte mit der Diagnose «Schizophrenie» vorgelegen haben. Für die Diagnose galten die gleichen Bedingungen wie für die stationären Patienten. c) Für die Kontrollgruppe gilt, daß sie bisher keiner psychiatrischen Behandlung bedurften. Bezüglich der medikamentösen Behandlung konnte festgestellt werden, «daß *alle* Patienten, die an der Untersuchung teilgenommen haben, zum Zeitpunkt der Untersuchung unter Medikamenteneinfluß standen. Auch die Menge und Art der eingenommenen Medikamente schwankte kaum, so daß festzustellen bleibt, daß mögliche Testunterschiede innerhalb und zwischen den Gruppen nicht oder aber zu gleichen Anteilen auf die Psychopharmakabehandlung zurückzuführen sind» (Strobel 1980, S. 108).

Bei den beiden Problemtypen gilt es, eine Folge von Zeichen, die zunächst unbekannt ist, schrittweise vorherzusagen. Nach jeder Vorhersage erfolgt eine Rückmeldung. Den Zeichenfolgen liegen Gesetzmäßigkeiten zugrunde; sind diese erkannt, gelingt eine fehlerfreie Prädiktion. Das Erkennen der Gesetzmäßigkeiten gelingt über die Verarbeitung der Rückmeldung.

Je ein Beispiel mag die Situation verdeutlichen. Beim Hussy-Problem (Abb. 3a) sieht die Vp eine Symbolmatrix und ihre Aufgabe besteht darin vorherzusagen, welches dieser Symbole als nächstes aufleuchtet. Nach vorgenommener Wahl der Vp blinkt das korrekte Zeichen für kurze Zeit, so daß diese die Möglichkeit zur Bewertung der eigenen Vorhersage erhält. Es folgt die nächste Prädiktion und die zugehörige Rückmeldung usw. Ziel ist es, möglichst wenige Fehler zu machen. Dies gelingt nur, wenn die erwähnten Gesetzmäßigkeiten erkannt sind. Das Weltner-Problem wird in Abbildung 3b dargestellt. Man erkennt, daß hier die verschiedenen Zei-

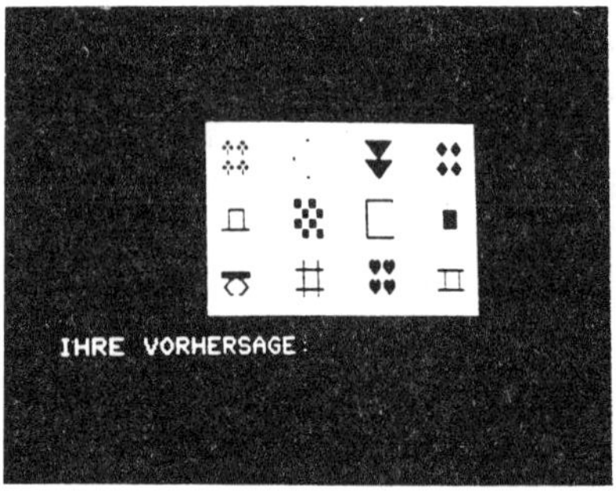

Abb. 3a

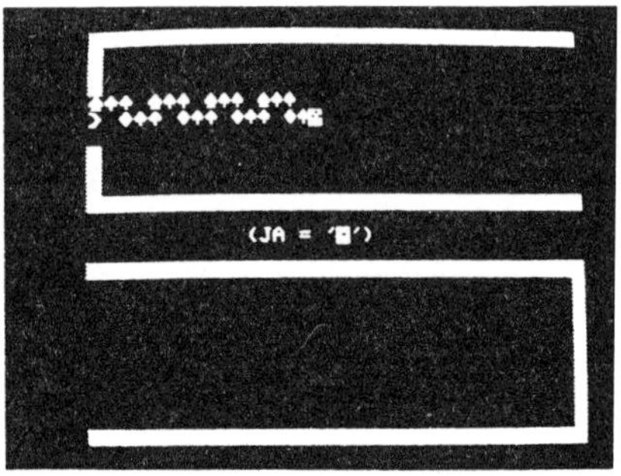

Abb. 3b

Abbildung 3. Die Darstellungsform des Hussy- (3a) und Weltner-Problems (3b) auf dem Bildschirm eines Tischcomputers. 3b entspricht einem fortgeschrittenen Problembearbeitungsstand, 3a bleibt über den Bearbeitungsverlauf hinweg invariant.

chen Bewegungen repräsentieren (nach oben, zur Seite, schräg nach unten usw.), und daß die korrekten Zeichen in Form eines Musters auf dem Bildschirm erhalten bleiben. Realisiert wird diese Situation - ebenso beim Hussy-Problem - durch Präsentation der Folge auf dem Bildschirm eines Tischcomputers. Zu Beginn der Problembearbeitung besteht das Muster allein aus dem Startpfeil (vgl. Abb. 3b). Mit jeder korrekten Vorhersage verlängert sich das Muster um ein Zeichen. Abbildung 3b zeigt den Bildschirm nach 23 korrekten Vorhersagen. Zur Verarbeitung der Rückmeldungen steht den Vpn hier - im Gegensatz zum Hussy-Problem - somit ein «externes Gedächtnis» (Muthig und Schönpflug 1981) zur Verfügung.

In zwei Punkten unterscheiden sich die beiden Problemtypen: a) beim Hussy-Problem wird nach jeder Vorhersage sofort das korrekte Zeichen rückgemeldet, unabhängig davon, ob die Wahl richtig oder falsch war. Dagegen muß beim Weltner-Problem die Vp solange raten, bis sie das richtige Zeichen getroffen hat (Details bei Funke und Hussy 1979a, b); b) die korrekten Wahlen bleiben beim Weltner-Problem sichtbar, während sie beim Hussy-Problem im Gedächtnis behalten werden müssen.

Beide Problemarten besitzen variierende Schwierigkeitsgrade. Dies wurde zum einen durch die Anzahl der möglichen bzw. tatsächlich beteiligten Zeichen, zum anderen durch den unterschiedlichen Komplexitätsgrad des Musters der bedingten Wahrscheinlichkeiten zwischen den Zeichen erreicht.

Schließlich fand noch der Verlauf der Folgenbearbeitung Berücksichtigung. Bestand beispielsweise eine Folge aus 80 Zeichen, so wurde sie in acht Abschnitte (Block) zu je zehn Zeichen zerlegt, um erkennen zu können, ob Unterschiede verlaufsspezifisch sind oder nicht.

Die Operationalisierung der Problemlösungsgüte geschieht mittels eines informationstheoretischen Abweichungsmaßes; ein Wert von Null kennzeichnet demnach optimale Verarbeitung. Dieses Maß geht als abhängige Variable in die dreifaktorielle Varianzanalyse ein (Faktoren: Gruppenzugehörigkeit, Problemschwierigkeit, Block). Ausführliche Elaborationen zum Maß der Annäherungsgüte sowie der Möglichkeit der Operationalisierung der Verarbeitungsqualität über eine Zerlegung des Transinformationskonzepts in inhaltlich-psychologisch bedeutsame Komponenten finden sich bei Hussy et al. (1981) und Hussy (1982).

Für das Hussy-Problem ergeben sich signifikante Unterschiede zwischen den Gruppen, wobei dieser Faktor 48% der Varianz erklärt. Einzelvergleiche zeigen, daß zwischen den beiden klinischen Gruppen keine Unterschiede bestehen, der Effekt also voll auf die Unterschiede zur Kontrollgruppe zurückgeht. Während überraschenderweise der Verlaufsfaktor keinen überzufälligen Effekt anzeigt (die Vpn bearbeiten die Folge zu Beginn genauso gut/schlecht wie am Ende!), wurden weitere 16% der Va-

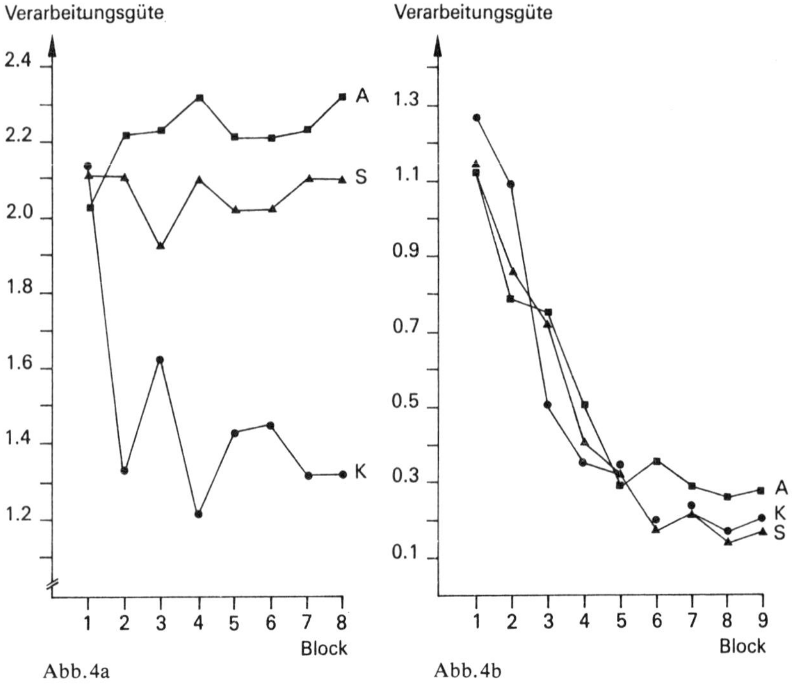

Abbildung 4. Wechselwirkung zwischen Gruppenzugehörigkeit (A = ambulante Patienten, S = stationäre Patienten, K = Kontrollgruppe) und Verlauf (Block 1 bis 8) für das Hussy- (4a) und Weltner-Problem (4b).

rianz durch die Wechselwirkung zwischen der Gruppenzugehörigkeit und dem Verlauf aufgeklärt. Abbildung 4a veranschaulicht diesen Zusammenhang. Man erkennt, daß die Kontrollgruppe im Verlauf der Folgenbearbeitung eine immer geringere Abweichung vom optimalen Verhalten (= Treffer in jeder Vorhersage) aufweist, während die beiden klinischen Gruppen keine Verbesserung im Vergleich zum Ausgangsniveau erkennen lassen. Daraus ist zu erschließen, daß letzteren nicht gelungen ist, die den Folgen zugrundeliegenden Gesetzmäßigkeiten zu erkennen.

Die Ergebnisse zum Weltner-Problem unterscheiden sich davon grundsätzlich. Die Gruppenzugehörigkeit erbringt keinen überzufälligen Effekt, d.h. die drei Gruppen unterscheiden sich in ihrer Problemlösefähigkeit nicht. 53% der Varianz wird dagegen durch den Verlaufsfaktor aufgeklärt. Zusammen mit der nicht signifikanten Wechselwirkung Gruppenzugehörigkeit und Verlauf bedeutet dieses Ergebnis (vgl. Abb. 4b), daß es allen drei Gruppen gelungen ist, im Laufe der Folgenbearbeitung die Gesetzmäßigkeiten zu erkennen, wobei noch hinzugefügt werden muß, daß dies in verlgeichbarer Weise gelingt. Auch die Problemschwierigkeit verändert - entgegen den Erwartungen (vgl. z.B. KILBORG und SIEGEL 1976) - dieses Bild nicht. Zwar ist dieser Haupteffekt signifikant (8% Varianzaufklärung), aber eine Interaktion mit der Gruppenzugehörigkeit ist nicht nachweisbar. Dieses bedeutet, daß sich Variationen der Problemschwierigkeit in gleicher Weise auf die Personen der drei Gruppen auswirken und die klinischen Gruppen nicht spezifisch beeinträchtigt werden.

3.1.2. Interpretation

Unmittelbar ins Auge springen die eklatanten Unterschiede für die beiden klinischen Gruppen hinsichtlich der Informationsreduzierung bei der Bearbeitung der zwei Problemtypen. Das Erkennen der die Folge determinierenden Gesetzmäßigkeiten gelingt ihnen beim WELTNER-Problem in gleicher Weise wie der nicht-klinischen Kontrollgruppe. Das heißt, daß sie in der Lage sind, die Information, die das Problem in der Anfangssituation enthält, durch korrekte Definitions-, Operations- und Evaluationsschritte zu reduzieren, sich der Lösung des Problems zu nähern bzw. sie zu erreichen.

Die zu findenden und anzuwendenden Operatoren sind ‹mechanische Speicherung› (nicht alle Zeichen sind an der Folge beteiligt), ‹informationelle Approximation› (die beteiligten Zeichen kommen unterschiedlich häufig vor) und ‹Superzeichenbildung› (die Zeichen folgen mit unterschiedlicher Wahrscheinlichkeit aufeinander). Für beide Problemtypen gilt, daß diese Operatoren die enthaltene Information reduzieren (Details bei FUNKE und HUSSY 1979a).

Während jedoch das komplexe Zusammenwirken der Komponenten des kognitiven Apparates bei der Bearbeitung des WELTNER-Problems bei allen Gruppen reibungslos funktioniert, bricht es bei der Beschäftigung mit dem HUSSY-Problem bei den klinischen Gruppen - ganz im Gegensatz zur Kontrollgruppe - total zusammen. Auch einfache Operationen, wie das Erkennen und Behalten, welche Zeichen an der Folge beteiligt sind (‹mechanische Speicherung›), gelingen nicht. Die Situation ist für diese Personen zu Beginn ebenso undurchschaubar (informationshaltig) wie am Ende. Bei sonst vergleichbaren Bedingungen hinsichtlich experimenteller Situation und Problemstruktur liegt der Schluß nahe, daß die externe Gedächtnisfunktion, die der Bildschirm des Tischcomputers beim WELTNER-Problem übernimmt, die entscheidende Größe ist. Im Sinne des SPIV-Modells entlastet dieses externe Gedächtnis die mittelfristigen Speichermedien. Die problemrelevante Information befindet sich auf dem Bildschirm und muß nicht im Arbeitsgedächtnis gespeichert werden. Die solchermaßen vereinfachte Situation ermöglicht den adäquaten Ablauf des komplexen, kognitiven Geschehens.

Für den Zusammenbruch bei fehlender externer Gedächtnisentlastung lassen sich zwei Argumentationslinien unterscheiden: a) die mittelfristigen Speichermedien sind bei diesen Patienten ständig informationsüberflutet; b) die Kapazität der mittelfristigen Speichermedien ist bei diesen Patienten eingeengt.

Folgt man der ersten Argumentation, so kommen die theoretischen Ansätze zum Tragen, die auf Wahrnehmungsseite ein Defizit in der Fähigkeit, situationsrelevante Reize auszublenden, postulieren (z. B. PAYNE, MATUSSEK und GEORGE 1959; VENABLES 1964; LANG und BUSS 1965; MCGHIE und CHAPMAN 1969). Unabhängig von spezifischen Sichtweisen zwischen diesen Modellen (defekter Filtermechanismus, verbreiterte Aufmerksamkeitsspanne, physiologisches Erregungsniveau usw.) ergibt sich als Konsequenz, daß bei der Input-Analyse zuviele und teilweise irrelevante Informationen Beachtung finden und in die mittelfristigen Speichermedien gelangen. Aufgrund der Kapazitätsgrenzen dieser Komponenten werden fortwährend alte Informationen verdrängt (Registerkonzept) und neue aufgenommen. Eine sinnvolle Problemdefinition und Zielkriterienerstellung ist dadurch ebensowenig möglich wie eine gezielte Operatoranwendung, da die Informationsbasis ständig variiert. Evaluationsvorgänge werden entweder unmöglich (Zielkriterium geht verloren; vgl. Konzept des ‹major set› vs. ‹sequential set› bei SHAKOW 1962) oder resultieren in Negativrückmeldungen, da auch einfache Operationen nicht adäquat durchgeführt werden können. So wird die Information, welche Zeichen an der Folge beteiligt sind, immer wieder aus dem Kurzzeitspeicher verdrängt; dadurch kann keine Zielannäherung durch ausschließliche Verwendung dieser Zeichen erfolgen und die Evaluationsprozesse enden immer negativ.

Vergleichbare Konsequenzen ergeben sich, wenn die Informationsüberflutung nicht von der Input-Analyse ausgeht, sondern durch Besonderheiten der epistemischen Struktur ausgelöst wird. Denkmodelle für das Zustandekommen solcher Besonderheiten liefern z.B. CAMERON (1938, overinclusive thinking) oder BROEN (1968, interference of reaction). Hierbei sind es also interne Reize, die die mittelfristigen Speichermedien überlasten und eine geordnete Informationsverarbeitung unterbinden.

Natürlich ist es vorstellbar, daß beide Quellen zusammenwirken und die Problematik vergrößern. Bei den von STROBEL (1980) verwendeten Problemtypen dürfte die interne Reizseite aufgrund der relativ neutralen Problemstruktur allerdings von untergeordneter Bedeutung sein. Die vorliegenden Befunde deuten demnach darauf hin, daß die Beeinträchtigung der Input-Analyse durchaus eine hinreichende Bedingung dafür ist, zielgerichtete komplexe kognitive Prozesse bedeutsam zu stören.

Die zweite Argumentationskette, der die Vielzahl an empirischen Befunden und theoretischen Ansätzen aus dem Reaktionszeitverhalten schizophrener Personen zuzuordnen ist (z.B. McReynolds 1960; Rey 1978; Salzinger, Portnoy und Feldman 1966; Shakow 1962; Steffy 1978; Zubin 1975), stützt sich auf die Annahme, daß die Kapazität der mittelfristigen Speichermedien eingeengt ist. Auch hier ordnet eine differenzierte Betrachtung die Ansätze. Bezieht sich die Einengung auf den Umfang der maximal zu speichernden Informationen, so rückt Salzingers ‹immediacy hypothesis› (Salzinger et al. 1966) in den Vordergrund. Danach wird ein adäquater Operatoreinsatz dadurch verhindert, daß zu wenige Zeichen gleichzeitig behalten werden können. Das Auffinden und Verwenden von bedingten Wahrscheinlichkeiten höherer Ordnung (Superzeichenbildung), eine Voraussetzung für das Auffinden der Lösung in den von Strobel gewählten sequentiellen Vorhersageproblemen, ist somit nicht möglich.

Dagegen sind die Ansätze, die eine verlangsamte Reaktionszeit zum kritischen Konzept erheben, verwandt mit dem Gedanken, daß die maximale Behaltenszeit der mittelfristigen Speichermedien nicht ausreicht, um die Verarbeitung der Speicherinhalte zu gewährleisten. Die gleichen Speichercharakteristika (Umfang, Zeit) ermöglichen einerseits einer gesunden Person (normale Reaktionszeit) gezielte Informationsverarbeitung und führen andererseits bei einer Person mit verzögerter Reaktionszeit zum Zusammenbruch.

Die vier aufgeführten Erklärungsalternativen *stimmen* darin *überein,* daß schizophrene Personen das Weltner-Problem deshalb erfolgreich bearbeiten können, weil es die problemrelevanten Informationen in Form eines externen Gedächtnisses permanent zur Verfügung stellt. Das Versagen beim Hussy-Problem folgt aus der fehlenden Entlastung der mittelfristigen Speichermedien. Sie *unterscheiden* sich bezüglich der Annahmen, die eine Entlastung bei schizophrenen Patienten notwendig machen. Eine experimentelle Überprüfung der beschriebenen Argumentationsalternativen unter Beibehaltung der gewählten Problemlöseparadigmen durch Verwendung eines Blickbewegungsregistrierungssystems liegt auf der Hand.

Natürlich gibt es weitere Ansätze, die zu integrieren wären, darunter auch einige aus dem kognitiven Bereich (z.B. Callaway 1971; Faught 1978; Scheurer 1981; Zvi Giora 1975). Wir wollen uns an dieser Stelle jedoch damit begnügen, exemplarisch zu verdeutlichen, welchen Stellenwert bei der Theorienbildung wir dem Verarbeitungsansatz zuschreiben.

3.2. Informationsverarbeitung und hirnorganische Schädigung

Die zweite Studie wendet sich dem Inhaltsbereich der Lernbehinderungen zu. Obwohl auch dieser Gegenstand schon lange Ziel intensiver analytischer Bemühungen ist, bleiben die theoretischen Ansätze aus dem Bereich der Psychologie bezüglich der Anzahl vergleichsweise überschaubar. Überraschenderweise haben informationsverarbeitungstheoretische (Defizit-)Modelle hier noch wenig Eingang gefunden, wenngleich sie aus vorliegenden Entwicklungsmodellen (z.B. HUSSY 1979; KLAHR 1981) durchaus ableitbar wären.

3.2.1. Experimentelle Untersuchung zum Problemlösen

Erneut ist es ein Experiment zum Problemlösen (HUSSY-Problem), mit dem wir uns exemplarisch beschäftigen wollen (KAISER 1980a, b). Die Studie folgt einer Unterscheidung von BECKER (1978), wonach zwei Gruppen von Lernbehinderungen benennbar sind:

a) ‹educationally handicapped children›, bei denen Verhaltensstörungen verschiedenster Formen, wie etwa Einnässen, Angst und Aggression im Schulbereich, mangelnde Konzentrationsfähigkeit, Kontaktarmut usw., dominieren. Wichtig ist, daß Hinweise auf hirnorganische Prozesse fehlen und Milieuschädigungen verantwortlich gemacht werden.
b) ‹educally handicapped children›, bei denen ein sogenannter hirnorganischer Prozeß nicht ausgeschlossen werden kann. Hinweise dafür erhält man aus EEG-Auffälligkeiten, Störungen der Grob- und Feinmotorik usw. Im Gesamtbild der Auffälligkeiten zeigt sich ansonsten kein gravierender Unterschied zur ersten Gruppe.

Je 14 Schüler dieser beiden Gruppen im Alter von 12 Jahren bearbeiteten das bekannte sequentielle Vorhersageproblem (vgl. Punkt 3.1.1.). Die Zuordnung zur Gruppe der Lernbehinderungen folgte gängigen Kriterien (Schul-, Intelligenz- und Konzentrationsleistungen; Details bei KAISER 1980a, b). Die Differenzierung in die Gruppen der Lernbehinderungen mit Verhaltensstörungen (VS) und mit Verdacht auf hirnorganische Störungen (HS) erfolgte aufgrund fehlender bzw. vorhandener Informationen zu EEG-Auffälligkeiten, grob- und feinmotorischer Störungen sowie entsprechender prä-, peri- und postnataler anamnestischer Daten durch einen Psychiater. Zusätzlich wurden die Daten von zwei Kontrollgruppen (ebenfalls 14 Personen) erhoben, denen gemeinsam war, daß es sich um unauffällige Schüler handelte. Der Unterschied bestand in einer Altersdifferenz von zwei Jahren; die erste Gruppe war altersgleich mit den beiden Experimentalgruppen (K12), die zweite Gruppe zwei Jahre jünger (K10).

Die dreifaktorielle Varianzanalyse (Gruppenzugehörigkeit, Problemschwierigkeit, Block: vgl. Punkt 3.1.1.) zeigt, daß die Gruppenzugehörigkeit mit 32% die meiste Varianz aufklärt. Dabei liegt der größte Unterschied zwischen den beiden Kontrollgruppen: die Zwölfjährigen zeigen die deutlich bessere Informationsverarbeitung als die Zehnjährigen. Dagegen lassen sich die Abweichungen in den Leistungen der beiden Gruppen mit Lernbehinderungen statistisch nicht absichern. Interessante Informationen bringen die Vergleiche zwischen den ‹Experimental-› und Kontrollgruppen: während sich die Gruppe mit Hinweisen auf hirnorganische Schäden (HS) nicht von K12, wohl aber von K10 unterscheidet, erhält man für die Gruppe ohne nachweisbare hirnorganische Beeinträchtigungen (VS) das exakt umgekehrte Bild.

Nimmt man den Verlaufsfaktor hinzu, so klärt sich der Zusammenhang weiter auf. Die Wechselwirkung mit dem Gruppenfaktor ($p < 0.01$) ist in Abbildung 5 dargestellt, getrennt für eine einfache (5a) und schwierige (5b) Folge. Sehr deutlich werden bei der Betrachtung die Ähnlichkeiten der Leistungen der Gruppen K10 und VS sowie K12 und HS. Sie beziehen sich sowohl auf den Verlauf als auch auf das Niveau. Wenngleich die verschiedenen Schwierigkeitsstufen unterschiedlich erfolgreiches Problemlösen ermöglichen, wird diese Ähnlichkeitsstruktur davon nicht berührt (fehlende Interaktion von Gruppenzugehörigkeit und Problemschwierigkeit). Der Haupteffekt Problemschwierigkeit isoliert betrachtet ist mit 27% aufgeklärter Varianz jedoch sehr bedeutsam.

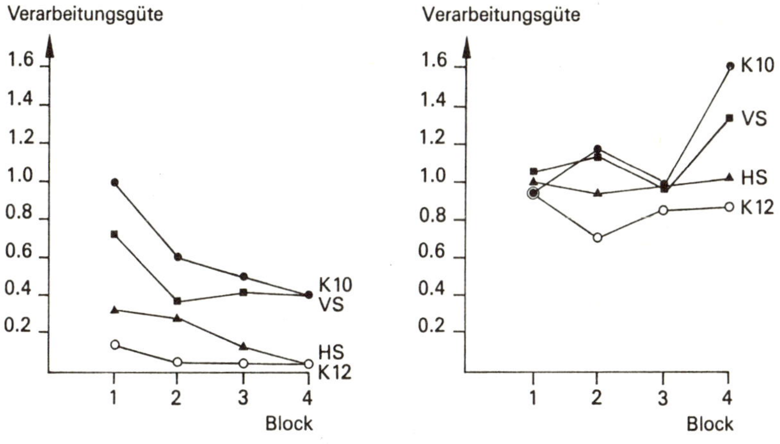

Abb. 5a Abb. 5b

Abbildung 5. Die Wechselwirkung zwischen Gruppenzugehörigkeit und Verlauf für eine leichte (5a) und eine schwierige (5b) Problemversion.

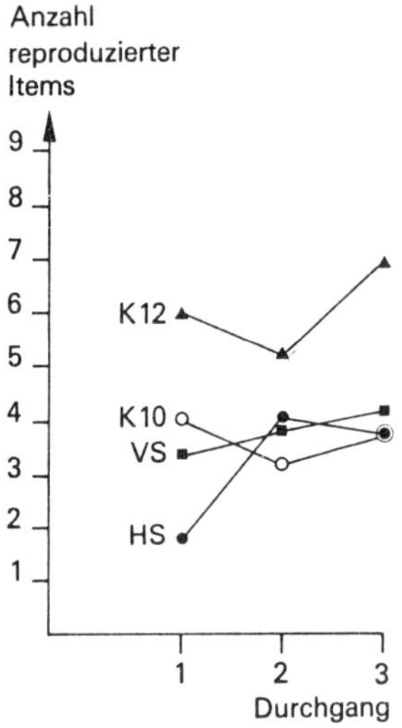

Abbildung 6. Darstellung der Ergebnisse des Lernexperiments.

Für eine differenzierte Interpretation ist die Darstellung der Ergebnisse eines weiteren Teils der Untersuchung notwendig. Alle Versuchspersonen nahmen zusätzlich an einem Lernexperiment teil. Dabei galt es, zwanzig sinnfreie Silben unmittelbar nach ihrer Darbietung zu reproduzieren. Mit einer Variation in der Abfolge der Silben wurde dieses Experiment zweimal wiederholt. In Abbildung 6 sind die Ergebnisse zusammengefaßt.

Bedeutsame Unterschiede existieren bezüglich aller Durchgänge zwischen K12 und den drei anderen Gruppen. Dort bleibt HS im ersten Durchgang in überzufälliger Weise hinter den Reproduktionsleistungen der beiden anderen Gruppen zurück.

3.2.2. Interpretation

Erwartungsgemäß zeigen sich deutliche Unterschiede in der Verarbeitungsgüte zwischen den zehn- und zwölfjährigen Schülern der Kontrollgruppe. Beim leichten Problem (Abb. 5a) wird vor allem der Niveauunterschied deutlich. Die Zwölfjährigen beginnen bereits mit einer besseren Leistung und erreichen im zweiten Abschnitt der Folge die optimale Leistung. Dagegen sind die Zehnjährigen auch am Ende der Folgenbearbeitung noch nicht vollständig darüber orientiert, welchen Gesetzmäßigkeiten die Sequenz der Zeichen folgt. Verlaufsunterschiede können hier wegen der zu geringen Schwierigkeit für die Zwölfjährigen nicht zuverlässig beobachtet werden. Sie werden jedoch bei der schwierigen Folge sehr deutlich (Abb. 5b). Zwar beginnen hier die beiden Gruppen auf dem gleichen Ausgangsniveau, unterscheiden sich am Ende der Folgenbearbeitung jedoch beträchtlich. Bei den Zwölfjährigen reichen die vorhandenen Kapazitäten offensichtlich aus, um die sich fortwährend steigernde Komplexität dieser schwierigen Folge insofern zu bewältigen, als ein gleiches Verarbeitungsniveau durchgehalten werden konnte, während die Zehnjährigen im letzten Folgenabschnitt fast auf der Ebene des Zufalls operierten, also offensichtlich überfordert waren.

Die von PIAGET (1974[6]) postulierte Entwicklung von der Phase der konkreten zu der der formalen Operationen bildet sich hier deutlich ab. Im Sinne des SPIV-Modells bieten sich zwei Alternativen an: a) Weiterentwicklung der langfristigen Speicherstrukturen, hier vor allem der heuristischen Struktur, wodurch auch Superzeichenbildung höherer Ordnung möglich wird. Gerade bei der schwierigen Folge müssen diese bedingten Wahrscheinlichkeiten höherer Ordnung erkannt werden, um zum Erfolg zu kommen; b) Weiterentwicklung der mittelfristigen Speichermedien, z. B. hinsichtlich der Speicherkapazität von Kurzzeitspeicher und Arbeitsgedächtnis oder auch der Speicherdauer. Auch dadurch würden die Voraussetzungen zum Erkennen komplexer Gesetzmäßigkeiten gegeben - oder, wenn bereits grundsätzlich vorhanden - verbessert. Natürlich ist auch eine parallele Entwicklung denkbar (vgl. HUSSY 1979).

Nimmt man die Ergebnisse des Lernexperiments hinzu, das auf die gezielte Erfassung der mittelfristigen Speicherstrukturen ausgerichtet ist, so bestätigt sich die zweite Alternative. Die Behaltensleistung bei den Zwölfjährigen ist durchgängig besser als bei den Zehnjährigen (Abb. 6). Daß diese Unterschiede aber nicht notwendigerweise die Leistungsdiskrepanzen beim Problemlösen determinieren, zeigen die Ergebnisse der Gruppen mit Lernbehinderung. Die Gruppe der Schüler mit Verdacht auf hirnorganische Schädigung (HS; vgl. auch ‹minimal brain dysfunction›, STRAUSS und LEKTINEN 1947; ‹frühkindlicher Hirnschaden›, z. B. NISSEN 1977; ‹frühkindliches exogenes Psychosyndrom›, z. B. LEMPP 1978[3]) weist bezüglich der mittelfristigen Speichermedien im Vergleich zur altersgleichen Kontrollgruppe ebenfalls Defizite auf - im ersten Durchgang sogar wesentlich gravierender -; beim Bearbeiten der Probleme sind sie jedoch allenfalls noch als ein Niveauunterschied zu erkennen, der - wie gesehen - im vorliegenden Fall nicht einmal statistisch abzusichern ist.

Nicht nur diese Daten, sondern auch andere neuere Befunde und theoretische Erwägungen (z. B. BEILIN 1981; HUSSY und FUNKE 1982; HUSSY, VON EYE und FUNKE 1979; PASCAL-LEONE 1981) bekräftigen die Ansicht, daß alle Strukturen und Prozesse des menschlichen kognitiven Apparates lebenslang einer Entwicklung (im Sinne eines Auf- und/oder Abbaus) unterworfen sind, wobei durchaus altersspezifische Schwerpunkte in der Veränderungsdynamik anzunehmen sind. Die Anforderungscharakteristika der jeweiligen Problemsituation bringen diese Veränderungen in jeweils typischer Weise zum Tragen.

Vor diesem Gesamtbild lassen sich die Ergebnisse der Schüler mit Lernbehinderungen in zwei Konzepte einordnen, die zur Beschreibung ihrer Störungen herangezogen werden: Entwicklungsrückstand und Teilleistungsstörung (z.B. LEMPP 1978[3]). Das gleiche Leistungsniveau sowohl beim Lernen als auch beim Problemlösen und der gleiche Leistungsverlauf für die Kinder mit Lernbehinderungen ohne erkennbaren hirnorganischen Schaden und die Kinder ohne Auffälligkeiten im Alter von zehn Jahren lassen die Vermutung gerechtfertigt erscheinen, daß es sich bei ersteren um einen generellen Entwicklungsrückstand handelt. Sie sind offensichtlich weniger zu kennzeichnen durch einen partiellen Leistungsrückstand, sondern ihre kognitive Leistungsfähigkeit ist der jüngerer Kinder in weiten Bereichen sehr ähnlich. Andere Zusammenhänge ergeben sich bei den lernbehinderten Kindern mit Verdacht auf eine hirnorganische Schädigung. Hier sind es spezifische Strukturen und/oder Prozesse, die einen Entwicklungsrückstand aufweisen und sich dadurch auf die Gesamtleistung auswirken. Das Konzept der Teilleistungsstörung oder Teilleistungsschwäche, das in erster Linie im medizinisch-klinischen Bereich Verwendung findet, entspricht den hier beobachteten Befunden und theoretischen Erwägungen in weiten Teilen. Die festgestellten Defizite in den mittelfristigen Speichermedien bedingen Leistungseinbußen derart, daß der Einsatz altersgemäß entwickelter Operatoren nicht die volle Effizienz erreichen kann. So kann ein derart beeinträchtigtes Kind zwar erkannt haben, daß nach einer Zeichensequenz bestimmter Länge und Qualität immer ein definiertes Zeichen folgt, seine Kapazität zur Erfassung der Länge und der Qualität reichen jedoch nicht aus. Zu veranschaulichen sind diese Gedanken mit dem Beispiel der schwierigen Folge (Abb. 5b). Die Unterschiede zwischen den zehn- und zwölfjährigen Kindern (K10 und K12) können darauf zurückzuführen sein, daß neben einem Entwicklungsrückstand im Bereich der mittelfristigen Speichermedien auch Operatoren – wie ‹Superzeichenbildung höherer Ordnung› – fehlen. Zusätzlich zu den Niveauunterschieden finden damit auch die Verlaufsdifferenzen eine plausible Erklärung. Diese entfallen bei Kindern mit Verdacht auf eine hirnorganische Schädigung, da Superzeichenbildung höherer Ordnung möglich ist – zumindest bis zu einer oberen Grenze, die aufgrund der Entwicklungsrückstände im mittelfristigen Speicherbereich im Vergleich zur altersgleichen Kontrollgruppe niedriger liegt. Daraus ergeben sich die beobachtbaren Niveauunterschiede, die im vorliegenden Fall allerdings im Zufallsbereich liegen.

Die vorliegenden Befunde reichen nicht aus, um die hier aufgezeigten

Zuordnungen und Zusammenhänge als die allein möglichen festzuschreiben. Neuere Befunde (HUSSY und FUNKE 1982) weisen auf enge Zusammenhänge in der Entwicklung mittel- und langfristiger Speichermedien hin, so daß weitere Erklärungsalternativen möglich werden. Es ist jedoch auch nicht das Anliegen der Arbeit, hier zu einer definitiven Klärung spezifischer Fragestellungen beizutragen, sondern zu zeigen, wie fruchtbar das Zusammenwirken verschiedener Teildisziplinen der Psychologie für die Beschreibung und Erklärung abweichenden Verhaltens werden kann. Mit Hilfe des Instruments ‹Informationsverarbeitungsmodell› gelingt es, Erkenntnisse aus der allgemeinen Psychologie, der klinischen Psychologie und der Entwicklungspsychologie zusammenzutragen und zu integrieren.

4. Stellenwert für Diagnose und Intervention

Nachdem an zwei Beispielen exemplifiziert wurde, worin die Bedeutung informationsverarbeitungstheoretischer Ansätze - nicht nur - für die klinische Psychologie hinsichtlich der Theorienbildung liegt, wird im folgenden Abschnitt beleuchtet, inwiefern auch für zwei weitere Schwerpunkte der klinischen Psychologie, nämlich Diagnose und Intervention, Impulse von dieser Seite erwartet werden können. Die beiden referierten Untersuchungen von STROBEL und KAISER werden für den diagnostischen Bereich erneut als Veranschaulichungsgrundlage Verwendung finden. Eine Studie von KINDERMANN (1980a, b) wird Auskunft über den Stellenwert für therapeutische (verhaltensmodifizierende) Schritte geben.

4.1 Diagnostischer Aspekt

Prinzipiell lassen sich vier Impulse herausfinden, die auch vom informationsverarbeitungstheoretischen Ansatz für die Diagnose abweichenden Verhaltens ausgehen: 1) die modellgeleitete Auswahl der diagnostischen Instrumente; 2) der modellgeleitete Ablauf des diagnostischen Prozesses; 3) die gezielte Konstruktion differenzierter diagnostischer Verfahren; 4) die Notwendigkeit der Erfassung des Prozeßaspekts, insbesondere für abweichendes Verhalten im kognitiven Bereich.

Zu 1) und 2): Es besteht weitgehend Übereinstimmung darüber, daß die Auswahl der diagnostischen Instrumente und der Fortgang des diagnostischen Prozesses nicht ein Zufallsprodukt sein dürfen, daß es auch nicht implizite, subjektive Modelle des Diagnostikers sein sollten, die entscheidungsrelevant werden, sondern daß Bezug genommen wird auf Theorien und Modelle des fraglichen, abweichenden Verhaltens. Wie demonstriert bieten gerade die recht umfassenden Informationsverarbeitungskonzeptionen vielfältige Hinweise auf mögliche Defizite und Dysfunktionen. Ableitbar sind auch Strategien des diagnostischen Vorgehens, wie der Versuch der isolierten Erfassung der beteiligten Struktur- und Prozeßkomponenten im ersten Schritt sowie deren Interaktion im zweiten Schritt. Voraussetzung dafür ist das Vorhandensein bzw. die Entwicklung adäquater Verfahren.

Zu 3): Hierin sehen wir eine besonders wichtige Funktion. Bezüglich der Bestandteile des SPIV-Modells existieren bereits eine Reihe von Ansätzen zu deren Erfassung (vgl. FUNKE und HUSSY 1979b). Über die mittelfristigen Speichermedien, wie Kurzzeitspeicher und Arbeitsgedächtnis, informieren Lerntests, wie sie im Zusammenhang mit der Besprechung der Arbeit von KAISER (1980a, b, vgl. Punkt 3.2.1.) genannt wurden. Auch der Stellenwert solcher diagnostischer Informationen konnte in diesem Zusammenhang herausgestellt werden. Im Zusammenspiel mit den übrigen Informationen kommt diesen Daten zu den mittelfristigen Speichermedien differentialdiagnostische Bedeutung zu.

Für die langfristigen Speichermedien existieren ebenfalls Erfassungsinstrumente. Die epistemische Struktur läßt sich, wie neuere Befunde belegen (HUSSY und FUNKE 1982), valide mittels des OST (object-sorting test, SCOTT 1962) messen, wobei die Operationalisierungsvorschläge vielfältig sind (vgl. HUSSY 1977). Adäquate Meßinstrumente für die heuristische Struktur sind noch zu entwickeln. Heute finden häufig Subskalen aus Intelligenztests Verwendung, um Operatoren quantifizieren zu können, wobei der vorläufige Charakter nicht übersehen werden darf. Die Notwendigkeit zur differenzierten Erfassung kognitiver Strukturen und Prozesse zeigt sich auch in neuesten Befunden zur Bedeutung von Persönlichkeitsvariablen für den Informationsverarbeitungsprozeß. Die Befunde von DÖRNER et al. (1981), wonach Persönlichkeitsvariablen, wie Selbstvertrauen, größeren prädiktiven Wert für höchst komplexe kognitive Abläufe besitzen als z. B. Testintelligenz oder Testkreativität, belegen diese Überlegungen, denn zweifellos wird sich die Korrelationsstatistik zugunsten der kognitiven Variablen verändern, wenn es nur gelingt, sie differenziert und valide zu erfassen.

Auch für die evaluative Struktur sind jüngst Verfahren zu ihrer Messung entwickelt worden (HUSSY und KÖHL 1982). Kennzeichnend ist ihr Verbund mit den Verfahren zur Quantifizierung des Prozeßcharakters, wie sie u. a. auch von STROBEL und KAISER eingesetzt wurden. Der Verbund besteht darin, daß z. B. die Ergebnisse von drei Vpn zum WELTNER-Problem präsentiert werden und nach der Einschätzung ihrer Zielnähe (Rangreihe) gefragt wird. So wird die Vp neben der Bearbeitung eines ausgewählten Problemlöseparadigmas, welches diagnostische Daten zum Problemlöseprozeß liefert, Bewertungen zur Zielnähe von anderen Personen zum gleichen Paradigma vornehmen und somit diagnostische Informationen zur evaluativen Struktur produzieren.

Zu 4): Damit sind wir bereits beim Aspekt der Prozeß- versus Statusdiagnostik. Sehr eindrucksvoll belegen die referierten Befunde von STROBEL und KAISER die Notwendigkeit der Berücksichtigung prozeßorientierter Information. Erst die Bearbeitungsverläufe ermöglichen die Zuordnung der beiden Gruppen mit Lernbehinderungen zu den Konzepten «Entwicklungsrückstand» bzw. «Teilleistungschwäche» im einen und die Defizitanalyse bei den schizophrenen Patienten bezüglich ihrer unterschiedlichen Leistungen bei der Bearbeitung des WELTNER- bzw. HUSSY-Problems im anderen Fall. Neben dieser Unterstreichung des Prozeßaspekts, der durch die Modellbildung noch betont wird, besteht ein starker Impuls auch hier in Richtung der Entwicklung von diagnostischen Instrumenten, die es erlauben, den Prozeßcharakter komplexen kognitiven Geschehens meßbar zu machen.

FUNKE kennzeichnet diesen Impuls mit folgenden Worten:

«Diese aufgeführten Anforderungen an ein Meßinventar können somit durch drei zentrale Aspekte charakterisiert werden:

1. Die unterschiedlichen Vermögen des kognitiven Apparats sollten *gemeinsam gemessen* werden, um Wechselbeziehungen zwischen einzelnen Komponenten durchschaubar zu machen.
2. Die genannten Komponenten und ihre Interaktion sollten möglichst einfach, jedoch *exakt quantifizierbar* sein.
3. Aus diesen Gründen sollte das Meßinstrument einen möglichst *komplexen Vorgang* initialisieren, um die Kapazitäten dieses Vorgangs abschätzen zu können» (1979, S.3).

Zweifellos bestehen trotz aller Bemühungen gerade auf diesem Gebiet noch große Defizite, da eine Feinanalyse des Prozeßcharakters komplexer Informationsverarbeitung etwa gemäß des Vier-Phasen-Konzepts noch nicht möglich ist. Aber im Zusammenhang mit Bemühungen um die Quantifizierung von Informationsverarbeitungsqualität (HUSSY et al. 1981; HUSSY 1982) werden Problemparadigmen entwickelt, die den genannten Forderungen zumindest näher kommen (z.B. FUNKE 1981).

4.2. Interventionsaspekt

Nach den Ausführungen zu ‹Theorie› und ‹Diagnose› bleibt der dritte klassische Bereich der klinischen Psychologie, die ‹Intervention›, als Betrachtungsgegenstand übrig. Auch hier soll anhand eines Beispiels aus der experimentellen Problemlösungsforschung die Bedeutung des informationsverarbeitungstheoretischen Ansatzes dem Leser nahegebracht werden. Sie bezieht sich in erster Linie auf die modellgestützte Auswahl handlungsoptimierender Maßnahmen.

4.2.1. Experimentelle Untersuchung zum Problemlösen

Die Studie von Kindermann (1980a) beschäftigt sich mit dysfunktionalen Strukturen und Prozessen im kognitiven Bereich, die Sonderschüler beim komplexen Problemlösen aufweisen. Ebenso wie Strobel und Kaiser stützt er sich auf sequentielle Vorhersageprobleme, speziell auf das Weltner-Paradigma. Neben der Beschreibung der Defizite und Dysfunktionen (vgl. Kaiser 1980a, b) ist es das eigentliche Anliegen der Arbeit, die Leistungsdefizite durch gezielte, das heißt aus dem SPIV-Modell abgeleitete Interventionen auf ein Niveau zu bringen, das dem unauffälligen Schüler im gleichen Alter entspricht.

Kindermann ließ seine Probanden (Schüler im Alter von 10 Jahren) eine leichte und eine schwierige Weltner-Folge bearbeiten. Die Ergebnisse von zwölf Sonderschülern (S) und zwölf Grundschülern (G) sollten zunächst die Leistungsdifferenz demonstrieren. Dazu kommen drei Gruppen (ebenfalls 12 Pbn), die bei der Problembearbeitung verschiedenen Interventionen ausgesetzt waren. Die erste Gruppe (S1) erhielt eine sogenannte Operatorintervention, die zweite Gruppe (S2) eine Breitbandintervention und die dritte Gruppe (S3) schließlich eine Evaluatorintervention. Im einzelnen beschreibt Kindermann diese Vorgehensweisen knapp mit folgenden Worten:

1. «Operatorintervention mit
   - Interventionen zur Induktion bzw. Verstärkung des Operatoreinsatzes der Mechanischen Speicherung (an vorgegebenen Fixpunkten der Problemfolgen erfolgt Induktion oder Verstärkung jeweils reaktiv auf die von einer Person zuletzt gezeigten Verarbeitungsleistungen).
   - Interventionen zur Verstärkung des Operatoreinsatzes der Superzeichenbildung (an jeder Stelle im Folgenverlauf; reaktiv, sobald auf diesen Operatoreinsatz zu schließen war).»
2. «Breitbandintervention mit
   - Interventionen zur Operatorinduktion bzw. -verstärkung (wie 1.).
   - Interventionen zur Induktion von Makroevaluationsprozessen (an vorgegebenen Fixpunkten der Problemfolgen).»

3. «Evaluatorintervention
   - im Makrobereich (siehe 2.)
   - im Mikrobereich einer jeden Vorhersage (durch dahingehend intensivierte Instruktionen und veränderte Evaluations-Tasten)» (1980b, S.83).

Über einen Tischcomputer wurden die Probleme in bekannter Weise den Vpn präsentiert (vgl. Abb.3b). Gemäß spezifizierten Kriterien kamen die Interventionen rechnergesteuert zur Anwendung. Weitere Details finden sich bei KINDERMANN (1980a).

Eines der vielfältigen interessanten Ereignisse soll hier herausgegriffen werden. Es bezieht sich auf die Frage, welche Effizienz die Maßnahmen zur Kompensation der strukturalen und prozessualen Defizite und Dysfunktionen in Abhängigkeit von der Problemschwierigkeit und dem Verarbeitungsverlauf aufweisen.

Als Operationalisierung der Informationsverarbeitungsqualität wird von KINDERMANN die Anzahl an Fehlern pro Vorhersage herangezogen.

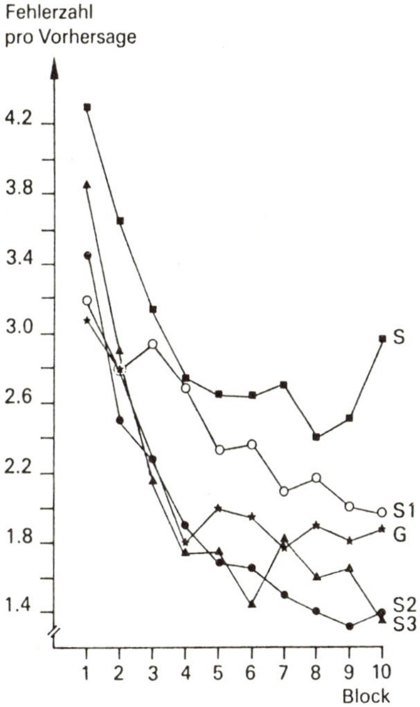

Abb.7a

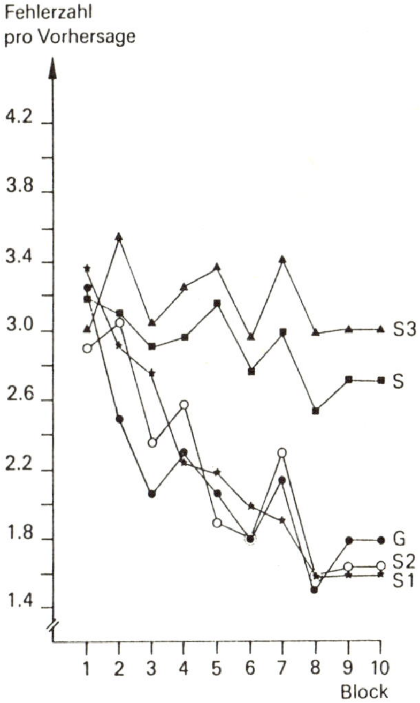

Abb.7b

Abbildung 7. Die Wechselwirkung zwischen Gruppenzugehörigkeit und Verlauf für eine leichte (7a) und eine schwierige (7b) Weltner-Folge.

Bei drei resultierenden signifikanten Haupteffekten interessiert - wie angedeutet - in erster Linie die Wechselwirkung zwischen Gruppenzugehörigkeit und Verlauf, in Abhängigkeit von der Problemschwierigkeit. In Abbildung 7 sind diese Ergebnisse zusammenfassend veranschaulicht.

In beiden Folgen zeigt sich ein signifikanter Niveau- und Verlaufsunterschied. Die beiden Effekte gelten zunächst für den Vergleich von Grund- und Sonderschülern (G mit S). Sie stehen im Einklang mit den von KAISER referierten Befunden (vgl. Punkt 3.2). Sowohl für die leichte (Abb. 7a) als auch für die schwierige (Abb. 7b) Folge gelingt den Grundschülern (G) die Informationsreduktion schneller (steilerer Verlauf) und endet auf einem höheren Verarbeitungsniveau (geringere Anzahl an Fehlern pro Vorhersage) als den Sonderschülern (S). Dies gilt insbesondere für die schwierige Folge, in der Grund- und Sonderschüler mit dem gleichen Verarbeitungsniveau beginnen.

Die Wirkung der vor allem auf die Phasen 2 und 3 (Abb. 2b und 2c) abzielenden Interventionen muß differenzierter betrachtet werden. Die Operatorinduktion (S1; sowohl der Operator ‹mechanische Speicherung› als auch ‹Superzeichenbildung› werden verstärkt) erweist sich bei der leichten Folge (7a) als weniger wirksam als bei der schweren Folge (7b). Während bei ersterer nur zum Schluß der Folgenbearbeitung das Verarbeitungsniveau der Grundschüler erreicht wird, bewirkt die gleiche Maßnahme bei letzterer eine kontinuierliche Informationsreduktion, die schon im vierten Folgenabschnitt der Leistung der Grundschüler entspricht und im weiteren Verlauf auch nicht mehr darunter absinkt. Erwähnenswert erscheint der kontinuierliche Verlauf: die durch Eigenschaften der Folge erzeugten «Rückschläge» im Fehlerwert, die in ähnlicher Weise bei den restlichen vier Gruppen auftreten, zeigen sich hier nicht.

Noch heterogener ist das Bild für die Evaluatorinduktion (S3; sowohl Fein- als auch Makroevaluation: z. B. Weshalb machst Du diesen Zug? oder Was ist das Ziel?). Bei der schwierigen Folge wirkt diese Maßnahme allenfalls hinderlich, bei der leichten dagegen so positiv, daß das Niveau der Grundschüler nicht nur erreicht, sondern gar übertroffen wird.

Die Breitbandintervention (S2; Bereitstellung bzw. Verstärkung sowohl von Operatoren als auch von Evaluatoren) dagegen bewirkt in beiden Folgen ein rasches Heranführen an das kognitive Leistungsvermögen altersgleicher Grundschüler.

4.2.2. Interpretation

Geht man vom Konzept eines generellen Entwicklungsrückstandes aus, der die Leistungsdefizite bei den Sonderschülern bedingt, so ergeben sich aus dem SPIV-Modell verschiedene Hinweise für kompensatorische Maßnahmen. So erscheint es wenig sinnvoll, die epistemische Struktur zu verändern, da diese kaum Einfluß auf die gewählte Problemstellung nimmt. Umso mehr Bedeutung kommt dagegen den zu suchenden und anzuwendenden Operatoren und Evaluatoren zu, also den beiden anderen Komponenten des Langzeitgedächtnisses. Die Studie von KINDERMANN folgt dieser Logik. Ein weiterer Zugang, der nahegelegt wird, sind kompensatorische Maßnahmen zu den mittelfristigen Speichermedien. Möglichkeiten zur Realisierung dieses Aspekts, der von KINDERMANN nicht aufgegriffen wird, enthalten Studien von FUNKE (1980a, b) zum ‹externen Speicher›.

Die Ergebnisse der Untersuchung von KINDERMANN belegen die Effizienz der modellgeleiteten Auswahl kompensatorischer Maßnahmen. In Abhängigkeit von der Schwierigkeitsstufe bewirken sämtliche Interventionen eine Förderung der Informationsverarbeitung in einem Ausmaß, das zumindest die beobachteten Defizite auf Seiten der Sonderschüler im Vergleich zu den Grundschülern ausgleicht. Erwartungskonform zeigt die gemischte Interventionsart, nämlich die gleichzeitige Förderung der Operations- und Evaluationsphase, den wünschenswertesten Effekt: erstens sind die Auswirkungen schnell beobachtbar, zweitens resultiert eine sehr kontinuierliche Informationsreduktion mit fehlenden Leistungseinbrüchen an Stellen der Folge, die von allen übrigen Vpn als schwierig erlebt werden und drittens ist der Effekt zuverlässig, d.h. unabhängig vom Schwierigkeitsgrad der Folge.

Aber selbst die differentielle Wirksamkeit der beiden anderen Maßnahmen ist bei genauer Analyse der Problemanforderungen und -charakteristika aus dem Modell vorhersagbar. Eine Operatorinduktion (S1) bei der einfachen Folge stößt zweifellos auf Grenzen der Wirksamkeit, da die zu suchenden Gesetzmäßigkeiten und die damit assoziierten Operatoren sehr einfach sind und keiner intensiven Unterstützung bedürfen. Dagegen kann hier die Unterstützung des zielorientierten Vorgehens (Evaluationsphase S3) volle Wirkung entfalten. Umgekehrt liegen die Verhältnisse bei der schwierigen Folge: eine isolierte Betonung der Bewertungsvorgänge muß insofern scheitern, als die hier zu findenden komplexen Gesetzmäßigkeiten zunächst einer Förderung in der Operationsphase bedürfen. Gerade deshalb kann erwartet werden, daß kompensatorische Maßnahmen zur Operationsphase wirksam sein werden.

Die Ergebnisse der Analysen von KINDERMANN belegen in beeindruckender Weise nicht nur die abgeleiteten Hypothesen, sondern gerade auch die Notwendigkeit und Sinnhaftigkeit einer modellgeleiteten Auswahl von Interventionen, die allerdings erst dann voll zum Tragen kommen kann, wenn das zugrundeliegende Modell den nötigen Grad an Differenziertheit besitzt und sein Anwendungsfeld gleichzeitig nicht auf ganz spezifische Phänomene beschränkt bleibt.

5. Zusammenfassung

Gegenstand der Arbeit war der Versuch, den Stellenwert des informationsverarbeitungstheoretischen Ansatzes - hier repräsentiert durch das SPIV-Modell - für verschiedene Aufgabenstellungen der klinischen Psychologie exemplarisch zu beleuchten. Schwerpunkte bildeten dabei a) die integrative Funktion bei der Modellbildung in Form von Platzanweisungen, Zuordnungen und Beziehungsstiftungen vorliegender Befunde und theoretischer Ansätze, die auch symptom-, klassifikations- und disziplinübergreifend sein kann, b) die Bedeutung für die Handlungssystematisierung im diagnostischen Prozeß, sowie für die Konzeption neuer diagnostischer Verfahren und c) die Betonung und Effizienz modellgeleiteten Vorgehens bei der Auswahl kompensatorischer Maßnahmen. Als ursächlich für diesen Stellenwert kann gelten, daß Informationsverarbeitungsansätze im allgemeinen und das SPIV-Modell im besonderen als hinreichend differenziert und umfassend zugleich zu charakterisieren sind.

Implizit enthalten in diesen Erwägungen sind zwei weitere Eigenschaften von Informationsverarbeitungsmodellen, die auch im klinischen Bereich ihren Stellenwert besitzen und hier abschließend kurz expliziert werden sollen: der heuristische Wert und der programmatische Charakter. Der heuristische Wert besteht darin, daß durch die Verbindung mit nahezu allen Disziplinen der Psychologie und durch die präzise Formulierung der Modellstrukturen und -prozesse die Ableitung einer schier unübersehbaren Vielfalt von Hypothesen ermöglicht wird. Dieser Anspruch, Quelle der Erstellung nicht nur einer Vielzahl, sondern auch neuer Postulate zu sein, wird dadurch ergänzt, daß diese in der Regel - aufgrund modellinhärenter Eigenschaften - auch in ein experimentelles Design überführbar und damit einer empirischen Überprüfung zugänglich sind. Auf der Ebene der Erstellung umfassender Forschungsprojekte im kognitiven Bereich nimmt dieser heuristische Wert programmatischen Charakter an, d.h. der Stellenwert besteht dann darin, ein konzeptioneller Forschungsrahmen zu sein.

Der Grundtenor der hier vorgetragenen Überlegungen und Argumente ist insgesamt optimistisch: komplexe Modelle menschlicher Informationsverarbeitung aus der allgemeinen Psychologie geben vielfältige und neue Impulse zur Analyse von kognitiven Störungen, d.h. deren Beschreibung, Erklärung, Vorhersage, Diagnose und Therapie. Der Informationsverarbeitungstheorie kommt demnach ein großer Stellenwert für die klinische Psychologie zu. Neben Zustimmung - «Gegenwärtig scheint ein Erkenntnisfortschritt nicht durch Anhäufung isolierter Befunde erreichbar zu sein, sondern fordert die Orientierung der Untersuchungen an gesicherten Vorstellungen über zugrundeliegende Prozesse der kognitiven Informationsverarbeitung. Das betrifft sowohl die Untersuchungsplanung als auch die Inbezugsetzung ihrer Ergebnisse im Rahmen allgemeinpsychologischer Vorstellungen über die kognitive Informationsverarbeitung.» (KULKA 1980, S.75) - trifft diese Position jedoch auch auf Zweifel. So befinden COHEN und PLAUM (1981), daß die ersten, global zu verstehenden Informationsverarbeitungsparadigmen im Bereich der Schizophrenieforschung kaum noch angemessen sind, da differenziertere und konkurrierende Modellvorstellungen (vgl. SIMON 1979) entwickelt wurden. Die weitere Schwierigkeit sehen sie in der Auswahl eines der vielen Modelle bzw. bezweifeln die Notwendigkeit, immer dem jeweils neuesten Modell zu folgen. Unserer Meinung nach ist die Komplexität des zugrundegelegten Modells ausschlaggebend. Natürlich kann ein Ansatz, der kognitive Vorgänge auf Reaktions- und Entscheidungszeiten reduziert, nicht als der Erforschung kognitiver Störungen angemessen gelten. Je besser es in einem Modell gelingt, auch höhere kognitive Funktionen (z.B. Problemlösen) abzubilden, umso ergiebiger der Nutzen für die klinische Psychologie. In diesem Sinne erwies sich das SPIV-Modell als recht wertvoll. Es zeigt eine Vielzahl möglicher Beeinträchtigungen unterschiedlicher Art auf und lenkt z.B. in der Schizophrenieforschung den Blick weg von der recht einseitigen Suche nach einem fundamentalen Defizit, das alle Auffälligkeiten erklären würde. Es fördert auch die Hypothese unbeeinträchtigter Leistungsfähigkeit bzw. sogar von Leistungsvorteilen, die auch von COHEN und PLAUM betont wird: «Gelänge es nämlich, nicht nur Leistungsschwächen, sondern auch *-stärken* der Patienten nachzuweisen, so hätte man damit das Problem unspezifischer Minderleistungen umgangen und wäre unter Umständen charakteristischen Veränderungen der Informationsaufnahme und Verarbeitung sehr viel näher gekommen» (1981, S.277). In der zitierten Arbeit von STROBEL (1980) wird auf dem Hintergrund des SPIV-Modells genau dieser Gedankengang verfolgt und durch die gefundenen Ergebnisse bestätigt.

Literatur

ATKINSON, R.C., SHIFFRIN, R.H. A proposed system and its control processes. In K.W.SPENCE, J.T.SPENCE (Eds.) The psychology of learning and motivation. Vol.2. New York: Academic Press, 1968, 89-195.

BADDELEY, A.D., HITCH, G. Working memory. In G.H.BOWER (Ed.) The psychology of learning and motivation. Vol.8. New York: Academic Press, 1974, 47-90.

BECKER, L.D. Learning characteristics of educationally handicapped and retarded children. Exceptional Children, 1978, 44, 502-511.

BEILIN, H. Überlegungen zur Theorie von Piaget: Weiterentwicklung und Verbesserung oder Verwerfung der Theorie. In R.H.KLUWE, H.SPADA (Eds.) Studien zur Denkentwicklung. Bern: Huber, 1981, 413-441.

BJORK, R.A. Short term storage: The ordered output of a central processor. In F.RESTLE, R.M.SHIFFRIN, N.S.CASTELLAN, H.R.LINDMAN, D.B.PISONI (Eds.) Cognitive theory. Vol.1. Hillsdale, N.J.: Erlbaum, 1975, 151-171.

Broen, W.E. Jr. Schizophrenia: Research and theory. New York: Academic, 1968.
Callaway, E. Schizophrenia and interference. In R. Cancro (Ed.) Annual Review of the Schizophrenic Syndrome. New York: Brunner/Mazel, 1971, 571-596.
Cameron, N. Reasoning, regression, and communication in schizophrenics. Psychological Monographs, 1938, 50, (1, Whole 221).
Chapman, L.J., Chapman, J.P. Disordered thought in schizophrenia. Englewood Cliffs, N.J.: Prentice-Hall, 1973.
Clauss, G., Kulka, H., Lompscher, J., Rösler, H.-D., Timpe, K.-P., Vorweg, G. Wörterbuch der Psychologie. Köln: Pahl-Rugenstein, 1976.
Cohen, R., Plaum, E. Schizophrenie. In U. Baumann, H. Berbalk, G. Seidenstücker (Eds.) Klinische Psychologie - Trends in Forschung und Praxis. Band 4. Bern: Huber, 1981, 260-282.
Craik, F.I.M., Lockhart, R.S. Levels of processing: A framework for memory research. Journal of Verbal Learning and Verbal Behavior, 1972, 11, 671-684.
Dörner, D. Problemlösen als Informationsverarbeitung. Stuttgart: Kohlhammer, 1976.
Dörner, D., Kreuzig, H.W., Reither, F., Stäudel, T. Planen, Handeln und Entscheiden in sehr komplexen Realitätsbereichen. In W. Michaelis (Ed.) Bericht über den 32. Kongreß der Deutschen Gesellschaft für Psychologie in Zürich 1980. Göttingen: Hogrefe, 1981, 280-283.
Faught, W.S. Motivation and intensionality in a computer simulation model of paranoia. Basel: Birkhäuser, 1978.
Funke, J. Das Problem «master mind» als psychologisches Diagnoseverfahren im kognitiven Bereich. Trier: Fachbereich I - Psychologie - der Universität Trier (unveröffentlichtes Manuskript), 1979.
Funke, J. Informationsverarbeitung und Gedächtnis. In W. Hussy. Informationsverarbeitende Strukturen und Prozesse: erste empirische Befunde. Trierer Psychologische Berichte, 1980a, 5, 23-35.
Funke, J. Zur Beteiligung von Lern- und Gedächtnisprozessen bei komplexer Informationsverarbeitung. Eine experimentelle Querschnittsuntersuchung an 20- bis 60jährigen Personen. Trier: Fachbereich I - Psychologie - der Universität Trier. (Diplomarbeit, Schreibmaschinenkopie), 1980b.
Funke, J. Mondlandung - ein neuer Aufgabentyp zur Erforschung komplexen Problemlösens. Trierer Psychologische Berichte, 1981, 9.
Funke, J., Hussy, W. Informationsverarbeitende Strukturen und Prozesse: Analysemöglichkeit durch Problemlöseparadigmen. Trierer Psychologische Berichte, 1979a, 8.
Funke, J., Hussy, W. Informationsverarbeitende Strukturen und Prozesse: ein Forschungsdesign. Trierer Psychologische Berichte, 1979b, 7,
Greeno, J.G. The structure of memory and the process of solving problems. In R.L. Solso (Ed.) Contemporary issues in cognitive psychology: The Loyola Symposium. Washington, D.C.: Winston, 1973, 103-133.
Hautzinger, M., Greif, S. (Eds.) Kognitionspsychologie der Depression. Stuttgart: Kohlhammer, 1981.
Hemsley, D.R. Attention and information processing in schizophrenia. British Journal of Social and Clinical Psychology, 1976, 15, 199-209.
Hussy, W. Ein Beitrag zur Operationalisierung und Quantifizierung kognitiver Komplexität. Archiv für Psychologie, 1977, 129, 288-301.
Hussy, W. Informationsverarbeitende Strukturen und Prozesse: Versuch einer allgemein- und entwicklungspsychologischen Modellbildung. Trierer Psychologische Berichte, 1979, 6.
Hussy, W. Informationsverarbeitende Strukturen und Prozesse: erste empirische Befunde. Trierer Psychologische Berichte, 1980, 5.

HUSSY, W. Zur Frage der Beteiligung von Lern- und Gedächtnisprozessen an komplexen menschlichen Informationsverarbeitungsprozessen. Trierer Psychologische Berichte, 1981, 5.

HUSSY, W. Transinformations-Komponenten-Analyse: zur Formalisierung von Informationsverarbeitungsqualität bei sequentiellen Vorhersageproblemen. Archiv für Psychologie, 1982, 134, 137-159.

HUSSY, W. Komplexe menschliche Informationsverarbeitung: das SPIV-Modell. Sprache & Kognition, 1983, 2, 47-62.

HUSSY, W., VON EYE, A., FUNKE, J. Gedächtnishemmungen, kognitiver Entwicklungsstand und Lernmaterial. Zeitschrift für Erziehungswissenschaftliche Forschung, 1979, 13, 9-33.

HUSSY, W., STROBEL, M.-TH. Komplexe Informationsverarbeitung und formale schizophrene Denkstörungen. In W. HUSSY. Informationsverarbeitende Strukturen und Prozesse: erste empirische Befunde. Trierer Psychologische Berichte, 1980, 5, 157-168.

HUSSY, W., FUNKE, J., KINDERMANN, TH., FRENSCH, P. Informationsverarbeitende Strukturen und Prozesse: Versuche der Operationalisierung und Quantifizierung von Informationsverarbeitungsqualität. Trierer Psychologische Berichte, 1981, 6.

HUSSY, W., KINDERMANN, TH. Pädagogische und klinische Anwendungsmöglichkeiten eines Informationsverarbeitungsmodells mit Struktur- und Prozeßcharakter. In W. MICHAELIS (Ed.) Bericht über den 32. Kongreß der Deutschen Gesellschaft für Psychologie in Zürich 1980. Göttingen: Hogrefe, 1981, 288-294.

HUSSY, W., FUNKE, J. Informationsverarbeitende Strukturen und Prozesse: Ergebnisüberblick zu einer Querschnittsanalyse an acht- bis sechzigjährigen Personen. Trierer Psychologische Berichte, 1982, 10.

HUSSY, W., KÖHL, W. Informationsverarbeitende Strukturen und Prozesse: Erfassung des kognitiven Aspekts von Evaluationen. Trierer Psychologische Berichte, 1982, 3.

IVISON, D.J. Overinclusion and short-term memory. British Journal of Social & Clinical Psychology, 1972, 11, 298-299.

KAISER, N. Eine Analyse von Informationsverarbeitungsprozessen bei Lernbehinderungen. Empirische Untersuchung an verhaltensgestörten Kindern und Kindern mit Verdacht auf ‹minimal brain dysfunction›. Trier: Fachbereich I - Psychologie - der Universität Trier (Diplomarbeit, Schreibmaschinenkopie), 1980a.

KAISER, N. Informationsverarbeitung bei Lernbehinderungen. In W. HUSSY. Informationsverarbeitende Strukturen und Prozesse: erste empirische Befunde. Trierer Psychologische Berichte, 1980b, 5, 103-120.

KILBORG, R.R., SIEGEL, A.W. Formal operations in reactive and process schizophrenics. In R. CANCRO (Ed.) Annual review of Schizophrenic Syndrome. New York: Brunner/Mazel, 1976.

KINDERMANN, TH. Die Analyse dysfunktionaler Komponenten des Informationsverarbeitungsprozesses als Ansatzpunkt interventionsbezogener Diagnostik. Trier: Fachbereich I - Psychologie - der Universität Trier (Diplomarbeit, Schreibmaschinenkopie), 1980a.

KINDERMANN, TH. Informationsverarbeitung: Zur Identifikation und Kompensation dysfunktionaler Strukturen und Prozesse. In W. HUSSY. Informationsverarbeitende Strukturen und Prozesse: erste empirische Befunde. Trierer Psychologische Berichte, 1980b, 5, 79-102.

KLAHR, D. Informationsverarbeitungsmodelle der Denkentwicklung. In R.H. KLUWE, H. SPADA (Eds.) Studien zur Denkentwicklung. Bern: Huber, 1981, 231-289.

KLIX, F. Kognitive Psychologie als integrativer Bestandteil psychologischer Grundlagenforschung: Einführung. In H. UECKERT, D. RHENIUS (Eds.) Komplexe menschliche Informationsverarbeitung. Bern: Huber, 1979, 16-19.

KULKA, F. Zum Konzept der Informationsverarbeitung bei der Untersuchung und Erklärung kognitiver Störungen - Ein Überblick unter besonderer Berücksichtigung der Schizophrenie. Probleme und Ergebnisse der Psychologie, 1980, 73, 75-94.

LANG, P.J., BUSS, A.H. Psychological deficit in schizophrenia: interference and attention. Journal of Abnormal Psychology, 1965, 70, 77–100.
LEMPP, R. Frühkindliche Hirnschädigung und Neurose (3.Aufl.). Bern: Huber, 1978.
MCGHIE, A., CHAPMAN, J. Disorders of attention and perception in early schizophrenics. In A.H.BUSS, E.H.BUSS (Eds.) Theories of schizophrenia. New York: Atherton, 1969, 47–75.
MCREYNOLDS, P. Anxiety, perception and schizophrenia. In D.D.JACKSON (Ed.) The etiology of schizophrenia. New York: Basic Books, 1960, 248–294.
MILLER, S., SACCUZZO, D.P., BRAFF, D. Information processing deficits in remitted schizophrenics. Journal of Abnormal Psychology, 1979, 88, 446–449.
MUTHIG, K.P., SCHÖNPFLUG, W. Externe Speicher und rekonstruktives Verhalten. In W.MICHAELIS (Ed.) Bericht über den 32.Kongreß der Deutschen Gesellschaft für Psychologie in Zürich 1980. Göttingen: Hogrefe, 1981, 225–229.
NEWELL, A., SIMON, H.A. Human problem solving. Englewood Cliffs: Prentice-Hall, 1972.
NISSEN, G. (Ed.) Intelligenz, Lernen und Lernstörungen: Theorie, Praxis und Therapie. Berlin: Springer, 1977.
PASCUAL-LEONE, J. Probleme und Theorien des konstruktiven Denkens: Die heutige Bedeutung Piagets und eine Kritik der Simulationstheorien der Informationsverarbeitung. In R.H.KLUWE, H.SPADA (Eds.) Studien zur Denkentwicklung. Bern: Huber, 1981, 443–501.
PAYNE, R.W., MATUSSEK, P., GEORGE, E.I. An experimental study of schizophrenic thought disorder. Journal of Mental Science, 1959, 105, 627–652.
PIAGET, J. Psychologie der Intelligenz (6.Aufl.). Zürich: Rascher, 1974.
REY, E.-R. Die Interferenzhypothese als Erklärung kognitiver Störungen bei Schizophrenen. Psychologische Rundschau, 1978, 24, 113–122.
SALZINGER, K., PORTNOY, S., FELDMAN, R.S. Verbal behavior in schizophrenics and some comments toward a theory of schizophrenia. In P.H.HOCH, J.ZUBIN (Eds.) Psychopathology of schizophrenia. New York: Grune & Stratton, 1966, 98–128.
SCHEURER, H. Kognitive Dissonanz und Schizophrenie. Weinheim: Beltz, 1981.
SCOTT, W.A. Cognitive complexity and cognitive flexibility. Sociometry, 1962, 25, 405–414.
SHAKOW, D. Segmental set. Archives of General Psychiatry, 1962, 6, 1–17.
SIMON, H.A. Information processing models of cognition. Annual Review of Psychology, 1979, 30, 363–396.
SLADE, P.D. Rate of information processing in a schizophrenic and a control group: the effect of increasing task complexity. British Journal of Social and Clinical Psychology, 1971, 10, 152–159.
STEFFY, R.A. An early cue sometimes impairs process schizophrenic performance. Journal of Psychiatric Research, 1978, 14, 47–57.
STRAUSS, A.A., LETHINEN, L.E. Psychopathology of the brain-injured child. New York: Grune & Stratton, 1947.
STROBEL, M.-TH. Komplexe Informationsverarbeitung bei Schizophrenen. Eine experimentelle Untersuchung an ambulanten und stationären Patienten und nicht-klinischen Personen. Trier: Fachbereich I - Psychologie - der Universität Trier (Diplomarbeit, Schreibmaschinenkopie), 1980.
TARTER, R.E. An analysis of cognitive deficits in chronic alcoholics. The Journal of Nervous and Mental Disease, 1973, 157, 138–147.
VENABLES, P.H. Input dysfunctions in schizophrenia. In B.A.MAHER (Ed.) Progress in experimental personality research (Vol.1). New York: Academic, 1963, 1–47.
WELTNER, K. Information und Struktur von Sachverhalten im Kontext des Lernens und Lehrens. In W.REULECKE (Ed.) Strukturelles Lernen. Hamburg: Hoffmann & Campe, 1977, 14–37.

ZUBIN, J. Problem of attention in schizophrenia. In M.C. KIETZMAN, S. SUTTON, J. ZUBIN (Eds.) Experimental approaches to psychopathology. New York: Academic, 1975, 139-166.
ZVI GIORA, PH.D. Psychopathology: A cognitive view. New York: Gardner Press, 1975.

II. Strategien und Techniken der Lebensbewältigung

W. Braukmann, S.-H. Filipp

1. Problemformulierung

«Life is complicated» – dieser schon fast als klassisch geltende Ausspruch von Miller, Galanter und Pribram (1960) soll am Beginn unserer Ausführungen stehen und signalisieren, daß es offenbar – und dazu muß man sich nicht auf berühmte Psychologen berufen – nicht auszureichen scheint, daß man das Leben «lebt», sondern daß man es auch «bewältigen» muß! So geht es denn im folgenden um «Lebensbewältigung», d.h. um eine im einzelnen noch zu präzisierende Klasse des Verhaltens, um «Bewältigungsverhalten». Die Themenstellung unseres Beitrages legt nahe, daß es sich bei «Bewältigung» um eine eigenständige Verhaltensklasse handelt und daß sich Bestimmungsstücke definieren lassen, die diese von anderen Verhaltensklassen abgrenzen. Die in den letzten Jahren immer populärer werdende «Coping-Forschung» widmet sich dem Bewältigungsverhalten, ohne daß sie bislang hinreichend geklärt hat, ob die vorgenommene Abgrenzung des Forschungsgegenstandes überhaupt fruchtbar ist. Dieser Frage wollen wir uns einleitend widmen, um im nächsten Abschnitt «Bewältigungsverhalten» deskriptiv abzubilden und Versuche seiner dimensionalen oder taxonomischen Ordnung zu erläutern. In einem weiteren Abschnitt wird es darum gehen, explikative Modelle des Bewältigungsverhaltens darzustellen und die Frage der «Angemessenheit» und Funktionalität einzelner Bewältigungsreaktionen im je gegebenen Umfeld zu erörtern. Schließlich sollen im letzten Abschnitt Desiderate der Coping-Forschung zusammenfassend dargestellt werden.

Bei dem Begriff der «Bewältigung» handelt es sich um einen mehrstelligen Begriff, der eine Subjekt-Objekt-Relation einschließt. Nun bringt die hier vorgenommene Ergänzung zum Konzept der «*Lebens*bewältigung» noch keine weitergehende Präzisierung mit sich, so daß zunächst zu klären ist, worauf denn im einzelnen Bewältigungsverhalten gerichtet und worin das sprachlogisch vorausgesetzte «Objekt» der Bewältigung jeweils zu sehen ist.

Ein Blick in die Literatur zeigt uns, daß es kaum Realitätsausschnitte gibt, die nicht zugleich auch zu «bewältigen» sind. Die in der englischsprachigen Literatur geläufige Rede vom «coping with ...» erlaubt, wie die folgenden Beispiele zeigen, eine Satzergänzung in fast jede Richtung: Einsamkeit (REVENSON 1981), Geburt des ersten Kindes (VINCENT, COOK und BRADY 1981), schlechte Schulnoten (KRAMPEN und MORY 1982), Streß (LAZARUS 1981), Lebenskrisen (JACKSON 1980), Entlassung aus dem Gefängnis (RENZEMA 1980), depressive Verstimmungen (DOERFLER und RICHARDS 1981), Angst (ULICH 1980), Einweisung in das Altersheim (RODIN 1980) usw. Daß die Popularität eines Begriffes in inverser Beziehung zum Grad seiner Präzisierung steht, gilt allerdings nicht nur für den Begriff Bewältigung bzw. Coping. Zuweilen wird aus der Not auch eine Tugend, indem darauf verwiesen wird, daß man von einer gewissen «produktiven Unschärfe» durchaus profitieren könne (SILBEREISEN, persönliche Mitteilung). Um zu einer begrifflichen Präzisierung und Eingrenzung des Forschungsgegenstandes zu gelangen, wollen wir zunächst einmal Bewältigungsverhalten von seinen *Anlässen* und von seinem *Objektbereich* her betrachten und jene Elemente herausarbeiten, die diesen phänomenal womöglich höchst unterschiedlichen Anlässen gemeinsam sind und die ein Verhalten zu evozieren scheinen, welches forthin «Bewältigungsverhalten» genannt werden soll.

2. Eingrenzung des Forschungsgegenstandes «Bewältigung»

Bei Betrachtung jener Situationsanlässe, zu denen sich nach allgemeiner, gleichwohl meist nicht näher explizierter Auffassung Bewältigungsverhalten zu manifestieren scheint, gerät ein Phänomen in den Blickpunkt, welches uns der näheren Analyse wert erscheint und welches vermutlich am besten unter Rückgriff auf passungs- bzw. äquilibrationstheoretische Annahmen rekonstruiert werden kann, nämlich das Phänomen der *«bedrohten Handlungsfähigkeit»*[1]. Es scheint sich nämlich bei diesen Situationen durchweg um solche zu handeln, in denen die Aufrechterhaltung der individuellen Handlungsfähigkeit gefährdet oder in denen der Verlust der Handlungsfähigkeit (tatsächlich oder vermeintlich) bereits eingetreten ist. Verlust oder Gefährdung der Handlungsfähigkeit aber sind ihrerseits als Folge schwerwiegender Eingriffe in das bis zu dem gegebenen Zeitpunkt zwischen Person und Umwelt aufgebaute Passungsgefüge zu sehen. Als molare Kategorie zur Abbildung solcher Eingriffe bietet sich das Konzept

[1] Wir wollen den in der Literatur vorfindbaren Analysen zum Handlungskonzept keine weitere hinzufügen. Bedrohte Handlungsfähigkeit in dem hier gebrauchten Sinne umfaßt sowohl die Nicht-Verfügbarkeit angemessener Handlungsmittel wie auch den antizipierten oder tatsächlichen Verlust von Zielobjekten. Konzeptuell eingeschlossen ist die Verminderung der Handlungsfreiheit i.S. dezisionaler Kontrolle (hierzu BRAUKMANN und FILIPP 1981).

der «kritischen Lebensereignisse» an (vgl. FILIPP 1981a). Gleichgültig, ob diese primär in der Person oder primär in der Umwelt ihren Ursprung haben, stellen sie sich als Situationen dar, in denen das der Person verfügbare Verhaltenssystem sich als untauglich für die Auseinandersetzung mit der nunmehr veränderten Person-Umwelt-Beziehung erweist und/oder in denen Überzeugungen und Zielbindungen, denen sich die Person bislang verpflichtet gefühlt hatte, aufgegeben werden müssen.

Wenn wir mit Autoren wie FRENCH, RODGERS und COBB (1974) und KAHANA (1975) davon ausgehen, daß jegliches Handeln darauf gerichtet ist, die Passung zwischen der eigenen Person (eigenen Fertigkeiten, Fähigkeiten, Bedürfnissen, Zielprojektionen usw.) und der Umwelt (ihrer Responsivität, Anforderungsstruktur, Überschaubarkeit usw.) fortlaufend zu verbessern, zumindest aber auf dem einmal hergestellten Niveau zu erhalten, dann müssen wir auch erkennen, welch hohe Bedeutung eine gelungene Person-Umwelt-Passung für individuelles physisches und psychisches Wohlergehen besitzt. Sie gewährleistet ja nicht nur den Einsatz bewährter Handlungsweisen und ihre fortlaufende Optimierung, sondern sie trägt auch zur fortlaufenden Verfeinerung und Verifizierung naiver Theorien über die eigene Person und die Umwelt (sensu EPSTEIN 1979) bei. In dem Maße, in dem kritische Lebensereignisse tiefgreifende und umfassende Veränderungen in der Person-Umwelt-Beziehung mit sich bringen, in dem Maße wird die Person herausgefordert, ihre Handlungsfähigkeit aufrechtzuerhalten oder auch neu herzustellen.

Bewältigungsverhalten wird also aktualisiert im Visavis all jener Situationen, die ein Routinehandeln nicht (mehr) gestatten und in denen der Erhalt der Handlungsfähigkeit bedroht oder ihr Verlust antizipiert wird. Der Begriff der Bewältigung steht somit als summarisches Konzept zur Kennzeichnung aller Aktivitäten im Umfeld der so beschriebenen Situationsklasse. Damit soll deutlich werden, daß sich Bewältigungsverhalten nicht von seinen Erscheinungsformen her, sondern von seinen Anlässen und von seiner spezifischen Zielgerichtetheit her von anderen Aktivitäten unterscheidet. Es dient der Auseinandersetzung mit und Überwindung von in dem eben beschriebenen Sinne «widerständigen» Situationen und ist darauf gerichtet, einen Soll-Zustand zu erreichen, der durch eine gelungene und subjektiv befriedigende Person-Umwelt-Passung gekennzeichnet ist.

3. Varianten des Bewältigungsverhaltens: Beschreibung und Klassifikation

Es wird sehr schnell erkennbar, daß über die Mannigfaltigkeit von Situationsanlässen hinaus, in denen nach dem hier vorgeschlagenen Zugang Bewältigungsverhalten analysiert werden kann, eine nicht minder geringe Vielfalt der Erscheinungsweisen, in denen sich Bewältigungsverhalten zeigt, zu existieren scheint. Wir haben im Rahmen unseres Forschungsprojektes zur «Entwicklungspsychologie des Erwachsenenalters» (vgl. FILIPP et al. 1980) unter anderem erfragt, was die Probanden in einer rezenten, für sie belastenden Situation getan haben, um diese zu «bewältigen». Das Spektrum der Antworten, die frei zu generieren waren und nicht anhand vorgegebener Antwortmöglichkeiten erfaßt wurden, reichte von «sich in die Arbeit stürzen», den «übermäßigen Genuß von Alkohol» über «ich betete mehr als früher» oder den «häufigeren Besuch von Veranstaltungen» bis hin zum «systematischen Ausnutzen einflußreicher Bekannter». Man könnte diese Liste mühelos fortführen und dabei feststellen, daß es kaum eine Verhaltensweise gibt, die nicht zugleich im Umfeld spezifischer Situationen auch «Bewältigungsverhalten» darstellen könnte. Indem wir jedoch jene Situationsanlässe, in denen sich Bewältigungsverhalten zeigt, definitorisch eingrenzen und - korrespondierend dazu - die je avisierten Zielzustände, auf die Bewältigungsverhalten ausgerichtet ist, festlegen, erscheint es forthin eher bedeutungslos und ohne großen Erkenntnisgewinn, eben jene äußeren Erscheinungsformen des Bewältigungsverhaltens exhaustiv abbilden zu wollen (vgl. auch HECKHAUSEN 1980). Diese Argumentation läßt sich beispielhaft verdeutlichen, wenn wir etwa an eine Verhaltensklasse denken wie «Veranstaltungen besuchen, ins Kino gehen, einer Theateraufführung beiwohnen usw.» Solche Handlungen mögen gleichermaßen im Dienste der Bewältigung einer belastenden Situation stehen, wie sie auch auf «bloße Unterhaltung» oder auf das Aufsuchen sozialer Kontakte gerichtet sein mögen. Das bloße Registrieren von Bewältigungsreaktionen auf mikroanalytischer Ebene erscheint uns so lange ohne Wert, wie nicht stärker ihre Instrumentalität und Funktionalität in das Blickfeld gerückt und im Rahmen von «Effektanalysen» auch Kriterien zu ihrer Bewertung expliziert werden (siehe Abschnitt 5).

3.1. Begriffliche Präzisierung von Bewältigungsverhalten

Betrachtet man die Flut empirischer Einzelarbeiten der letzten Jahrzehnte, in denen der Begriff «Bewältigung» (Coping) auftaucht, oder jene theoretischen Ansätze, die Bewältigung zum zentralen Forschungsgegenstand erhoben haben, so scheint dort der kleinste gemeinsame Nenner darin zu liegen, daß Bewältigungsverhalten eng mit dem Konzept «Streß» verknüpft wird. Die inflationäre Verwendung des Begriffs «Bewältigung» mag durch die wachsende Popularität des Phänomens Streß selbst und durch die zunehmende Beschäftigung mit seinen physischen und psychischen Folgen begünstigt worden sein. Galt schon in der laborexperimentellen Streßforschung die Fluchtreaktion einer Ratte vor einem Stressor als «coping» (zuletzt MILLER 1981), ohne daß dort allerdings die Variabilität des Bewältigungsverhaltens im Zentrum des Interesses stand, so wird gerade in der naturalistisch orientierten Streßforschung, die bis hin zur Erforschung streßreicher bzw. kritischer Lebensereignisse ausgeweitet wurde (vgl. DOHRENWEND und DOHRENWEND 1974; GUNDERSON und RAHE 1974), diesem Gesichtspunkt besondere Beachtung geschenkt. In dem Maße, in dem man auf der Personseite die differentielle Verwundbarkeit für und Reaktivität auf streßvolle Erfahrungen erkannte, in dem Maße wurden Formen der Auseinandersetzung bzw. des Bewältigungsverhaltens als Erklärungskonzepte für die unterschiedliche Wirkung solcher Erfahrungen herangezogen (z.B. LAZARUS 1966; FILIPP 1981a). Bewältigung wurde damit zu einem wichtigen Bindeglied zwischen Stressor, subjektiver Streßbelastung und den jeweiligen Streßfolgen (um in der Terminologie der Streßforschung zu bleiben), und welche Effekte der Konfrontation mit spezifischen Stressoren zugeschrieben werden, sollte wesentlich durch die Art und Intensität des Bewältigungsverhaltens moderiert werden.

Um den Wert von «Bewältigung» als explanativer und prognostischer Kategorie zu prüfen, erscheint es – ungeachtet des Argumentes, daß jedes Verhalten auch im Dienste der «Bewältigung» stehen kann – als vorgelagerte Aufgabe erforderlich, dem Variantenreichtum des Bewältigungsverhaltens Rechnung zu tragen und Formen des Bewältigungsverhaltens nicht nur deskriptiv abzubilden, sondern auch klassifikatorisch zu ordnen.

Nun liegt auf der Hand, daß je nach gewählter rahmentheoretischer Orientierung die Beschreibung und Klassifikation von Bewältigungsverhalten ganz unterschiedlich ausfallen wird. Und in der Tat sind die in der Literatur vorfindbaren Ansätze wegen der Heterogenität der zugrundeliegenden theoretischen Orientierungen kaum ineinander überführbar. Bewältigungsverhalten wird betrachtet aus der Perspektive (neo)behavioristischer (LEVINE, WEINBERG und URSIN 1978), persönlichkeitspsychologischer (BYRNE 1961; KROHNE 1978) oder neopsychoanalytischer (FOLKINS 1970; HAAN 1977; HOUSTON 1977a) Ansätze; Modellvorstellungen der menschlichen Informationsverarbeitung (HOROWITZ 1979; JOHNSON 1975; JOHNSON und LEVENTHAL 1974), der Aufmerksamkeitssteuerung (MILLER 1981), der psychophysiologischen Selbstregulation (SCHÖNPFLUG 1979; SCHULZ 1979), des Problemlöseprozesses (MEICHENBAUM, HENSHAW und HIMEL 1982) sind gleichermaßen anzutreffen wie attributionstheoretisch orientierte Ansätze (WORTMAN 1976), interaktionistische Modellvorstellungen (LAZARUS und LAUNIER 1978; LAZARUS 1981) und handlungspsychologisch orientierte Ansätze (KOMMER und RÖHRLE 1981). Schließlich ist Bewältigungsverhalten auch Gegenstand soziologischer

Modellbildung (COBB 1976; McCUBBIN et al. 1980) und nicht zuletzt auch populärwissenschaftlicher Abhandlungen (DUDLEY und WELKE 1977). Was uns als Variation im Bewältigungsverhalten entgegentritt, ist also nicht nur Abbild unterschiedlicher Formen der Auseinandersetzung mit belastenden Ereignissen, sondern ist auch Ausdruck der unterschiedlichen theoretischen Zugangsweisen, mit denen sich verschiedene Autoren diesem Gegenstandsbereich nähern. Bleiben wir zunächst auf der Ebene der begrifflichen Präzisierung und betrachten wir beispielhaft in einzelnen Ansätzen, wie dort «Bewältigung» als Forschungsgegenstand ausgegrenzt wird.

Einer allgemeinen Definition von ILFELD (1980b) folgend umfaßt Bewältigungsverhalten alle spezifischen Reaktionen eines Organismus auf Streß, d.h. alle Versuche, Stressoren in den unterschiedlichsten Lebensbereichen sowie entsprechende emotionale Belastungen zu meistern. Das Streßkonzept schließt dabei externe Anforderungen gleichermaßen ein wie intrapsychische Belastungszustände. Sieht man diesen Ansatz stellvertretend für die verbreitete Auffassung, daß «Bewältigung» auf der Reaktionsseite das Pendant zu «Streß» auf der Stimulusseite ist, so zeigt sich hier zugleich die Schwäche dieser Forschungstradition insofern, als die Konzeptualisierung in terminis einer Reiz-Reaktions-Abfolge den relationalen Charakter von «Streß» (d.h. Anforderungen in Relation zu Verhaltensmöglichkeiten) vernachlässigt. Der differenzierende Hinweis von LEVINE, WEINBERG und URSIN (1978), daß Bewältigungsreaktionen durch furchtauslösende Reize, andere Aktivitäten hingegen durch neutrale Reize ausgelöst seien, führt außerhalb der laborexperimentellen Anordnung zu keiner weitergehenden Präzisierung. Schon frühzeitig haben HAMBURG, HAMBURG und DE GOZA (1953) betont, daß Bewältigungsverhalten gleichzusetzen sei mit allen Mechanismen, die ein Individuum einsetzt, um einer starken Bedrohung seiner psychischen Stabilität entgegenzutreten, und die ihm ein effektives Funktionieren ermöglichen. In Erweiterung dazu schlugen FRIEDMAN et al. (1963) vor, daß Bewältigungsverhalten insbesondere an den Veränderungen im Verhaltensablauf zu erkennen sei und daß es gleichzusetzen sei mit solchen Reaktionen auf Umweltfaktoren, die zu einer Meisterung der Situation beitragen, wobei auch intrapsychische Prozesse, die einer erfolgreichen Anpassung dienen, einzuschließen seien. Schließlich wird in der derzeit wohl populärsten Theorie zu Streß und Streßbewältigung, die LAZARUS (1966, 1981) vorgelegt hat, Bewältigungsverhalten umschrieben als «... Problemlöseanstrengungen einer Person, die dann einsetzen, wenn Anforderungen, denen sie sich gegenüber sieht, von hoher Bedeutung für ihr Wohlbefinden sind (d.h. wenn in einer Situation Gefährdungen oder Beanspruchungen von beträchtlichem Ausmaß enthalten sind) und wenn diese Anforderungen ihre adaptiven Ressourcen anzugreifen drohen» (LAZARUS, AVERILL und OPTON 1974, S.250).

Dominiert in den eben dargestellten Ansätzen die Auffassung, daß Bewältigungsverhalten durch seine *auslösenden Momente,* d.h. durch die unmittelbare Konfrontation mit Stressoren, Belastungen, Bedrohungen usw. definiert wird, berücksichtigen andere Autoren ausschließlich oder in zumindest weit stärkerem Maße die Effektivität des Bewältigungsverhaltens. In diesen Ansätzen gilt als Bewältigungsverhalten nur jenes, welches für die Person eine *protektive Funktion* hat (PEARLIN und SCHOOLER 1978; RODIN 1980): «Bewältigung bezieht sich auf solches Verhalten, welches Menschen davor schützt, durch problematische soziale Erfahrungen psychisch belastet zu werden - auf ein Verhalten also, das den Einfluß, den Gesellschaften auf ihre Mitglieder haben, in bedeutsamer Weise moderiert» (PEARLIN und SCHOOLER 1978, S.2). Der Begriff der Bewältigung erhält hier - wie es wohl auch im umgangssprachlichen Gebrauch mitenthalten ist - eine qualifizierende Eingrenzung und wird per definitionem gleichgesetzt mit dem *Gelingen* der Bewältigungsanstrengungen einer Person. Nur am Rande sei vermerkt, daß die konzeptuelle Eingrenzung des Bewältigungsverhaltens durch sein faktisch erzieltes Ergebnis und/oder durch seine Folgen in hohem Maße die Gefahr zirkulärer Definitionen in sich birgt, weil die Ziel- bzw. Kriterienfrage weitgehend ungelöst ist (siehe unten). Wichtig erscheint uns aber in jedem Falle zu betonen, daß innerhalb der Bewältigungsforschung dieser Differenzierung kaum Beachtung geschenkt und so bis heute eine eindeutige Sprachregelung verhindert wurde. Es ist ein fundamentaler Unterschied, ob man Bewältigungsverhalten schlechthin als Auseinandersetzung mit Belastungen oder Bedrohungen betrachtet, ohne konzeptuell einzuschließen, daß dieses im Hinblick auf ein je avisiertes Ziel auch «erfolgreich» ist, oder ob man vom Bewältigungsverhalten nur dann spricht, wenn die in einer solchen Situation gezeigten Verhaltensweisen auch in der Tat eine schützende, lindernde, problemlösende oder belastungsreduzierende Funktion haben![2].

Galt unser Interesse bislang eher dem Abgrenzungsproblem erster Ordnung, d.h. dem Versuch, Bewältigungsverhalten von sonstigem Verhalten (im weitesten Sinne von Habituation, von Lebensstil usw.) zu unterscheiden, so lassen sich dem Abgrenzungsproblem zweiter Ordnung alle Versuche subsumieren, in denen die eben angesprochene Qualifizierung von Bewältigung als gelungene Bewältigung konzeptuell unterschieden wird von «schlechter Bewältigung», Nichtbewältigung usw.

[2] Weil das konnotative Umfeld von «Bewältigung» allerdings eher die zweite Bedeutungsfacette nahelegt und weil in den einzelnen Konzeptualisierungsansätzen dieser differenzierende Gesichtspunkt übersehen wird, würde u.E. der Begriff «Auseinandersetzung ...» weniger Mißverständnisse nach sich ziehen.

Zu denken ist hier insbesondere an die von HAAN (1977) unter Rückgriff auf ichpsychologische Grundannahmen eingeführte Unterscheidung des «coping vs. defending», d.h. also der Bewältigung und der Abwehr. Als das zentrale differenzierende Merkmal wird hierbei betrachtet, in welchem Ausmaß die Person fähig und/oder bereit ist, die situativen Anforderungen «realitätsangemessen» wahrzunehmen und in wohlkoordinierten Programmen darauf zu reagieren. Eine realitätsangepaßte, aktive und in sich koordinierte Bearbeitung dieser Anforderungen wird als «Bewältigung» (Coping) bezeichnet, während eine realitätsverzerrende, unkoordinierte Bearbeitung der Anforderungen «Abwehr» darstellen soll. Von diesen beiden Formen der Auseinandersetzung hebt HAAN als dritte Kategorie die «Fragmentierung» ab, eine Form der Auseinandersetzung, die unflexibel, irrational gesteuert und letztlich Ausdruck einer pathologischen Zustandsform ist. Die Tatsache, daß in dem hier nur stark verkürzt dargestellten Ansatz von HAAN die *Veridikalität* der Situations- und Problemwahrnehmung und somit der «Realitätsbezug» der Auseinandersetzungsformen einen so zentralen Stellenwert einnehmen, wurde insbesondere von LAZARUS (1981) nachdrücklich kritisiert, und sie bedarf unseres Erachtens einer Relativierung aus epistemologischer Sicht.

Wie der oft zitierte Sammelband von COELHO, HAMBURG und ADAMS (1974) zeigt, wird im Kontext der Bewältigungsforschung häufig auch der Begriff «Anpassung» gebraucht, und in den frühen Ansätzen der Lebensereignisforschung sollte die Belastungswirkung von kritischen Ereignissen mit der Höhe der erforderlichen «Neuanpassung» korrespondieren (siehe HOLMES und RAHE 1967). Will man Bewältigung und Anpassung konzeptuell voneinander trennen, so scheint dies am besten zu gelingen, wenn man beide in terminis der Person-Umwelt-Passung konzipiert, wie dies FRENCH, RODGERS und COBB (1974) vorgeschlagen haben. Versuche der Wiederherstellung eines gestörten Passungsgefüges werden vor diesem Hintergrund danach unterschieden, mit welchem relativen Anteil Veränderungen in dem einen und/oder anderen Teilsystem (Person, Umwelt) vollzogen werden. Bleibt die Umwelt weitgehend unverändert und finden Veränderungen nur in der Person statt, so sprechen die Autoren von «Anpassung». Greift die Person verändernd in die Umwelt ein, ohne sich selbst zu verändern, so wird dies als «Meisterung» konzipiert. Werden sowohl in der Umwelt wie auch in der Person Veränderungen vollzogen und ein neues Gleichgewicht hergestellt, so stellt dies nach Meinung der Autoren «Bewältigung» dar. Von «Abwehr», die als Modus der Auseinandersetzung hohe pathogenetische Bedeutung besitzen soll, wird schließlich gesprochen, wenn sich weder in der Person noch in der Umwelt Veränderungen vollzogen haben, das Passungsgefüge mithin nicht wiederhergestellt wurde, dieses gleichwohl in subjektiv-verzerrter Wahrnehmung als «ungestört» erlebt wird. Der Begriff der Bewältigung erfährt also hier sowohl eine qualifizierende Eingrenzung (= die tatsächliche Wiederherstellung der Person-Umwelt-Passung) wie auch eine (formale) Spezifizierung hinsichtlich dessen, *wie* die Person-Umwelt-Passung wiederhergestellt wurde.

Die hier nur knappe Darstellung einzelner Konzeptualisierungsansätze innerhalb der Bewältigungsforschung sollte erkennbar werden lassen, daß

Probleme in diesem Forschungsbereich nicht nur aus einer oft unzureichenden Begriffsexplikation resultieren, sondern daß die rahmentheoretischen Grundlagen, auf denen Bewältigungsverhalten konzipiert und analysiert wird, so sehr voneinander abweichen, daß man über «Bewältigung» strenggenommen nur theorieimmanent sprechen kann bzw. sollte. Ungeachtet der diagnostizierten Inkompatibilitäten wollen wir als Fazit dieser Ausführungen den Versuch einer synoptischen Darstellung unternehmen und dabei jene Facetten, die unseres Erachtens bei der konzeptuell-theoretischen Präzisierung von Bewältigung Beachtung finden müssen, hervorheben.

Bewältigung steht als summarisches Konzept für alle Verhaltensweisen, die im Umfeld von raumzeitlich umgrenzten Belastungssituationen die je individuelle Auseinandersetzung mit diesen Situationen markieren. *Belastungssituationen* sind solche, in denen die Handlungsfähigkeit einer Person bedroht ist bzw. deren Verlust antizipiert oder als bereits eingetreten erlebt wird. *Verlust* oder *Bedrohung der Handlungsfähigkeit* werden als Folge von Eingriffen in das Person-Umwelt-Passungsgefüge verstanden, die eine Restrukturierung des Passungsgefüges erfordern. Ungeachtet der Vielfalt seiner Erscheinungsweisen ist Bewältigungsverhalten immer ausgerichtet auf die Wiederherstellung der Person-Umwelt-Passung und damit gleichbedeutend auf die Aufrechterhaltung der Handlungsfähigkeit und der physischen und psychischen Unversehrtheit der Person. Ob die einzelnen Bewältigungsreaktionen angemessen sind oder waren, d.h. ob Bewältigung gelingt oder mißlingt, ist eine nachgeordnet zu prüfende Frage, die nur vor dem Hintergrund explizit definierter Kriterien, woran im einzelnen eine gelungene Person-Umwelt-Passung zu erkennen sei und worin sich physische und psychische Unversehrtheit manifestieren sollen, beantwortet werden kann. Eine Konfundierung des Bewältigungsverhaltens als deskriptiver Kategorie und der Bewältigung als Kategorie zu seiner qualifizierenden Kennzeichnung als «erfolgreiche» Bewältigung muß in zirkulären Definitionen enden.

Bewältigungsverhalten sollte weiterhin gekennzeichnet sein dadurch, daß es qualitative und/oder quantitative Veränderungen im Verhaltensstrom einer Person markiert und somit ein diskontinuierliches Moment erkennbar wird. Schließlich umfaßt Bewältigung immer einen Prozeß von unterschiedlicher zeitlicher Erstreckung, wobei dieses Geschehen um so länger andauert, je tiefgreifender die Person-Umwelt-Passung gestört und je umfassender die Restrukturierung dieses Gefüges sein muß, um das Passungsgefüge wieder herzustellen.

3.2. Differenzierung des Bewältigungsverhaltens nach formalen Aspekten

Angesichts der Mannigfaltigkeit, in der uns Bewältigungsverhalten im Visavis der unterschiedlichsten Situationen und Lebensumstände entgegentreten mag, erscheint die Frage danach, *was* denn Menschen nun im einzelnen in der Auseinandersetzung mit Belastungssituationen tun und anhand welcher Aspekte diese Mannigfaltigkeit zu ordnen sei, um so dringlicher. Was wir hier als formale Gesichtspunkte, die zu einer Ordnung beitragen können, darstellen, bezieht sich, wie nun im folgenden auszuführen sein wird, darauf, auf welcher Verhaltensebene Bewältigung manifestiert wird, worin ihre spezifische Richtungsorientierung liegt und welcher zeitliche Bezug dem Bewältigungsverhalten zugrunde liegt.

Einen Aspekt, der zu einer Differenzierung des Bewältigungsverhaltens dienen kann, stellt die Ebene dar, auf der sich Bewältigungsverhalten manifestieren soll. Insbesondere LAZARUS und LAUNIER (1978) haben dieser Unterscheidung Rechnung getragen und betont, daß sich Bewältigungsverhalten sowohl in offenen Aktionen wie auch in intrapsychischen Aktivitäten zeigt.

Nun ist eine solche Unterscheidung keineswegs neu oder gar auf die Differenzierung von Bewältigungsreaktionen beschränkt, sie wird hier nur wieder aufgegriffen. Innerhalb verhaltenstheoretischer Ansätze spricht man seit dem Zeitpunkt von «offenem vs. verdecktem» Verhalten (HOMME 1965), seit dem man wieder auf «mentalistische» Überlegungen zurückgreift (hierzu SCHEELE 1981); innerhalb handlungstheoretischer Ansätze werden «reale und symbolische» Handlungen unterschieden (BOESCH 1980); in dem engeren Forschungsbereich zur «personalen Kontrolle» (AVERILL 1973; BRAUKMANN und FILIPP 1981; THOMPSON 1981) wird gleichermaßen differenziert danach, ob Kontingenzen zwischen einer Handlung und einem Handlungsergebnis faktisch hergestellt werden (sog. behaviorale Kontrolle) oder ob sie nur perzeptiv via subjektiver Interpretation konstruiert werden (sog. kognitive Kontrolle).

Scheint also die Differenzierung nach der Ebene des Bewältigungsverhaltens zunächst ohne großen Gewinn, so erweist sie sich doch als heuristisch fruchtbar. Sie läßt sich beispielsweise heranziehen, um zu überprüfen, ob solchermaßen differenzierte Bewältigungsformen auch zu einer Differenzierung von Anforderungen der zu bewältigenden Situationen und/oder von Personengruppen beitragen (siehe Abschnitt 4). Daß es sich hierbei gleichwohl um eine äußerst grobe Dichotomisierung handelt, wird schnell erkennbar, wenn man die Vielfalt von kognitiven Manövern (also von intrapsychischen Bewältigungsreaktionen) betrachtet, mittels derer sich Menschen etwa mit kritischen Lebensereignissen auseinandersetzen. So scheinen Eltern den Tod ihres Kindes besser zu bewältigen, wenn sie darin «einen Sinn für ihr eigenes Leben» erkennen und ihn als notwendige und unausweichliche Erfahrung für sich selbst rekonstruieren können (zum Überblick SILVER und WORTMAN 1980).

Diese eben beschriebene Form des intrapsychischen Bewältigungsverhaltens, nämlich Sinndeutung oder Sinngebung, ist selbstverständlich von anderer Qualität als etwa Modi der Selbstbeschwichtigung, wie sie z.B. in der «Streßimpftechnik» (Meichenbaum 1975) zum Tragen kommen, obwohl beide der gleichen Ebene des Bewältigungsverhaltens zuzuschreiben sind. Die hier vorgetragene Differenzierung alleine kann also dem Variantenreichtum des Bewältigungsverhaltens noch in keiner Weise Rechnung tragen.

Eine weitere formal begründete Unterscheidung des Bewältigungsverhaltens wird nach seiner *Gerichtetheit* vorgenommen. Unabhängig davon, ob man die Auslösebedingungen für Bewältigungsverhalten eher in terminis der Streßforschung konzipiert oder als gestörte Person-Umwelt-Passung rekonstruiert, sind diese auslösenden Situationen durch zwei grundlegende Aspekte gekennzeichnet: Das Handeln der Person ist erschwert, beeinträchtigt oder gar verunmöglicht (aktionaler Aspekt), und gleichzeitig befindet sich die Person in einem affektiven Zustand überwiegend negativer Wertigkeit (emotionaler Aspekt).[3] Für eine Klassifikation des Bewältigungsverhaltens ergibt sich daraus, daß man prüft, ob dieses eher auf die eigene Befindlichkeit oder eher auf die Problemsituation als solche gerichtet ist (emotionszentriertes vs. problemzentriertes Bewältigen bei Lazarus und Launier 1978). Soll also in einem Falle Bewältigungsverhalten eher der Wiederherstellung des emotionalen Wohlbefindens, d.h. der Reduktion der psychischen Belastung dienen, so soll es im anderen Falle stärker zu einer Lösung bzw. Modifikation der Problemsituation selbst beitragen. Es ist unschwer erkennbar, daß diese Unterscheidung allenfalls akzentuierender Natur sein kann, da sie bei Zugrundelegung einer strikt transaktionalen Auffassung, wie Lazarus (1981) sie vertritt, ohnehin nicht durchzuhalten ist und da andererseits beide Formen des Bewältigungsverhaltens durchaus zum gleichen Ergebnis führen mögen. Nach unseren Befunden gleichwohl lassen sie sich faktoriell relativ sauber trennen (siehe Braukmann et al. 1981), und wenn man sie auf der Grundlage kognitionspsychologischer Überlegungen zur Aufmerksamkeitssteuerung

[3] Vor diesem Hintergrund muß auch die Frage nach der Bedeutung gemeinhin als positiv erachteter Lebensereignisse (z.B. Geburt des ersten Kindes) neu gestellt werden. Daß solche Ereignisse innerhalb der Lebensereignisforschung als gleichermaßen streßreich, belastend, beunruhigend usw. qualifiziert werden, ergibt sich konsequent aus der Annahme, daß auch sie Eingriffe in das Person-Umwelt-Gefüge darstellen und somit handlungserschwerenden oder -beeinträchtigenden Charakter besitzen. Damit kommt ihnen eine – in den meisten Fällen gleichwohl äußerst passagere – negative Eigenvalenz mit entsprechenden affektiven Qualitäten zu, obschon das Ereignis selbst positiv sein mag. Die Unterscheidung von positivem und negativem Streß wird bereits von Selye (1974) auf der Dimension «eustress vs. distress» angesprochen.

(re)konzeptualisiert, so erscheint diese Unterscheidung durchaus vielversprechend (vgl. FILIPP 1981b).

So versuchen auch PEARLIN und SCHOOLER (1978) nachzuweisen, daß die Schutzwirkung des Bewältigungsverhaltens dadurch erzielt werden kann, daß die Person (1) die streßproduzierenden Bedingungen eliminiert oder verändert, (2) die Bedeutung dieser Bedingungen für sich selbst so uminterpretiert, daß sie forthin als unproblematisch wahrgenommen werden und (3) die emotionale Belastung als Folgeerscheinung dieser Probleme innerhalb erträglicher Grenzen zu halten trachtet. In diesem Kontext ist auch auf KROHNE (1978) zu verweisen, der im Bewältigungsverhalten alle Aktivitäten sieht, die dazu dienen sollen, die Manifestation der Angsterregung auf der subjektiven, physiologischen und behavioralen Ebene zu kontrollieren, ungeachtet der Tatsache, ob die Ursache für die aktuelle Erregung dadurch ausgeschaltet wird oder nicht.

Wesentlich erscheint uns der Hinweis, daß die Gerichtetheit und die Ebene des Bewältigungsverhaltens häufig konfundiert sind, etwa in der Art, daß problemorientiertes Bewältigungsverhalten mit direkten offenen Aktionen gleichgesetzt wird, obschon beide Aspekte als voneinander unabhängig konzipiert werden können (siehe hierzu FILIPP 1981b).

Ein weiterer Gesichtspunkt, der zur formalen Unterscheidung von Bewältigungsverhalten herangezogen werden kann, ist sein *zeitlicher Bezug*. Insbesondere wenn man Bewältigungsverhalten im Umfeld kritischer Lebensereignisse analysiert, ist es von Bedeutung, ob es sich um aktuell eingetretene, zeitlich weiter zurückliegende oder künftig erwartete Ereignisse handelt. Damit wird die Reaktivität des Bewältigungsverhaltens relativiert, weil es sich gleichermaßen auf gedanklich vorweggenommene Situationen richten kann wie auf durch die eigene Rückschau wieder neu aktualisierte Situationen. Die erstgenannte Kategorie, nämlich das antizipatorische Bewältigungsverhalten (MONAT, AVERILL und LAZARUS 1972) ist insbesondere im Zusammenhang mit der Vorhersagbarkeit von (Lebens-)Ereignissen zu einem zentralen Untersuchungsgegenstand geworden (siehe MILLER 1981; MINEKA und KIHLSTROM 1978; SELIGMAN 1975). Über seine Bedeutung, die es im klassischen Lernparadigma als Vermeidungsverhalten hat, hinaus gibt es in der Literatur eindrucksvolle Belege für seinen instrumentellen Wert im Kontext ganz unterschiedlicher Ereignisse. Antizipatorische Bewältigungsreaktionen mögen darauf ausgerichtet sein, auf die prospektiv in den Aufmerksamkeitsfokus gerückte Situation bestmöglich vorbereitet zu sein (vgl. PRYSTAV 1979).[4]

Widmet man sich dem Bewältigungsverhalten, welches auf zeitlich zurückliegende Ereignisse ausgerichtet ist, so scheint dieses nach unserem Überblick insbesondere aus attributionstheoretischer Perspektive thema-

[4] Auch hier stellt sich ein Abgrenzungsproblem besonderer Art, indem antizipatorisches Bewältigungsverhalten von anderen auf avisierte Zustände gerichteten Prozessen (Commitment-Prozessen im Sinne von KLINGER 1975) abzugrenzen ist.

tisiert zu werden. In einer Studie von Bulman und Wortman (1977) an Männern, die in einen Verkehrsunfall verwickelt gewesen waren und irreversible körperliche Behinderungen davongetragen hatten, zeigte sich, daß die Bewältigung dann besser zu gelingen scheint (d.h. also, daß die eigene Körperbehinderung als neue Realität akzeptiert werden kann), wenn die Männer sich die Verantwortlichkeit für ihre Lage selbst zuschreiben und zumindest eine Mitschuld an dem vorangegangenen Unfall zu erkennen glauben. Auch das Phänomen der defensiven Attribution (Sherwood 1981) kann im Zusammenhang mit der Analyse von Bewältigungsreaktionen Berücksichtigung erfahren. Allerdings würde dieses Konzept zu ganz anderen Vorhersagen führen, als die Befunde von Bulman und Wortman (1977) nahelegen, so daß man überprüfen müßte, unter welchen Bedingungen die Externalisierung der Verantwortung für negative Ereignisse als ein Modus der Auseinandersetzung erkennbar wird und welche Effekte dieser zeitigt. Schließlich scheint uns auch der von Lazarus (1981) beschriebene Prozeß der «Neubewertung» als eine Variante retrospektiven Bewältigungsverhaltens rekonstruierbar zu sein.[5]

Nach unserem Überblick sind gerade in der jüngsten Zeit sehr viele Forschungsarbeiten dem Bewältigungsverhalten gewidmet, welches aus der unmittelbaren Konfrontation mit aktuellen belastenden Ereignissen resultiert, wobei nicht nur auf die Fülle laborexperimenteller Studien zu verweisen ist (z.B. Averill 1973; Miller 1979; Seligman 1975), sondern auch auf quasiexperimentelle Untersuchungen und Feldstudien der unterschiedlichsten methodischen Provenienz. Insbesondere aus dem Bereich der Psychologie in der Medizin wurden viele Arbeiten vorgelegt, deren zentrale Fragestellung darin besteht, wie Menschen mit medizinischen Belastungssituationen, d.h. mit der Belastung durch operative Eingriffe oder durch akute schwere Erkrankungen fertigwerden (zum Überblick z.B. Cohen 1980; Cohen und Lazarus 1979; Janis 1982; Schmidt 1981). Gerade in der Analyse operativer Eingriffe und ihrer Bewältigung liegt ein reiches Betätigungsfeld, das sich auch aus forschungspraktischen Gründen anbietet. Einerseits läßt sich das zu bewältigende Ereignis zeitlich markieren, andererseits ist sein Eintritt selbst (zumindest im Falle sog. Routineoperationen, wie z.B. Blinddarm) mit hoher Wahrscheinlichkeit in der Population zufallsverteilt, so daß die Gefahr einer a priori-Selektion der betroffenen

[5] Zur Präzisierung dessen, was hier mit retrospektiver Bewältigung gemeint ist, ist hinzuzufügen, daß diese aktualisiert wird, wenn sich die Person an zurückliegende Situationsanlässe, in denen faktisch Bewältigungsverhalten stattgefunden hat, erinnert. In zeitlicher Versetzung dazu mag sich über solche Memorierungsprozesse erneut eine Belastungssituation einstellen, die Person-Umwelt-Passung als (noch) nicht wiederhergestellt kognoziert und somit der Bewältigungsprozeß aufs neue in Gang gesetzt werden.

Personen gemindert ist. Schließlich läßt die Zuweisung verschiedener Personen zu unterschiedlichen Treatment-Bedingungen zu, daß man daraus auch Hinweise auf Determinanten und Wirkungen unterschiedlicher Bewältigungsreaktionen erhalten kann.

Weitere kritische Lebensereignisse, in deren Umfeld aktuelles Bewältigungsverhalten analysiert wurde, stellen - beispielhaft genannt - Arbeitsplatzverlust (z. B. FRESE 1978; GORE 1978), Tod des Ehepartners (STROEBE et al. 1980), Scheidung (WISEMAN 1975) dar. Angesichts dieser Vielzahl von Forschungsaktivitäten erscheint es um so erstaunlicher, wie gering und wie wenig gesichert unser Wissen um Bewältigungsverhalten letztlich ist. Insbesondere fehlt es an einer systematischen Erforschung des Bewältigungsverhaltens in seinem zeitlichen Verlauf, etwa im Rahmen quasiexperimenteller Zeitreihenanalysen (siehe hierzu u. a. PETERMANN 1981).

Mit der Anerkennung der Tatsache, daß es sich bei der Bewältigung der unterschiedlichsten Anforderungen, die aus einer gestörten Person-Umwelt-Passung resultieren, nicht um ein «one-shot»-Phänomen handelt, sondern um einen *Prozeß,* innerhalb dessen zu unterschiedlichen Zeitpunkten ganz unterschiedliche Varianten des Bewältigungsverhaltens erkennbar sein mögen, ergibt sich eine zusätzliche Komplexitätserweiterung. Erstaunlicherweise wird gerade von jenen Autoren, deren (wenngleich oft unsystematisch gewonnene) Datenbasis aus ihrer praktisch-psychologischen Tätigkeit mit Menschen in Krisensituationen resultiert, eben diese zeitliche Variabilität des Bewältigungsverhaltens immer wieder aufs neue betont und in sog. «Phasenmodellen der Bewältigung» abgebildet (z. B. HOROWITZ 1979; SHONTZ 1975). Zugleich ergibt sich jedoch auch hier wieder die Schwierigkeit, Bewältigungsverhalten erhebungstechnisch von jenen Aktivitäten abzugrenzen, die nach «Abschluß« des Bewältigungsprozesses den nunmehr neu gefundenen «Lebensstil» (BERBALK und HAHN 1980) kennzeichnen.

So stellt etwa die Untersuchung der «Bewältigung von Einsamkeit» (REVENSON 1981) im Sinne unserer Konzeptualisierung nur solange eine Analyse von Bewältigungsverhalten dar, wie dieser Zustand eine gestörte Person-Umwelt-Passung indiziert (etwa nach dem Verlust des Partners) und solange dieser Zustand die individuellen Handlungsmöglichkeiten tatsächlich oder vermeintlich einschränkt und daher als belastend erlebt wird. Sobald «Einsamkeit» als charakteristisch für die eigene Lebenssituation erlebt und als nicht veränderbar kogniziert wird, mag darin eine «Akzeptierung» der Realität zum Ausdruck kommen, in der die meisten Autoren die abschließende Phase des Bewältigungsprozesses sehen. Das Verhalten dieser Person würde dann forthin, sobald eine neue Person-Umwelt-Passung erreicht worden ist, nicht mehr als «Bewältigungsverhalten» gekennzeichnet werden. Ist ein neues Passungsgefüge nicht wieder hergestellt worden und sind forthin Aktivitäten auf seine Wiederherstellung ausgerichtet, so gilt der Bewältigungsprozeß als noch andauernd. Von welchem Zeitpunkt an man hier von einem «chronischen Stressor» zu sprechen hat, der eher zur Kennzeichnung der Lebenslage einer Person, denn zur Umschreibung spezifischer Lebensereignisse herangezogen werden kann (siehe hierzu auch MONTADA 1981), bleibt allerdings bislang noch unbeantwortet.

Galten unsere bisherigen Ausführungen dem Versuch, den Variantenreichtum von Bewältigungsreaktionen durch Angabe formaler Gesichtspunkte zu ordnen, so wird im folgenden versucht, Ansätze darzustellen, in denen Bewältigungsverhalten inhaltlich-thematisch differenziert wird resp. inhaltlich-thematische Gesichtspunkte zu seiner Ordnung herangezogen werden.

3.3. Differenzierung des Bewältigungsverhaltens nach inhaltlich-thematischen Aspekten

In der Literatur findet man eine Fülle taxonomischer Ansätze, in denen eine mehr oder minder große Anzahl inhaltlich unterscheidbarer Bewältigungsformen aufgeführt wird. Diese imponieren zunächst einmal durch die Vielfalt ihrer sprachlichen Benennung. Umgekehrt stellen nicht alle begrifflich identischen Bewältigungsformen gleiches dar, sondern sie erhalten erst durch ihren spezifischen theoretischen Bezugsrahmen ihre eigentliche z.T. sehr unterschiedliche Bedeutung, wie man dies am Beispiel der «Vermeidung» als Bewältigungsform gut erkennen kann. Will man nun bestimmen, welche Gemeinsamkeiten sich in scheinbar unterschiedlichen Reaktionsweisen verbergen und wie sich die Vielfalt von Bewältigungsreaktionen ordnen läßt, so kann man entweder grundlegende Aspekte zu seiner inhaltlich-thematischen Differenzierung theoriegestützt a priori formulieren oder auf empirisch-induktivem Wege eine a posteriori-Klassifikation von Bewältigungsreaktionen anstreben. Beide Vorgehensweisen lassen sich in der Literatur finden.

Als Beispiel für eine theoretisch verankerte Klassifikation von Bewältigungsreaktionen sind alle Ansätze zu nennen, die sich auf die psychoanalytische Konzeptbildung berufen und die die klassischen Abwehrmechanismen (Projektion, Umkehrung, Rationalisierung, Verleugnung usw.) als unterschiedliche «kognitive Bewältigungsformen» darstellen (z.B. HOUSTON 1977b). Im übrigen läßt sich hier das konzeptuelle Durcheinander innerhalb der Bewältigungsforschung gut dokumentieren, denn obgleich sich etwa HOUSTON (1977b) und HAAN (1977) im gleichen theoretischen Rahmen bewegen, stellen die mit identischen Begriffen belegten Formen der Auseinandersetzung in dem einen Ansatz «Abwehr» dar, in dem anderen Ansatz hingegen «Coping». Eine weitere theoretisch begründete Differenzierung von Bewältigungsformen, die zugleich eine der traditionsreichsten Konzeptualisierungen in diesem Bereich ist, liegt in der Unterscheidung von «repressing» und «sensitizing». Diese auf die frühen Arbeiten zur Wahrnehmungsabwehr zurückgehende Konzeptbildung ist bekanntlich in psychodynamischen Persönlichkeitstheorien (BYRNE 1961) enthalten und wurde noch unlängst von KROHNE und ROGNER (1982) als «zentrales Konstrukt der Bewältigungsforschung» bezeichnet.

Die Mehrzahl der Versuche, Bewältigungsreaktionen inhaltlich zu kategorisieren, scheint aber weitgehend ohne explizit formulierten theoretischen Rahmen vorgenommen zu werden. Typisch hierfür ist etwa der Versuch von JANKE, ERDMANN und BOUCSEIN (1978), insgesamt 16 verschiedene Formen der Streßverarbeitung zu postulieren und als Subskalen dem «Streßverarbeitungsfragebogen» zugrunde zu legen. An keiner Stelle wird die Ableitung dieser Verarbeitungsformen begründet, so daß die vorgenommene Klassifizierung allenfalls im Nachhinein auf ihre Angemessenheit überprüft werden kann. Auch das bei FOLKMAN und LAZARUS (1980) vorgelegte Verfahren, die «Ways of Coping Checklist», stellt eine mehr oder minder willkürliche Auflistung von insgesamt 68 Bewältigungsreaktionen dar, die lediglich unter dem formalen Gesichtspunkt der problem- bzw. emotionszentrierten Bewältigung a priori ausgewählt wurden. Eine weitere inhaltlich begründete Unterteilung in Subskalen wird dann anhand faktorenanalytisch gewonnener Ergebnisse vorgenommen.

So berichten COYNE, ALDWIN und LAZARUS (1981) von einer siebenfaktoriellen Struktur mit folgenden Faktorbezeichnungen: (1) Problemzentrierte Bewältigung, (2) Wunschgeleitetes Denken, (3) Hilfesuchen/Vermeidung, (4) Persönliches Wachstum, (5) Bedrohungsminimierung, (6) Emotionale Unterstützung, (7) Selbstkritik. In einer Analyse von REVENSON (1981) werden folgende faktoriell gewonnene Subskalen unterschieden: (1) Aktive Handlungen, (2) Optimistisches Denken, (3) Minimierung der Belastung, (4) Wunschphantasien und (5) Aufsuchen emotionaler Unterstützung. Eine deutschsprachige Version der «Ways of Coping Checklist» (siehe BRAUKMANN et al. 1981), die im Rahmen des Forschungsprojektes zur Entwicklungpsychologie des Erwachsenenalters (FILIPP et al. 1980) bei erwachsenen Männern eingesetzt wurde, zeigte, daß sowohl eine zweifaktorielle Lösung, die deutlich problem- und emotionszentrierte Bewältigungsformen abzubilden scheint, wie auch eine sechsfaktorielle Lösung akzeptiert werden kann. Die sechs Faktoren wurden wie folgt benannt: (1) Problemzentriertes Handeln, (2) Resignatives Wunschdenken, (3) Flucht- und Vermeidungsreaktionen, (4) Reaktionen der Unsicherheit und Unentschlossenheit, (5) Selbstbeschuldigungen und (6) Kognitive Selbstregulation. Zieht man zusätzlich in Betracht, daß faktorenanalytisch bestimmte Formen des Bewältigungsverhaltens wegen der Populationsabhängigkeit der Methode ohnehin keine weiterreichende Gültigkeit beanspruchen dürfen, dann erscheint dieser Zugang einer a posteriori-Klassifikation wenig befriedigend.

Einen anderen Zugang wählen HOROWITZ und WILNER (1980), die aus klinischen Interviews mit Menschen in Krisensituationen zunächst eine Fülle von Bewältigungsreaktionen registriert und diesen Pool inhaltsanalytisch geordnet haben. Diese Arbeiten mündeten in die Konstruktion eines standardisierten Bewältigungsfragebogens, in dem drei Formen der Bewältigung unterschieden werden: (1) Hinwendung zu anderen Aktivitäten und Einstellungen, (2) Aktives Durcharbeiten des Ereignisses und (3) Aufsuchen sozialer Kontaktpersonen. Während sich die Arbeitsgruppe von HOROWITZ mit dramatischen Ereignissen und ihrer Bewältigung beschäftigt, ist die Untersuchung zur «Struktur des Coping» von Pearlin und Schooler (1978) ausschließlich an Belastungen des Alltags orientiert. Nicht nur muß man vermuten, daß man zu anderen Klassifikationen des Bewältigungsverhaltens kommt in Abhängigkeit von der *Belastungsintensität,* sondern auch, daß je nach *Lebensbereich,* in dem die Belastung lokalisiert ist, andere Formen der Bewältigung erkennbar werden. Insbesondere Ilfeld (1980a, 1980b), der die Daten von Pearlin und Schooler einer Reanalyse unterzog, zeigt anhand faktorenanalytischer Befunde auf, daß die Dimensionalität des Bewältigungsverhaltens stark zwischen den betrachteten Lebensbereichen (z.B. finanzieller Bereich, sozialer Bereich) variiert. Es ist daher zu vermuten, daß sich nicht nur aus methodischen Gründen (z.B. wegen der Populationsabhängigkeit der Befunde), sondern auch wegen der Bereichsspezifität von Bewältigungsreaktionen eine allgemeine Taxonomie und Klassifikation von Bewältigungsreaktionen kaum sinnvoll erstellen läßt oder sich gar verbietet. Deshalb bleibt ungeklärt, ob man überhaupt von Kategorien oder Formen des Bewältigungsverhaltens schlechthin sprechen kann, ohne die Anforderungscharakteristika der zu bewältigenden Situation, d.h. die spezifischen Desiderate der gestörten Person-Umwelt-Passung in die Betrachtung einzuschließen.

Unseres Erachtens führen solche empiristischen Ansätze, wie sie hier beispielhaft genannt wurden, nicht weiter, solange sie nicht theoretisch gestützt sind und durch eine sophistizierte Konzeptbildung ergänzt werden. Mit anderen Worten: Will man Bewältigungsverhalten nach inhaltlich-thematischen Gesichtspunkten klassifizieren, so bedarf es eines theoretisch begründeten Ordnungsgerüsts, in welches grundlegende Konzepte, die einer Differenzierung von Bewältigungsreaktionen dienlich sein können, Eingang finden müssen. Als ein solches grundlegendes Konzept scheint sich insbesondere das der *Aufmerksamkeitsorientierung* anzubieten. Unlängst hat Lantermann (1982) außerhalb der Bewältigungsforschung in überzeugender Weise dargestellt, welch hohen heuristischen Wert Aufmerksamkeitsorientierung (als dispositionales Konstrukt konzipiert) für die Rekonstruktion von Handlungsabläufen besitzt.

Auch innerhalb der Bewältigungsforschung selbst scheinen sich zum einen die Versuche zu mehren, Bewältigungsverhalten in terminis der Aufmerksamkeitssteuerung abzubilden und Grundformen der Bewältigung danach zu unterscheiden, welche Aspekte der Person-Umwelt-Beziehung in den Aufmerksamkeitsfokus gerückt sind. Zum anderen zeigt sich bei näherer Analyse aber auch, daß sich auch eine Reihe anderer Unterscheidungen von Bewältigungsformen unter Rekurs auf eine aufmerksamkeitspsychologische Konzeptbildung darstellen läßt.

Explizit greifen Averill und Rosenn (1972) sowie Cohen (1980) die Begriffe «Vigilanz» und «Vermeidung» (bzw. Nicht-Vigilanz) zur Kennzeichnung von zwei grundlegenden Formen des Umgangs mit Bedrohung auf. MILLER (1980) hat durch die Unterscheidung von «monitoring» und «blunting» zu verdeutlichen versucht, daß sich im Umfeld von Belastungssituationen zwei gegensätzliche Formen der Informationsverarbeitung erkennen lassen, die zugleich unterschiedliche Formen der Bewältigung abbilden. Zu erwähnen ist in diesem Zusammenhang selbstverständlich auch die Unterscheidung von «Informationssuche» und «Vermeidung», die schon frühzeitig von JANIS (1958) vorgenommen wurde. Schließlich beruht die gebräuchliche Unterscheidung von Bewältigungsformen nach «repressing» und «sensitizing» (z.B. KROHNE und ROGNER 1982) von ihrer Tradition her auf einer explizit kognitionspsychologischen Konzeptbildung, wie die frühen Arbeiten von BRUNER und POSTMAN (1947) zeigen.

Die hier genannten Grundformen der Auseinandersetzung mit Belastungssituationen stellen also, in unterschiedlichem sprachlichen Gewande, nichts anderes dar, als Formen der Abkehr von bzw. Zuwendung zu belastungsrelevanten Informationen. Selbstverständlich resultieren daraus dann im einzelnen unterschiedliche Bewältigungsreaktionen, die gleichwohl nicht mehr weiter differenziert werden.

Die offenbar weithin akzeptierte und verbreitete Dichotomisierung des Bewältigungsverhaltens nach dem Aufmerksamkeitsfokus hat bislang eine Vielzahl von Studien angeregt. So scheint es als gesichert zu gelten, daß die Möglichkeit zur Aufmerksamkeitsabkehr (etwa durch Vorgabe von Dias oder anderen optischen Reizen) die Toleranz für Schmerzen erhöht und die subjektive Belastung reduziert (z.B. KANFER und GOLDFOOT 1966), also in diesem Falle durchaus funktional für die Steuerung der eigenen Befindlichkeit ist. Andere Untersuchungen verweisen darauf, daß induzierte Aufmerksamkeitsabkehr und das systematische Vorenthalten belastungsrelevanter Informationen je nach Kontext und personaler Ausgangslage zu einer Belastungserhöhung führt und eine sehr unangemessene Bewältigungsform abbildet (zusammenfassend MILLER 1981). In jedem Falle aber scheint die vorgeschlagene Differenzierung des Bewältigungsverhaltens in terminis der Aufmerksamkeitssteuerung eine Vielzahl von Phänomenen zu erklären und vorherzusagen. Problematisch erscheint allerdings, worauf insbesondere in Abschnitt 4 noch einzugehen ist, daß hier weniger kategorial unterscheidbare Bewältigungsformen beschrieben, sondern individualtypische Bewältigungsstile postuliert werden und daß die so vorgenommene *Typisierung* von Personen eine diesem Forschungsbereich unangemessene Komplexitätsreduktion darstellt.

Wenn man sich auf so grundlegende Konzepte wie das der Aufmerksamkeitssteuerung beruft, erscheint es keineswegs zwingend, lediglich eine dichotome Unterscheidung von Bewältigungsreaktionen nach Aufmerksamkeitszuwendung vs. Aufmerksamkeitsabkehr vorzunehmen. Vielmehr läßt sich die vigilante Bewältigungsform ihrerseits noch einmal danach unterscheiden, ob im Zentrum der Aufmerksamkeit eher die eigene Person (eigene Befindlichkeiten, eigene Verhaltensmöglichkeiten usw.)

oder eher die Umwelt (z. B. das belastende Ereignis, problemproduzierende Situationsfaktoren usw.) stehen. Eine so vorgenommene akzentuierende Unterscheidung in selbstzentrierte vs. umweltzentrierte Aufmerksamkeit müßte auch Vorhersagen gestatten dahingehend, ob die aktivierten Handlungen entsprechend stärker auf personseitige oder umweltseitige Veränderungen abzielen, da ja, um eine gestörte Person-Umwelt-Passung in einen Gleichgewichtszustand zu überführen, entsprechende Bewältigungsreaktionen stärker auf die eigene Person oder die belastende Situation fokussiert sein können.

Gleichsam orthogonal zu dem Aufmerksamkeitsfokus läßt sich nun bestimmen, auf welcher Ebene die durch die jeweilige Aufmerksamkeitsorientierung aktivierten Handlungen sich vollziehen. Damit ist ungleich anderen Ansätzen, in denen Aufmerksamkeitsregulation lediglich als *kognitive* Bewältigungsstrategie thematisiert wird (MULLEN und SULS 1982) oder in denen selbstzentrierte vs. außenzentrierte Techniken der Bewältigung gleichgesetzt werden mit aktiv handelnder Auseinandersetzung (THOMAE 1968), eine Konfundierung zwischen Aufmerksamkeitsfokus und Handlungsebene explizit ausgeschlossen. Läßt man die Annahme zu, daß unter der Bedingung etwa selbstzentrierter Aufmerksamkeit sowohl offene Aktivitäten wie auch intrapsychische Aktivitäten als Bewältigungsreaktionen erkennbar werden (z. B. Aufsuchen einer Beratung als offene Aktivität), dann würde sich mittels dieser beiden Dimensionen die Unterscheidung von Bewältigungsreaktionen in sechs Kategorien ergeben (vgl. FILIPP 1981b), und viele Bewältigungsreaktionen könnten vor dem Hintergrund eines solchen Ordnungsschemas gesichtet werden.

Selbstverständlich ist das Konzept der Aufmerksamkeitsorientierung nur eines unter verschiedenen denkbaren, welches zu einer grundlegenden Differenzierung von Bewältigungsreaktionen herangezogen werden könnte. So wird z. B. von VAILLANT (1977) der Grad der Bewußtheit der ausgeführten Bewältigungsreaktion zur Differenzierung herangezogen; andere Autoren wie etwa HAAN (1977) versuchen eine differenzierte Darstellung nach dem der Reaktion jeweils zugrundeliegend gedachten Ich-Mechanismus. Welcher dieser Zugänge jeweils von größerem heuristischen Nutzen ist, ist nicht nur eine empirische Frage, weil sich viele Konstruktbildungen, insbesondere die aus der Psychoanalyse abgeleiteten sogenannten kognitiven Bewältigungsformen, einer stringenten empirischen Überprüfung entziehen (vgl. RÖSLER und KÜHL 1981). Ob Versuche, Mechanismen der Abwehr (z. B. Leugnung, Projektion, Rationalisierung usw.) den einzelnen Instanzen der Informationssteuerung und -verarbeitung (Input-Subsystem, zentraler Prozessor usw.) zuzuordnen (siehe LEIGH und REISER 1982), zu einer Integration unterschiedlicher Zugänge innerhalb der Bewältigungsforschung führen oder nicht, kann heute noch nicht entschieden werden.

3.4. Desiderate der Konzeptbildung innerhalb der Bewältigungsforschung

Es sind primär die unterschiedlichen rahmentheoretischen Orientierungen, vor deren Hintergrund Bewältigungsreaktionen konzeptualisiert werden, die den Bereich der Bewältigungsforschung so unüberschaubar machen. In jüngerer Zeit wird auch aus attributionstheoretischer Perspektive Bewältigungsverhalten thematisiert, indem Zuschreibungen von Verantwortlichkeit und/oder von Ursachen für den Eintritt belastender Ereignisse oder das Entstehen von Belastungssituationen auch als Formen der Auseinandersetzung und Bewältigung gedeutet werden (z.B. BULMAN und WORTMAN 1977; RODIN 1980). Obgleich also neopsychoanalytische und aufmerksamkeitstheoretisch orientierte Ansätze zu dominieren scheinen, erweitert sich das Spektrum der für die Analyse von Bewältigungsverhalten relevanten theoretischen Ansätze. Aber nicht nur diese Vielfalt theoretischer Orientierungen, sondern auch der in vielen Ansätzen erkennbare Mangel an konzeptuell-theoretischer Präzision macht es schwierig, unterschiedliche Ansätze oder empirische Einzelarbeiten zueinander in Beziehung zu setzen. Unseres Erachtens müßte auf der Ebene der Konzeptbildung viel klarer entschieden werden, auf welcher Ebene überhaupt das jeweilige Konzept angesiedelt werden soll. So wird oft sehr salopp von «Bewältigungs*stil*» gesprochen (z.B. ILFELD 1980a, 1980b), ohne daß geklärt ist oder gar problematisiert wird, was sich hinter dem Stilbegriff überhaupt verbirgt. Es sollte also auf der Konzeptualisierungsebene unterschieden werden, ob es sich um Bewältigungs*reaktionen,* Bewältigungs*formen* oder Bewältigungs*stile* handelt. Da es sich zugleich bei Bewältigung um ein Geschehen mit unterschiedlicher zeitlicher Erstreckung handelt, muß man zugleich eine prozessuale Betrachtung anstellen, die ihrerseits *Muster* und *Strategien* der Bewältigung als unterschiedliche Konzepte erbringen kann.

Als Bewältigungsreaktion soll zunächst die kleinste unterscheidbare und abgrenzbare innerpsychische oder offene Aktivitätseinheit innerhalb des gesamten Bewältigungsgeschehens einer Person verstanden werden. Bewältigungsreaktionen lassen sich ihrerseits in einander ähnliche oder einander unähnliche Reaktionsweisen ausdifferenzieren, und zwar in bezug auf ein je gewähltes Kriterium. Daraus lassen sich unterschiedliche Bewältigungs*formen* gewinnen, d.h. also verschiedene in sich homogene Klassen von Bewältigungsreaktionen bilden. Je nachdem, welches Kriterium zugrunde gelegt wird, mag es sich dabei um eine mehr oder minder differenzierte Klassenbildung handeln. Wir haben vorgeschlagen, formale Merkmale einerseits und inhaltlich-thematische Aspekte andererseits zu unterscheiden, wenn man Bewältigungsverhalten ordnen und zu Bewältigungsformen gelangen will.

Wenn z. B. PEARLIN und SCHOOLER (1978) davon sprechen, daß es drei Formen des Bewältigungsverhaltens gibt, nämlich (1) die Modifikation problemproduzierender Umweltbedingungen, (2) die perzeptive Kontrolle belastender Ereignisse zum Zwecke ihrer Neutralisierung und (3) die Regulation der emotionalen Belastung innerhalb tragbarer Grenzen, so zeigt sich in dieser Unterscheidung weder eine Systematik in Hinblick auf die als differenzierend gedachten Kriterien des Bewältigungsverhaltens noch in Hinblick auf den Grad der Generalisierung vs. Spezifizierung der als Bewältigungsverhalten gedachten Reaktionsweisen. Auch in den Instrumenten, mittels derer Bewältigungsverhalten erfaßt werden soll, sind die einzelnen Items auf ganz unterschiedlichen Niveaus angesiedelt, ohne daß darauf von den Autoren an irgend einer Stelle einmal kommentierend hingewiesen würde. In der «Ways of Coping Checklist» von FOLKMAN und LAZARUS (1980) beispielsweise hat das Item «Sie dachten an Zeiten, in denen es Ihnen einmal besser ging» als kognitive Bewältigungsreaktion den gleichen Stellenwert wie das Item «Sie entwarfen einen Plan und führten ihn auch durch». Mit anderen Worten: Viele Items stellen eine einfache Verhaltensregistrierung dar, während andere die selbstreflektorische Prüfung und Rekonstruktion von ganzen Handlungsabläufen zum Gegenstand haben. Will man also Bewältigungsreaktionen ordnen und in Bewältigungsformen klassifizieren, so sollte auch klar sein, daß man das Phänomen auf unterschiedlichen Ebenen beschreiben kann.

Schließlich ist der Begriff «Bewältigungs*stil*» häufig eingeführt und gebraucht, und sein konnotatives Umfeld weist darauf hin, daß es transsituativ wie zeitlich stabile Formen der Auseinandersetzung mit Belastungssituationen gibt, anhand derer sich Personen typisieren lassen und die syndromatisch ihr Bewältigungsverhalten markieren. Wenn man die mehrfach erwähnte Unterscheidung des «repressing vs. sensitizing» als *Stile* der Bewältigung konzipiert, so trifft man damit selbstverständlich andere Aussagen über Bewältigungsverhalten, als wenn man sie als *Formen* der Bewältigung auffaßt. Im ersten Falle ist mitgedacht, daß Personfaktoren das Bewältigungsverhalten ausschließlich determinieren und daß dieses auch in seiner zeitlichen Erstreckung sich nicht verändert; im zweiten Falle ist es lediglich eine deskriptive Kategorie, und eine Variation im Bewältigungsverhalten über die Zeit könnte durchaus auch als ein Wechsel zwischen beiden Bewältigungsformen verstanden werden. Gerade wenn man Bewältigungsverhalten in seinem zeitlichen Verlauf analysiert, mögen sich unterschiedliche Reaktionen zu einem sequentiell geordneten Bewältigungs*muster* fügen, wie dies gerade in den Phasenmodellen der Bewältigung postuliert wird. Danach sollen je nach zeitlicher Distanz von der unmittelbaren Konfrontation mit einem belastenden Ereignis zunächst z. B. hypervigilante Reaktionsformen dominieren, die gefolgt sein mögen von Formen der Ablenkung bzw. Zerstreuung und die ihrerseits wieder in eine andere Bewältigungsform übergehen. Solche sequentiell geordneten Konfigurationen von Bewältigungsformen kann man ihrerseits noch einmal von Bewältigungs*strategien* danach unterscheiden, in welchem Maße es sich um intentionale, bezogen auf einen bestimmten Handlungsplan sequentiell geordnete Bewältigungsreaktionen handelt. Alle Ansätze, in denen Bewältigung als Problemlöseprozeß dargestellt wird, untersuchen in dieser Terminologie Bewältigungsstrategien (z. B. BELSCHNER und KAISER 1981).

Diese kurzen Ausführungen sollen genügen, um zu verdeutlichen, daß die Vergleichbarkeit von Forschungsergebnissen und eine systematische Gliederung des Forschungsbereiches zur Bewältigung schon deshalb bis heute nicht gegeben und möglich ist, weil gerade in diesem Bereich die Konzeptbildung zu wenig präzise und zu oberflächlich vorgenommen wird.

4. Varianten des Bewältigungsverhaltens: Erklärung und Vorhersage

Die überwiegende Zahl der Arbeiten im Bereich der Bewältigungsforschung ist deskriptiver Natur, und wir gewinnen daraus allenfalls Hinweise auf Formen des Bewältigungsverhaltens und Möglichkeiten seiner taxonomischen Ordnung. Daneben imponiert eine nicht geringe Anzahl von Studien, in welchen die jeweils unterschiedenen Formen des Bewältigungsverhaltens in Beziehung gebracht werden zu den jeweils als Bewältigungseffekte konzipierten Merkmalen (etwa zu Indikatoren physischer und psychischer Gesundheit), auf die in Abschnitt 5 einzugehen sein wird. Jenseits der Beschäftigung mit Bewältigungsverhalten ist die Analyse von Belastungssituationen und streßreichen Lebensereignissen im Stadium einer reinen Wirkungsforschung stehengeblieben, da «Stressoren» als die unabhängigen Variablen mit den jeweiligen Effektmerkmalen auf der Personseite als abhängigen Variablen verknüpft wurden, ohne Bewältigungsverhalten oder andere moderierende Faktoren in die Betrachtung einzuschließen (beispielhaft für den Bereich der Lebensereignisforschung zum Überblick KATSCHNIG 1980). Aus all diesen Forschungsansätzen lassen sich also keine Hinweise darauf ableiten, welche Faktoren denn das Bewältigungsverhalten seinerseits bestimmen, obschon es sich bei Bewältigung doch gleichermaßen um ein erklärungsbedürftiges Konzept handelt.

Alleine mit der Feststellung, daß Bewältigungsverhalten ausgelöst wird durch spezifische belastende Situationen oder Ereignisse und daß es ausgerichtet ist auf die Wiederherstellung der Person-Umwelt-Passung, haben wir noch keine weitergehende Präzisierung dessen, was die Variabilität des Bewältigungsverhaltens im einzelnen erklärt, getroffen. Nun gilt es bei dieser Problemstellung allerdings zu differenzieren, ob man Bewältigungsverhalten selbst als Explanandum auffassen und damit einen Sonderfall der Aufklärung von inter- oder intraindividueller Verhaltensvarianz schaffen will oder ob man sich am Ergebnis des Bewältigungsverhaltens orientieren und jene Faktoren, die das Gelingen oder Mißlingen von Bewältigung (mit)bestimmen, untersuchen will. Während bezogen auf den ersten Fall, also etwa die Frage, warum unter den gegebenen situativen und personalen Ausgangsbedingungen eine spezifische Bewältigungsform wahrscheinlicher ist als eine andere, empirisches Material ziemlich dürftig ist, ist die zweite Fragerichtung in einer Vielzahl von Studien aufgegriffen worden. Einige Beispiele aus dem letztgenannten Problembereich seien zunächst aufgeführt.

Als ein Faktor, der bedeutsam zum Gelingen des Bewältigungsverhaltens im Umfeld der unterschiedlichsten Belastungssituationen beitragen soll, wurde in vielen Studien das *soziale Stützsystem* der betroffenen Personen bestimmt und untersucht (zum Überblick z.B. GOTTLIEB 1981; CAPLAN und KILLILEA 1976).

Ohne hier die Frage aufgreifen zu wollen, ob bei der Präzisierung dessen, was das soziale Stützsystem ausmacht, quantitative Parameter (Zahl der Freunde, Familienstand usw.) ausreichen oder weitergehende qualifizierende Gesichtspunkte (Offenheit der sozialen Beziehungen, Qualität der Ehe usw.) berücksichtigt werden müssen (hierzu BARRERA 1981), scheinen sich die meisten Autoren darin einig, daß die Einbindung in ein soziales Beziehungssystem von entscheidender Bedeutung ist. Diesem wird eine Pufferwirkung gegen die mit den unterschiedlichsten Ereignissen einhergehenden Belastungen und deren potentiell schädlichen Folgen zugeschrieben. Damit geht die Annahme einher, daß das Bewältigungsverhalten erleichtert bzw. unterstützt wird, obschon in den meisten Studien Indikatoren des Bewältigungsverhaltens selbst nie erfaßt und mögliche Wechselwirkungen niemals untersucht wurden (z.B. NUCKOLLS, CASSEL und KAPLAN 1972; GORE 1978). In jedem Falle aber kann das Aufleben vieler Selbsthilfegruppen und ihre z.T. aktive professionelle Unterstützung durch Psychologen auch vor diesem Hintergrund gesehen und bewertet werden (hierzu u.a. LIEBERMAN und BORMAN 1979).

Um zu weiteren Faktoren zu gelangen, die ausschlaggebend dafür sein sollen, wie gut die Bewältigung von kritischen Lebensereignissen gelingt, wurden Merkmale der Lebensereignisse selbst in die Betrachtung eingeschlossen. So scheint der Umstand, ob ein Ereignis *«in time»* oder *«off time»* bezogen auf den durch biologische und/oder soziale Faktoren normierten Zeitplan innerhalb der Lebensspanne eingetreten ist, die Bewältigung des Lebensereignisses zu erleichtern oder zu erschweren. Am Beispiel der «empty-nest»-Reaktion von Frauen sollte dies gleichermaßen nachgewiesen werden (vgl. BOURQUE und BACK 1977) wie aus dem Vergleich der Trauerreaktionen von jungen Witwen gegenüber älteren Witwen (vgl. PARKES 1975). Auch die Frage, ob ein Ereignis innerhalb einer sozial normierten Ereignisabfolge an der «richtigen» Stelle steht oder nicht, scheint den Bewältigungserfolg zu beeinflussen (vgl. HULTSCH und PLEMONS 1979).

Am besten erforscht und am häufigsten aufgegriffen wurde aber der Grad der *Vorhersagbarkeit* von Lebensereignissen bzw. Belastungssituationen als eine Variable, die von entscheidender Bedeutung für den Ausgang und die Güte des Bewältigungsprozesses sein soll (z. B. PRYSTAV 1980; MILLER 1980, 1981). Unter Rekurs auf unterschiedliche Theorien, die zur Interpretation der vergleichsweise einhelligen Befundlage herangezogen werden (z. B. Sicherheitssignal-Theorie), wird in diesen Studien aufgezeigt, daß Vorhersagbarkeit alleine bereits eine Bedingung darstellt, die die Bewältigung eines Stressors erleichtert. Allerdings verweist MILLER (1981) darauf, daß auch hier die Dinge nicht so einfach liegen: Personen scheinen durchaus eine Präferenz für die Bedingungen von Unvorhersagbarkeit zu haben und weniger Streßsymptome zu zeigen, wenn sie zugleich (durch situative Faktoren) in ihrer Aufmerksamkeitsabkehr von dem belastenden Ereignis unterstützt werden. Auch das Ausmaß, inwieweit belastende Ereignisse der Kontrolle durch die betroffene Person zugänglich sind, d. h. inwieweit sie tatsächlich oder vermeintlich durch handelnde Eingriffe modifiziert werden können, wurde frühzeitig als eine Variable erkannt, die Streßreaktionen moderiert und eine erfolgreiche Bewältigung wahrscheinlicher macht (zum Überblick THOMPSON 1981).

All die genannten Beispiele konnten allerdings nur Hinweise darauf geben, welche Faktoren potentiell bestimmen, wie *gut* die Bewältigung von Belastungssituationen gelingt, nicht aber, *wie* sie vollzogen wird. Was also bestimmt die Selektion bestimmter Bewältigungsreaktionen oder Bewältigungsformen und wodurch kann die Variation im Bewältigungsverhalten erklärt werden? Zwar wollen wir hierzu nicht wieder die «zeitlose Streitfrage» (SCHMITT 1980) zur Determination des Verhaltens durch Person- und/oder Situationsfaktoren aufgreifen, doch lassen sich in der Literatur relativ deutliche Präferenzen für die eine gegenüber der anderen Position erkennen. So dominiert unseres Erachtens bislang eine empirisch nicht hinreichend untermauerte starke personologische Orientierung innerhalb der Bewältigungsforschung, die sich in mindestens zwei unterschiedlichen Modellvorstellungen und Zugangsweisen widerspiegelt.

Zum ersten sind hier alle Ansätze zu nennen, die sich mehr oder minder deutlich auf neopsychoanalytische Vorstellungen berufen und Bewältigungsverhalten den zugrundeliegend gedachten Ich-Mechanismen zuordnen bzw. Mechanismen der Abwehr als kognitive Bewältigungsformen darstellen (HAAN 1977; HOUSTON 1977b; FOLKINS 1970 u. a.).

Mit dieser theoretischen Orientierung wird ja zugleich die Annahme transportiert, daß es je nach individueller Entwicklung der Ich-Funktionen individualtypische Formen der Auseinandersetzung mit Belastungssituationen gibt, die in hohem Maße zeit- und situationsinvariant sind. Die in ähnlicher Weise psychodynamisch gefaßte Unterscheidung des «repressing» und des «sensitizing» ist ein weiteres Beispiel, daß damit nicht nur Formen der Bewältigung deskriptiv abgebildet werden sollen, sondern daß *Stile* des Bewältigungsverhaltens dargestellt werden bis hin zu einer Typisierung von Personen in «Verdränger» vs. «Sensibilisierer». Eine solche Typenbildung wird unseres Erachtens auch nicht dadurch umgangen, daß neuerdings auch situationale Faktoren bei der Auslösung der einen oder anderen Bewältigungsform erörtert werden (siehe KROHNE und ROGNER 1982).

Zum zweiten sind hier aber auch alle Versuche anzuführen, in denen das Bewältigungsverhalten durch Angabe summarischer Konstrukte, wie etwa «Kompetenz» oder «Vulnerabilität» erklärt und seine Güte vorhergesagt werden soll (z. B. BELSCHNER und KAISER 1981; KOBASA 1979). Mit dem Begriff der «Bewältigungsfertigkeit» (coping skill) wird wiederum die Annahme eingeführt, daß es personseitige Voraussetzungen gibt, die die angemessene Bewältigung der jeweils anstehenden Belastungssituationen ermöglichen und die als generalisierte Fertigkeiten im Visavis der je gegebenen Situation aktualisiert werden können. Entsprechend finden solche Bewältigungsfertigkeiten auch Eingang in Präventions- und Trainingsprogramme (DANISH, D'AUGELLI und HAUER 1980; DANISH und D'AUGELLI 1981; RODIN 1980). Es ist keineswegs zu leugnen, daß personale Ausgangslagen eine entscheidende Bedeutung für Art und Güte von Bewältigungsreaktionen besitzen, doch haben die Konstrukteure solcher Programme bislang nicht hinreichend überprüft, ob in der Tat der Transfer solcher Fertigkeiten und Bewältigungsreaktionen auf alle anderen Belastungssituationen so gegeben ist, wie dies behauptet wird.

Die überzeugendsten Hinweise auf personspezifische Präferenzen für bestimmte Formen des Bewältigungsverhaltens hat unlängst MILLER (1980) vorgelegt, indem der jeweils «gegenteilige» Bewältigungsstil vor operativen Eingriffen oder anderen medizinischen Belastungssituationen induziert wurde (hier: monitoring vs. blunting). Gemessen an den für dieses Setting üblichen Indikatoren erfolgreicher vs. weniger erfolgreicher Bewältigung zeigte sich in der Tat, daß die Induktion eines «personuntypischen» Bewältigungsverhaltens deutliche Effekte produziert und eindeutig höhere Streßsymptome erkennbar werden.

Während in den genannten theoretischen Ansätzen und empirischen Einzelarbeiten der Personfaktor also eine starke Beachtung fand, gibt es sehr wenige Studien, die Situationscharakteristika bzw. die spezifischen Anforderungen des zu bewältigenden Ereignisses als Determinanten der je gewählten Bewältigungsform überprüfen und nachzuweisen versuchen.

Unlängst haben RÖSLER und KÜHL (1981) Formen der kognitiven Bewältigung für zwei unterschiedliche Streßsituationen in einer Checkliste abgefragt und festgestellt, daß in einer Leistungs- gegenüber einer sozialen Streßsituation qualitativ unterschiedliche Bewältigungsmechanismen in unterschiedlicher Häufigkeit aktualisiert werden. Allerdings erzeugt dort auch die Klassifikation der Personen in Verdränger gegenüber Sensibilisierern einen statistisch bedeutsamen Haupteffekt. Im Rahmen unseres Projektes zur Bewältigung kritischer Lebensereignisse im Erwachsenenalter (FILIPP et al. 1980) haben wir Lebensereignisse in subjektiv kontrollierbare und subjektiv nicht kontrollierbare unterteilt und dabei festgestellt, daß solche Perzeptionsmuster bezüglich der Kontrollierbarkeit von Ereignissen, wie nicht anders zu erwarten, unterschiedliche Grade der «Handlungsaktivierung» nach sich ziehen (vgl. LANTERMANN 1982), d.h. in diesem Falle, daß nicht-kontrollierbare Ereignisse stärker emotionszentrierte Bewältigungsformen, kontrollierbare Ereignisse hingegen stärker problemzentrierte Bewältigungsformen evozieren (siehe hierzu BRAUKMANN et al. 1981).

Diese Beispiele zeigen erste Versuche, über eine Differenzierung relevanter Situations- bzw. Ereignisparameter auch die Frage angehen zu können, wie «angemessen» bezogen auf die jeweils gegebene Belastungs- und Anforderungsstruktur Bewältigungsreaktionen überhaupt sind und wie stark sie durch solche Merkmale bestimmt werden. Bis zu einer systematischen Elaboration solcher Merkmale in Verbindung mit Personmerkmalen, die in ihrer wechselseitigen Beeinflussung überhaupt erst das Passungsgefüge kennzeichnen, ist es noch ein langer Weg.

5. Varianten des Bewältigungsverhaltens: Effektanalyse und Bewertung

Auch wenn wir Bewältigungsverhalten in den vorangegangenen Abschnitten weitgehend unter deskriptiven Aspekten behandelt und dargestellt haben, so ist doch die Frage danach, inwieweit sich Bewältigungsverhalten als erfolgreich und als effektiv erweist, von zentraler Bedeutung insbesondere für eine anwendungsorientierte Psychologie (vgl. für den Bereich der Prävention Becker 1982).

Gemäß der eingangs vorgestellten Konzeptualisierung, wonach Bewältigungsverhalten immer darauf ausgerichtet ist, die Wiederherstellung oder Aufrechterhaltung der Person-Umwelt-Passung zu gewährleisten, lassen sich Kriterien zur Bewertung des Bewältigungsverhaltens in unterschiedlicher Akzentuierung eher in der Person oder eher in der Umwelt plazieren. Man würde also Ergebnisse des Bewältigungsprozesses sowohl umweltseitig analysieren können (z.B. belastungsproduzierende Faktoren wurden beseitigt) wie auch personseitig (z.B. Erwerb neuer Verhaltensweisen, die ursprünglich belastende Faktoren entproblematisieren). Manche Autoren versuchen aber nicht eine solchermaßen summative Bewertung des Bewältigungsgeschehens vorzunehmen, sondern bereits im Sinne der prozeßorientierten Evaluation (hierzu siehe Cowen 1978) Kriterien für einen effektiven Verlauf des Bewältigungsverhaltens anzugeben.

So sieht schon Caplan (1964) effektives Bewältigungsverhalten dann gegeben, wenn es – in unterschiedlichem Maße – folgende Verhaltenselemente enthält: (1) Aktives Explorieren der Realität und Informationssuche, (2) Ungehindertes Ausdrücken positiver und negativer Gefühle, (3) Aktives Initiieren der Hilfe durch andere, (4) Auflösung der Problemsituation in handhabbare Fragmente und allmähliches Aufarbeiten dieser Fragmente, (5) Erkennen von Ermüdung und Desorganisationstendenzen und Bekämpfung dieser in vielen Lebensbereichen, (6) Aktives Meistern von Gefühlen und Akzeptieren von Gefühlen dort, wo man sie nicht meistern kann, (7) Flexibilität und Bereitschaft zu Änderungen an der eigenen Person, (8) Grundvertrauen in die eigene Person und andere Menschen. Auch Krohne (1978) bewertet das Bewältigungsverhalten selbst und sieht seine Ineffektivität dann gegeben, wenn es rigide über verschiedene Belastungssituationen hinweg eingesetzt wird, eine häufige Manifestation erfährt und wenn es bereits in Situationen minderer Belastung ausgelöst wird. DIXON und BURNS (1974) wollen als erfolgreiches Bewältigungsverhalten anerkennen, wenn die Person die relevanten (Belastungs-)Faktoren identifizieren kann, über Selbstbeobachtung die eigene Affektlage regulieren sowie die verfügbaren Ressourcen identifizieren und zur Problemlösung nutzen kann. Sehr klare Aussagen bezüglich dessen, was eine Krisenbewältigung in *affektneutralen Situationen* als gelungen ausweist, lassen sich aus den Simulationsstudien von DÖRNER ableiten (vgl. DÖRNER 1981).

Während es sich bei den bislang genannten Ansätzen also um solche handelt, in denen der Bewältigungsprozeß selbst einer Bewertung unterzogen wird, sind die meisten anderen Arbeiten ausschließlich im Sinne einer einfachen Wirkungsforschung angelegt, d.h. die Güte des Bewältigungsverhaltens wird am jeweiligen Ergebnis festgemacht. Nur wenige Autoren diskutieren das Problem, für solche Bewertungen angemessene Kriterien zu finden (z.B. ILFELD 1980b). Nicht immer liegen die Dinge so einfach wie in den Studien, in denen Bewältigung operativer Eingriffe überprüft wird. Als Effektvariable wird dort entweder die postoperative Erholungsdauer (gemessen in Tagen bis zur Entlassung aus dem Krankenhaus) oder die Menge der von dem Patienten verlangten schmerzstillenden Mittel bestimmt. Solche «harten» Daten, anhand derer die Güte der Bewältigung solcher Eingriffe gemessen werden kann, sind von anderer Qualität als Kriterien, wie sie etwa HAMBURG und ADAMS (1967) vorschlagen. Diese Autoren verweisen auf vier Kriterien zur Effektivitätsprüfung von Bewältigungsverhalten, nämlich (1) Emotionale Befindlichkeit, (2) Aufrechterhaltung des Selbstwertgefühls, (3) Aufrechterhaltung der Kontinuität interpersoneller Beziehungen und (4) Meisterung der Problemsituation (vgl. auch das Kriterium des subjektiven Wohlbefindens bei BURGESS und HOLMSTROM 1979).

Das erstgenannte Kriterium, nämlich inwieweit die emotionale Belastung reduziert werden kann, ist entsprechend der unterstellten Instrumentalität von Bewältigungsverhalten in fast allen Studien ein Indikator dafür, ob das Bewältigungsverhalten erfolgreich war oder nicht. In der mehrfach erwähnten Untersuchung von PEARLIN und SCHOOLER (1978) wurde davon ausgegangen, daß die Beziehung zwischen dem Streßgehalt von vier Lebensbereichen (Partnerschaft, Elternschaft, beruflicher und ökonomischer Bereich) und der jeweils erlebten subjektiven Belastung durch die Art des Bewältigungsverhaltens moderiert wird. Dabei zeigte sich, daß einzelne Bewältigungsformen bezogen auf das Kriterium «Reduktion der Belastung» unterschiedlich wirksam waren, und zwar in Abhängigkeit von dem jeweiligen Lebensbereich. Mit anderen Worten: Die Festlegung von Kriterien zur Bewertung von Bewältigungsreaktionen muß entweder selbst auf die Spezifika des jeweiligen Anforderungsumfeldes eingehen, oder man muß, bezogen auf ein festgelegtes Kriterium, von der unterschiedlichen Funktionalität einzelner Bewältigungsformen für dieses Kriterium ausgehen.

Die meisten naturalistischen Forschungsansätze konzentrieren sich bei der Auswahl und Bestimmung von Kriterien effektiven Bewältigens auf Aspekte psychischer und physischer Gesundheit. So greifen BILLINGS und MOOS (1981) auf drei Indikatoren psychischer Funktionsfähigkeit zurück, um die Güte der Bewältigung kritischer Lebensereignisse zu überprüfen, nämlich Ausmaß der depressiven Verstimmung, Angstniveau und Anzahl physischer Symptome. Danach zeigen problemzentrierte Bewältigungsformen in Verbindung mit einem gut funktionierenden sozialen Stützsystem den höchsten Vorhersagewert für eine gute psychische Verfassung nach der Konfrontation mit kritischen Ereignissen. Das Bewältigungsverhalten alleine leistete nur für die männliche Substichprobe, nicht aber für die Gesamtstichprobe eine signifikante Vorhersage. In einer ähnlich angelegten Studie konnten allerdings ANDREWS et al. (1978) keinen statistisch bedeutsamen Zusammenhang zwischen der Belastung durch Lebensereignisse, Bewältigungsform und sozialer Unterstützung einerseits und Ausmaß psychischer Beeinträchtigung andererseits nachweisen.

Während in den genannten Studien über Messungen zu einem *einzigen* Zeitpunkt die Frage nach der Effektivität von Bewältigungsreaktionen zu beantworten versucht wird und die Befunde somit stark davon abhängen, zu welchem Zeitpunkt man eine solche Überprüfung vornimmt, gibt es eine Reihe anderer Arbeiten, in denen unter Verwendung *mehrerer* Meßzeitpunkte zugleich überprüft wurde, wie stabil die jeweiligen Effekte eigentlich sind und inwieweit je nach zeitlicher Erstreckung des Bewältigungsprozesses Bewältigungsformen in unterschiedlichem Maße sich als effektiv erweisen mögen. Eindrucksvolle Hinweise auf die unterschiedliche Wirksamkeit von Bewältigungsformen je nach zeitlicher Distanz von dem belastenden Ereignis lassen sich aus den Befunden von WOLFF et al. (1964) und der Katamnesestudie von HOFER et al. (1972) gewinnen. Solche und ähnliche Überlegungen, die allerdings nur partiell durch empirisches Material gestützt sind, verweisen auch darauf, daß es oft nicht ausreicht, das Ergebnis von Bewältigungsverhalten anhand des je gewählten Kriteriums zu bewerten, sondern daß man auch weiterreichende Folgen dieser Verhaltensergebnisse mit in die Betrachtung einschließen muß, um zu einer «abschließenden» Bewertung von Bewältigungsverhalten zu gelangen (zur Differenzierung von Ergebnis und Ergebnisfolgen vgl. HECKHAUSEN 1982).

Forschungspraktisch ergibt sich daraus unter anderem, daß man nicht nur prinzipiell anerkennt, daß Bewältigungsverhalten ein dynamisches Geschehen ist, in welches man unterschiedliche Interpunktionen legen kann, sondern daß man auch konsequent auf Effektmessungen mit einem einzigen Meßzeitpunkt verzichtet und die als bedeutsam erachteten Merkmale in verschiedenen Stadien des Bewältigungsprozesses und darüber hinaus durch mehrfache Messungen angemessen abzubilden trachtet. Damit bleibt allerdings noch immer das prinzipielle Probem bestehen, über welche Zeitstrecken hinweg man überhaupt bestimmte Merkmale noch als Effekt vorgängiger Bewältigungsreaktionen betrachten will. Sofern das Bewältigungsverhalten seinerseits in seinem zeitlichen Verlauf variiert, wie dies etwa FOLKMAN und LAZARUS (1980) behaupten, dann erscheint die Untersuchung langfristiger Konsequenzen des Bewältigungsverhaltens noch schwieriger, da sich verschiedene Formen der Bewältigung sequentiell ablösen mögen und eine einfache Bedingungs-Effekt-Analyse sich nicht nur methodisch, sondern auch aus inhaltlichen Gründen verbietet.

Ein weiterer Gesichtspunkt erscheint uns hier erwähnenswert. MOOS (1976) will nicht nur die Effektivität des Bewältigungsverhaltens als der näheren Analyse würdig gelten lassen, sondern auch die Effizienz von Bewältigung. Effizienz heißt dabei, um welchen Preis eine Person im Zuge des Bewältigungsprozesses ein bestimmtes Ziel erreicht hat, bildet also eine Kosten-Nutzen-Bilanzierung des Bewältigungsverhaltens ab.

Ein allerletzter Punkt soll hier noch Erwähnung finden: Wenn man über Effekte von Bewältigungsverhalten spricht und seinen Erfolg bewerten will, so isoliert man in dieser Betrachtung zwangsläufig Bewältigungsverhalten als die interessierende Einheit. Nicht immer erweisen sich bestimmte Formen der Bewältigung alleine als die entscheidenden Faktoren, die zum Zustandekommen eines bestimmten Effektes beitragen. Wie wir oben anhand der Studie von BILLINGS und MOOS (1981) gesehen haben, produziert ein bestimmtes Bewältigungsverhalten nur in Verbindung mit der Unterstützung durch ein soziales Netz den positiven Effekt, d.h. hier eine gute psychische Verfassung, und zwar nur bei der weiblichen Teilstichprobe. Zu fragen ist daher, in welches kontextuelle Umfeld Bewältigungsreaktionen überhaupt eingebettet sind; erst dessen Kenntnis könnte den Stellenwert einzelner Bewältigungsformen für das jeweils gewählte Kriterium erhellen (vgl. dazu CROMWELL et al. 1977).

Vor dem Hintergrund der hier nur kursorisch gestreiften Studien muß also letztendlich auch die Rede von der Überlegenheit aktiver, realitätsangemessener, bewußter usw. Formen der Bewältigung neu überdacht und relativiert werden und das komplexe Zusammenspiel von kognitiven Prozessen, Emotionen und Handlungsaktivierung auch innerhalb der Bewältigungsforschung klarer beleuchtet werden (LANTERMANN 1982).

6. Schlußbemerkung

Zieht man ein Fazit betreffend die derzeitige Konzeptbildung und Theorieentwicklung innerhalb der Bewältigungsforschung, so zeigt sich, daß mehr Fragen aufgeworfen als Antworten bereitgestellt werden. Auch die einzelnen Forschungsansätze und Ergebnisse empirischer Einzelarbeiten haben bislang viele interessante Aspekte beleuchtet und Befundmaterial produziert, ohne daß ein auch nur annähernd kohärentes Bild der Befundlage zu zeichnen wäre. Es ist einerseits die Vielzahl rahmentheoretischer Orientierungen innerhalb der Bewältigungsforschung, die von psychoanalytischer Konzeptbildung bis hin zu kognitionspsychologischen und attributionstheoretischen Ansätzen reicht, es ist andererseits auch die oft unscharfe Bestimmung des Forschungsgegenstandes, die dazu beiträgt, daß sich der gesamte Forschungsbereich als verwirrend und kaum zu strukturieren erweist. Vermutlich hängt dies auch eng mit der Entwicklung innerhalb der Streß-Belastungsforschung zusammen. Während man sich ursprünglich unter laborexperimentellen Bedingungen in vergleichsweise einfacher Anordnung Stressoren und physiologischen oder behavioralen Indikatoren der Streßbelastung zuwenden konnte, ergibt sich mit der Erweiterung der Streßforschung auf den «Streß des Lebens», d.h. also auch auf Alltagsbelastungen und kritische Lebensereignisse der unterschiedlichsten Thematik, eine oft nicht mehr zu bewältigende Komplexitätserweiterung. Unter dieser Ausweitung hat aber auch die konzeptuelle Schärfe dessen, was Stressoren einerseits und Indikatoren für Streß und Belastung andererseits ausmacht, leiden müssen, und man war gezwungen, viele moderierende Faktoren, vermittelnde Variablen und Wirkmechanismen in die Betrachtung einzubeziehen. Erst dadurch sind insbesondere auch das Konzept der Bewältigung und die Frage der Formen und Güte des Bewältigungsverhaltens in das Zentrum gerückt. Auch innerhalb der Lebensereignisforschung hat man die ursprüngliche Dominanz einer globalen Perspektive, d.h. der Suche nach einfachen Bedingungs-Effekt-Beziehungen überwunden, die so sehr am laborexperimentellen Paradigma orientiert war, und auch von dort stellen sich nun die Fragen nach der Bewältigung neu und eindringlich.

So steht denn bis heute die Frage, welche Personen sich mittels welcher Aktivitäten im Angesicht welcher Belastungssituationen und Ereignisse auseinandersetzen und zu welchen Ergebnissen dies bezogen auf ein je gewähltes Kriterium führt, noch immer weitgehend unbeantwortet im Raum. Da aber Bewältigung in vielerlei Form den Menschen abverlangt wird und viele praktische Maßnahmen der Krisenintervention darauf verweisen, daß diese Bewältigung oft mißlingt, ist auch aus anwendungspraktischer Sicht gefordert, endlich mehr über Varianten des Bewältigungsverhaltens, ihre Güte und ihre Indikation unter den je gegebenen Bedingungen zu erfahren.

Literatur

ANDREWS, G., TENNANT, C., HEWSON, D., VAILLANT, G. Life event stress, social support, coping style, and risk of psychological impairment. Journal of Nervous and Mental Disease, 1978, 166, 307–316.

AVERILL, J.R. Personal control over aversive stimuli and its relationship to stress. Psychological Bulletin, 1973, 80, 286–303.

AVERILL, J.R., ROSENN, M. Vigilant and nonvigilant coping and psychophysiological stress reaction during the anticipation of electric shock. Journal of Personality and Social Psychology, 1972, 23, 127–141.

BARRERA, M. Social support in the adjustment of pregnant adolescents: Assessment issues. In B.H.GOTTLIEB, (Ed.) Social networks and social support. Beverly Hills: Sage, 1981, 69–97.

BECKER, P.: Psychologie der seelischen Gesundheit. Band 1. Göttingen: Hogrefe, 1982.

BELSCHNER, W., KAISER, P. Darstellung eines Mehrebenenmodells primärer Prävention. In S.-H.FILIPP (Ed.) Kritische Lebensereignisse. München: Urban & Schwarzenberg, 1981, 174–195.

BERBALK, H., HAHN, K.-J. Lebensstil, psychisch-somatische Anpassung und klinisch-psychologische Intervention. In U.BAUMANN, H.BERBALK, G.SEIDENSTÜCKER (Eds.) Klinische Psychologie. Trends in Forschung und Praxis. Band 3. Bern Huber: 1980, 22–72.

BILLINGS, A.G., MOOS, R.H. The role of coping responses and social resources in attenuating the stress of life events. Journal of Behavioral Medicine, 1981, 4, 139–157.

BOESCH, E.E. Kultur und Handlung. Bern: Huber, 1980.

BOURQUE, L.B., BACK, K.W. Life graphs and life events. Journal of Gerontology, 1977, 32, 669–674.

BRAUKMANN, W., FILIPP, S.-H. Personale Kontrolle und die Bewältigung kritischer Lebensereignisse. In S.-H.FILIPP (Ed.) Kritische Lebensereignisse. München: Urban & Schwarzenberg, 1981, 233–252.

BRAUKMANN, W., FILIPP, S.-H., ANGLEITNER, A., OLBRICH, E. Problem-solving and coping with critical life-events - a life-span developmental study. Trier: Forschungsberichte aus dem E.P.E.-Projekt Nr.15, 1981.

BRUNER, J.S., POSTMAN, L. Emotional selectivity in perception and reaction. Journal of Personality, 1947, 16, 65–77.

BULMAN, R.J., WORTMAN, C.B. Attributions of blame and coping in the «real world»: Severe accident victims react to their lot. Journal of Personality and Social Psychology, 1977, 35, 351–363.

BURGESS, A.W., HOLMSTROM, L.L. Adaptive strategies and recovery from rape. American Journal of Psychiatry, 1979, 136, 1278–1282.

BYRNE, D. The Repression-Sensitization Scale: Rational, reliability, and validity. Journal of Personality, 1961, 29, 334–349.

CAPLAN, G. Principles of preventive psychiatry. New York: Basic Books, 1964.

CAPLAN, G., KILLILEA, M. Support systems and mutual help. New York: Grune & Stratton, 1976.

COBB, S. Social support as a moderator of life-stress. Psychosomatic Medicine, 1976, 38, 300–314.

COELHO, G.V., HAMBURG, D.A., ADAMS, J.E. (Eds.) Coping and adaptation. New York: Basic Books, 1974.

COHEN, F. Coping with surgery: Information, psychological preparation, and recovery. In

L. Poon, (Ed.) Aging in the 1980s: Selected contemporary issues in the psychology of aging. Washington, D.C.: American Psychological Association, 1980, 375-382.
Cohen, F., Lazarus, R.S. Coping with the stresses of illness. In G.C. Stone, F. Cohen, N.E. Adler (Eds.) Health psychology - a handbook. San Francisco: Jossey-Bass, 1979, 217-255.
Cowen, E.L. Some problems in community program evaluation research. Journal of Consulting and Clinical Psychology 1978, 46, 792-805.
Coyne, J.C., Aldwin, C., Lazarus, R.S. Depression and coping in stressful episodes. Journal of Abnormal Psychology, 1981, 90, 439-447.
Cromwell, R.L., Butterfield, E.C., Brayfield, F.M., Curry, I.C. Acute myocardial infarction: Reaction and recovery. St. Louis: Mosby, 1977.
Danish, S.J., D'Augelli, A.R. Kompetenzerhöhung als Ziel der Intervention in Entwicklungsverläufe über die Lebensspanne. In S.-H. Filipp (Ed.) Kritische Lebensereignisse. München: Urban & Schwarzenberg, 1981, 156-173.
Danish, S.J., D'Augelli, A.R., Hauer, A. Helping skills: A basic training program. New York: Human Sciences Press, 1980.
Dixon, M.C., Burns, J.L. Crisis theory, active learning, and the training of telephone crisis volunteers. Journal of Community Psychology, 1974, 2, 120-125.
Doerfler, L.A., Richards, C.S. Self-initiated attempts to cope with depression. Cognitive Therapy and Research, 1981, 5, 367-371.
Doerner, D. Über die Schwierigkeiten menschlichen Umgangs mit Komplexität. Psychologische Rundschau, 1981, 32, 163-179.
Dohrenwend, B.S., Dohrenwend, B.P. (Eds.) Stressful life-events: Their nature and effects. New York: Wiley, 1974.
Dudley, D.L., Welke, E. How to survive being alive. New York: Doubleday & Co., 1977.
Epstein, S. Entwurf einer Integrativen Persönlichkeitstheorie. In S.-H. Filipp. (Ed.) Selbstkonzeptforschung: Probleme, Befunde, Perspektiven. Stuttgart: Klett-Cotta, 1979, 15-47.
Filipp, S.-H. Ein allgemeines Modell für die Analyse kritischer Lebensereignisse und ihrer Effekte. In S.-H. Filipp (Ed.) Kritische Lebensereignisse. München: Urban & Schwarzenberg, 1981, 3-32.
Fillipp, S.-H. Strategien der Bewältigung kritischer Lebensereignisse. Trier: Forschungsberichte aus dem E.P.E.-Projekt Nr. 20, 1981b.
Filipp, S.-H., Ahammer, I., Angleitner, A., Olbrich, E. Entwicklungspsychologie des Erwachsenenalters: Antrag auf Weiterförderung des E.P.E.-Projekts an die Stiftung Volkswagenwerk. Trier: Forschungsberichte aus dem E.P.E.-Projekt Nr. 11, 1980.
Folkins, C.H. Temporal factors and the cognitive mediators of stress reaction. Journal of Personality and Social Psychology, 1970, 14, 173-184.
Folkman, S., Lazarus, R.S. An analysis of coping in a middle-aged community sample. Journal of Health and Social Behavior, 1980, 21, 219-239.
French, J.R. Jr., Rodgers, W., Cobb, S. Adjustment as person-environment fit. In G.V. Coelho, D.A. Hamburg, J.E. Adams (Eds.). Coping and adaptation. New York: Basic Books, 1974, 316-333.
Frese, M. Arbeitslosigkeit, Depressivität und Kontrolle: Eine Studie mit Wiederholungsmessung. Bielefeld: Bielefelder Arbeiten zur Sozialpsychologie Nr. 29, 1978.
Friedman, S.B., Chodoff, P., Mason, J.W., Hamburg, D.A. Behavioral observations on parents anticipating the death of a child. Pediatrics, 1963, 32, 610-625.
Gore, S. The effect of social support in moderating the health consequences of unemployment. Journal of Health and Social Behavior, 1978, 17, 157-165.
Gottlieb, B.H. (Ed.) Social networks and social support. Beverly Hills: Sage, 1981.
Gunderson, E.K.E., Rahe, R.M. Life stress and illness. Springfield: Thomas, 1974.

HAAN, N. Coping and defending: Processes of self-environment organization. New York: Academic Press, 1977.
HACKETT, T.P., CASSEM, N.H. Patients facing sudden cardiac death. In B.SCHOENBERG, A.C.CARR, D.PERETZ, A.H.KUTSCHER (Eds.) Psychosocial aspects of terminal care. New York: Columbia University Press, 1972, 47–57.
HAMBURG, D.A., ADAMS, J.E. A perspective of coping behavior: Seeking and utilizing information in major transitions. Archives of General Psychiatry, 1967, 17, 277–284.
HAMBURG, D.A., HAMBURG, B., DE GOZA, S. Adaptive problems and mechanisms in severely burned patients. Psychiatry, 1953, 16, 1–20.
HECKHAUSEN, H. Motivation und Handeln. Berlin: Springer 1980.
HECKHAUSEN, H. Achievement and motivation through the life span. Berlin: Paper prepared for the International Conference of Life-Course Research on Human Development, 1982.
HOFER, M.A., WOLFF, C.T., FRIEDMAN, S.B., MASON, W. A psychoendocrine study of bereavement. Parts I and II. Psychosomatic Medicine, 1972, 34, 481–504.
HOLMES, T.H., RAHE, R.H. The Social Readjustment Rating Scale. Journal of Psychosomatic Research, 1967, 11, 213–218.
HOMME, L.E. Control of coverants: The operants of the mind. Psychological Record, 1965, 15, 501–511.
HOROWITZ, M.J. Stress response syndromes. New York: Aronson, 1976.
HOROWITZ, M.J. Psychological responses to serious life events. In: V.HAMILTON, D.M. WARBURTON (Eds.) Human stress and cognition. Chichester: Wiley, 1979, 235–264.
HOROWITZ, M.J., WILNER, N. Life events, stress and coping. In L.POON (Ed.) Aging in the 1980s: Selected contemporary issues in the psychology of aging. Washington, D.C.: American Psychological Association, 1980, 363–374.
HOUSTON, B.K. Dispositional anxiety and the effectiveness of cognitive coping strategies in stressful laboratory and classroom situations. In C.D.SPIELBERGER, I.G.SARASON (Eds.) Stress and anxiety. Volume 4. New York: Wiley, 1977a, 205–226.
HOUSTON, B.K. Open ended and structured questionnaires to elicit informations concerning coping behavior. Lawrence, Kansas: University of Kansas. Unpublished manuscript, 1977b.
HULTSCH, D.F., PLEMONS, J.K., Life events and life-span development. In P.B.BALTES, O.G. BRIM (Eds). Life-span development and behavior. Volume 2. New York: Academic Press, 1979, 1–38.
ILFELD, F.W. Coping styles among Chicago adults: Description. Journal of Human Stress, 1980a, 6, 2–10.
ILFELD, F.W. Coping styles of Chigaco adults: Effectiveness. Archives of General Psychiatry, 1980b, 37, 1239–1243.
JACKSON, E.N. Coping with the crises in your life . New York: Aronson, 1980[2].
JANIS, I.L. Psychological stress: Psychoanalytic and behavioral studies of surgical patients. New York: Wiley, 1958.
JANIS, I.L. Coping patterns among patients with life-threatening diseases. In C.D.SPIELBERGER, I.G.Sarason, P.DEFARES (Eds.) Stress and anxiety. Volume 9. Washington: Hemisphere (in press), 1982.
JANKE, W., ERDMANN, G., BOUCSEIN, W. Der Streßverarbeitungsfragebogen. Ärztliche Praxis, 1978, 15, 1208–1210.
JOHNSON, J.E. Stress reduction through sensation information. In I.G.SARASON, C.D.SPIELBERGER (Eds.) Stress and anxiety. Volume 2. Washington: Hemisphere, 1975, 361–378.
JOHNSON, J.E., LEVENTHAL, H. Effects of accurate expectations and behavioral instructions on reactions during a noxious medical examination. Journal of Personality and Social Psychology, 1974, 29, 710–718.
KAHANA, E. A congruence model of person-environment interaction. In P.G.WINDLEY, T.O.

Byerts, F.G. Ernst (Eds.) Theory development in environment and aging. Washington, D.C.: Gerontological Society, 1975, 181–215.

Kanfer, F.H., Goldfoot, D.A. Self-control and tolerance of noxious stimulation. Psychological Reports, 1966, 18, 79–85.

Katschnig, H. (Ed.) Sozialer Streß und psychische Erkrankung. München: Urban & Schwarzenberg, 1980.

Klinger, E. Consequences of commitment to and disengagement from incentives. Psychological Review, 1975, 82, 1–25.

Kobasa, S.C. Stressful life-events, personality, and health: An inquiry into hardiness. Journal of Personality and Social Psychology, 1979, 37, 1–11.

Kommer, D., Röhrle, B. Handlungstheoretische Perspektiven Primärer Prävention. In W.R. Minsel, R. Scheller (Eds.) Prävention (= Brennpunkte der Klinischen Psychologie, Band 2). München: Kösel, 1981, 89–151.

Krampen, G., Mory, M. Zur kognitiv-emotionalen Verarbeitung schlechter Zensuren bei Schülern. Trier: Trierer Psychologische Berichte, 1982, 9, Heft 4.

Krohne, H.W. Individual differences in coping with stress and anxiety. In C.D. Spielberger, I.G. Sarason (Eds.) Stress and anxiety. Volume 5. New York: Wiley, 1978, 233–260.

Krohne, H.W., Rogner, J. Repression-sensitization as a central construct in coping research. In H.W. Krohne, L. Laux (Eds.) Archievement, stress and anxiety. New York: Hemisphere, 1982, 167–193.

Lantermann, E.D. Integration von Kognitionen und Emotionen in Handlungen. In H.W. Hoefert (Ed.) Person und Situation. Göttingen: Hogrefe, 1982, 67–84.

Lazarus, R.S. Psychological stress and the coping process. New York: Mc Graw-Hill, 1966.

Lazarus, R.S. Streß und Streßbewältigung – ein Paradigma. In S.-H. Filipp (Ed.) Kritische Lebensereignisse. München: Urban & Schwarzenberg, 1981, 198–232.

Lazarus, R.S., Launier, R. Stress-related transactions between person and environment. In L.A. Pervin, M. Lewis (Eds.) Perspectives in interactional psychology. New York: Plenum, 1978, 287–327.

Lazarus, R.S., Averill, J.R., Opton, E.M. The psychology of coping: Issues of research and assessment. In G.V. Coelho, D.A. Hamburg, J.E. Adams (Eds.) Coping and adaptation. New York: Basic Books, 1974, 249–316.

Leigh, H., Reiser, M.F. 1974. A general systems taxonomy for psychological defence mechanisms. Journal of Psychosomatic Research, 1982, 26, 77–81.

Levine, S., Weinberg, J., Ursin, H. Definition of the coping process and statement of the problem. In H. Ursin, E. Baade, S. Levine (Eds.) Psychobiology of stress: A study of coping men. New York: Academic Press, 1978, 3–21.

Lieberman, M.A., Borman, L.D. (Eds.) Self-help groups for coping with crises. San Francisco: Jossey-Bass, 1979.

McCubbin, H.I., Joy, C.B., Cauble, A.E., Comeau, J.K., Patterson, J.M., Needle, R.H. Family stress and coping decade review. Journal of Marriage and the Family, 1980, 42, 855–871.

Meichenbaum, D. A self-instructional approach to stress-management: A proposal for stress inoculation training. In C.D. Spielberger, I.G. Sarason (Eds.) Stress and anxiety. Volume 1. Washington, D.C.: Hemisphere, 1975, 237–263.

Meichenbaum, D., Henshaw, D., Himel, N. Coping with stress as a problem solving process. In H.W. Krohne, L. Laux (Eds.) Achievement, stress and anxiety. New York: Hemisphere, 1982, 127–142.

Miller, G.A., Galanter, E., Pribram, K.H. Plans and the structure of behavior. New York: Holt-Dryden, 1960.

Miller, S.M. Controllability and human stress: Method, evidence and theory. Behavior Research and Therapy, 17, 1979, 287–304.

MILLER, S.M. When is a little information a dangerous thing? Coping with stressful events by monitoring versus blunting. In S. LEVINE, H. URSIN (Eds.) Coping and health: Proceedings of NATO conference. New York: Plenum Press, 1980, 145–169.
MILLER, S.M. Predictability and human stress: Toward clarification of evidence and theory. In L. BERKOWITZ (Ed.) Advances in Experimental Social Psychology. Volume 14. New York: Academic Press, 1981, 203–256.
MINEKA, S., KIHLSTROM, J.F. Unpredictable and uncontrollable events: A new perspective on experimental neurosis. Journal of Abnormal Psychology, 1978, 256–271.
MONAT, A., AVERILL, J.R., LAZARUS, R.S. Anticipatory stress and coping reactions under various conditions of uncertainty. Journal of Personality and Social Psychology, 1972, 24, 237–253.
MONTADA, L. Kritische Lebensereignisse im Brennpunkt: Eine Entwicklungsaufgabe für die Entwicklungspsychologie? In S.-H. FILIPP (Ed.) Kritische Lebensereignisse. München: Urban & Schwarzenberg, 1981, 272–293.
MOOS, R.H. (Ed.) Human adaptation: Coping with life crises. Lexington: Heath, 1976.
MULLEN, B., SULS, J. The effectiveness of attention and rejection as coping styles: A meta-analysis of temporal differences. Journal of Psychosomatic Research, 1982, 26, 43–49.
NUCKOLLS, K.B., CASSEL, J., KAPLAN, B.H. Psychosocial assets, life-crisis and the prognosis of pregnancy. American Journal of Epidemiology, 1972, 95, 431–441.
PARKES, C.M. Unexpected and untimely bereavement: A study of young Boston widows and widowers. In B. SCHOENBERG, J. GERBER, A.H. PERETZ, A.C. CARR (Eds.) Bereavement: Its psychosocial aspects. New York: Columbia University Press, 1975, 65–83.
PEARLIN, L.I., SCHOOLER, C. The structure of coping. Journal of Health and Social Behavior, 1978, 19, 2–21.
PETERMANN, F. Identifikation und Effektanalyse von kritischen Lebensereignissen. In S.-H. FILIPP (Ed.) Kritische Lebensereignisse. München: Urban & Schwarzenberg, 1981, 53–72.
PRYSTAV, G. Die Bedeutung der Vorhersagbarkeit und Kontrollierbarkeit von Stressoren für Klassifikationen von Belastungssituationen. Zeitschrift für Klinische Psychologie, 1979, 8, 283–302.
PRYSTAV, G. Vorhersagbarkeit und Kontrollierbarkeit aversiver Reize als belastungsinduzierende Variablen. Archiv für Psychologie, 1980, 132, 121–138.
RENZEMA, M.W. Coping with freedom: A study of psychological stress and support in the person-to-parole transition. Dissertation Abstracts International, 1980, Volume 41 (5-A), 2306.
REVENSON, T.A. Coping with loneliness: The impact of causal attributions. Personality and Social Psychology Bulletin, 1981, 7, 565–571.
RODIN, J. Managing the stress of aging: The role of control and coping. In S. LEVINE, H. URSIN (Eds.) Coping and health: Proceedings of NATO conference. New York: Plenum Press, 1980, 171–202.
RÖSLER, F., KÜHL, R. Situations- und probandenspezifische Einflüsse bei der Aktualisierung von Bewältigungsstrategien in Belastungssituationen. Zeitschrift für Differentielle und Diagnostische Psychologie, 1981, 2, 107–121.
ROWLAND, K.F. Environmental events predicting death for the elderly. Psychological Bulletin, 1977, 84, 349–372.
SCHEELE, B. Selbstkontrolle als kognitive Interventionsstrategie. Weinheim: Edition Psychologie, 1981.
SCHMIDT, L.R. Psychologische Aspekte der Information und Vorbereitung des Patienten. In H. JUNG, H.W. SCHREIBER (Eds.) Arzt und Patient zwischen Therapie und Recht. Medizin und Recht, Band 11. Stuttgart: Enke, 1981, 103–126.
SCHMITT, M. Person, Situation oder Interaktion? Eine zeitlose Streitfrage diskutiert aus der Sicht der Gerechtigkeitsforschung. Trier: Berichte aus der Arbeitsgruppe «Verantwortung, Gerechtigkeit, Moral» Nr.6, 1980.

SCHÖNPFLUG, W. Regulation und Fehlregulation im Verhalten: I. Verhaltensstruktur, Effizienz und Belastung - Theoretische Grundlagen eines Untersuchungsprogramms. Psychologische Beiträge, 1979, 21, 174-202.

SCHULZ, P. Regulation und Fehlregulation im Verhalten: II. Streß durch Fehlregulation. Psychologische Beiträge, 1979, 21, 597-621.

SELIGMAN, M.E.P. Helplessness: On depression, development, and death. San Francisco: Freeman, 1975.

SELYE, H. Stress without distress. Philadelphia: Lippincott, 1974.

SHERWOOD, G.G. Self-serving biases in person perception: A reexamination of projection as a mechanism of defense. Psychological Bulletin, 1981, 90, 445-459.

SHONTZ, F.C. The psychological aspects of physical illness and disability. New York: Macmillan, 1975.

SILVER, R.L., WORTMAN, C.B. Coping with undesirable life events. In J. GARBER, M.E.P. SELIGMAN (Eds.) Human helplessness: Theory and applications. New York: Academic Press, 1980, 279-340.

THOMAE, H. Das Individuum und seine Welt. Göttingen: Hogrefe, 1968.

THOMPSON, S.C. Will it hurt less if I can control it? A complex answer to a simple question. Psychological Bulletin, 1981, 90, 89-101.

ULICH, D. Anxiety and cognitive control: Some perspectives for research. Psychologie in Erziehung und Unterricht, 1980, 17, 349-356.

VAILLANT, G.E. Adaptation to life. Boston: Little Brown, 1977.

VINCENT, J.P., COOK, N.I., BRADY, L.P., The transition to parenthood: Integration of a developmental and social learning theory perspective. In J.P. VINCENT (Ed.) Advances in family intervention, assessment and theory. Volume 2. Greenwich, C.T.: JAI Press, 1981, 26-45.

WISEMAN, R.S. Crisis theory and the process of divorce. Social Casework, 1975, 205-212.

WOLFF, C.T., FRIEDMAN, S.B., HOFER, M.A., MASON, J.W. Relationship between psychological defenses and mean urinary 17 hydroxy-corticosteroid excretion rates: I. A predictive study of parents of fatally ill children. Psychosomatic Medicine, 1964, 26, 567-591.

WORTMAN, C.B. Causal attributions and personal control. In J. HARVEY, W. ICKES, R.F. KIDD (Eds.) New directions in attributional research. Volume 1. Hillsdale: Lawrence Erlbaum, 1976, 23-52.

C. Diagnostik

III. Klassifikation psychischer Störungen: Probleme und Verbesserungsmöglichkeiten aus der Sicht neuerer Forschungsergebnisse[1]

H. J. Möller, D. v. Zerssen

1. Einleitung

Wie in anderen Wissenschaften bemüht man sich auch in der Psychiatrie darum, die Phänomene des Untersuchungsbereichs nach bestimmten Gesichtspunkten zu klassifizieren (Möller 1976). Zweck der Klassifikation ist es, die Phänomene einer systematischen Erforschung und Beeinflussung zugänglich und die Beobachtungsergebnisse mitteilbar und vergleichbar zu machen. Unter Klassifikation versteht man dabei zweierlei:

a) primär die Einteilung einer Mannigfaltigkeit (Menge von Merkmalen, Population von Fällen) in ein nach Klassen gegliedertes System,
b) sekundär die Zuordnung einzelner Merkmale bzw. Fälle zu Klassen eines solchen Systems (Diagnose).

Der Begriff Klasse umschreibt eine Gesamtheit von Elementen mit gemeinsamen Charakteristika.

Die Klassifikation psychischer Störungen ist unter verschiedenen Gesichtspunkten kritisiert worden. Der idiographische Ansatz widmet sein Hauptinteresse einer individualisierenden Betrachtung des Patienten in der Einmaligkeit seiner Entwicklung, seiner Persönlichkeit und der für ihn pathogenen Situation (Meyer 1907; Menninger 1963). Er stellt damit die Möglichkeit einer klassifikatorischen Zuordnung, die der Individualität des Patienten gerecht wird, prinzipiell in Frage. Dem ist entgegenzuhalten, daß ein solcher Ansatz keineswegs den der klassifikatorischen Zuordnung des Einzelfalles in eine Klasse von Fällen mit ähnlichen Charakteristika und Gesetzmäßigkeiten ausschließt, sondern ihn nur sinnvoll ergänzt und

[1] Die Arbeit basiert auf drei neueren Publikationen der Autoren (Möller, Pirée und v. Zerssen 1978; Möller und v. Zerssen 1979; Möller und v. Zerssen 1980), die hier zusammengefaßt wurden und unter Einbeziehung der jüngsten Literatur überarbeitet und ergänzt wurden.

zu für den Einzelfall spezifizierten ärztlichen Interventionsmöglichkeiten führt (v. ZERSSEN 1973a, b). Radikaler als von Anhängern des idiographischen Ansatzes wird die Klassifikation psychischer Störungen von Autoren, die zur sog. «Anti-Psychiatrie» gezählt werden, kritisiert. Sie schlagen vor, jegliche Klassifikation psychischer Störungen als den Patienten stärker als die ursprüngliche Störung schädigende «Etikettierung» zu unterlassen (FOUDRAINE 1973; LAING 1972; SCHEFF 1973; SZASZ 1973), eine Position, die zumindest in ihrer Radikalität unhaltbar scheint (BEAN 1979; v. PRAAG 1978; SCHIPKOWENSKY 1974; v. ZERSSEN 1976).

Neben der totalen Ablehnung einer Klassifikation psychischer Störungen steht die Kritik von Psychiatern, die zwar prinzipiell die sachliche Berechtigung und sogar Notwendigkeit einer klassifikatorischen Systematik psychischer Störungen anerkennen, aber Anstoß nehmen an Unzulänglichkeiten der zur Zeit gebräuchlichen Klassifikationssysteme (COSTELLO 1970; KENDELL 1978; MOMBOUR 1975; SPITZER und KLEIN 1978; u.a.). Nach ihrer Auffassung sollte die Klassifikation psychischer Störungen den Ergebnissen empirischer Forschung fortlaufend angepaßt werden, um so Behandlungsindikationen und Prognostizierbarkeit zu optimieren (v. ZERSSEN 1973b). Das Erkennen von Problemen der psychiatrischen Klassifikation und die Suche nach Verbesserungsmöglichkeiten der psychiatrischen Klassifikation bleibt somit ein zentrales Forschungsanliegen, auf dessen Aktualität neben den schon erwähnten eine Reihe weiterer neuerer Aufsätze und Monographien hinweisen (AKISKAL und WEBB 1978; COPELAND 1978; FINK 1974; GOODWIN und GUZE 1979; HELMCHEN 1980; KANOWSKI 1979; KENDELL 1981; LEFF 1977; MAZURE ELLIOT und GERSHON 1979; RAKOFF, STANCER und KEDWARD 1977; ROTH 1978; SCHEINBAUM 1979; u.a.).

Im folgenden verzichten wir auf eine Schilderung der historischen Entwicklung psychiatrischer Klassifikationsversuche (vgl. hierzu ACKERKNECHT 1957; DEBOOR 1954; LEIBRAND und WETTLEY 1961; ZILBOORG 1941) sowie auf die Darstellung der einzelnen, auf verschiedenen regionalen Traditionen aufbauenden nosologischen Systeme (vgl. hierzu MEYER 1961). Stattdessen wollen wir lediglich auf einige prinzipielle Probleme der psychiatrischen Klassifikation und Versuche zu deren Lösung eingehen, die sich aus der Sicht neuerer Forschungsansätze und -ergebnisse darstellen.

2. Syndromatologie und nosologische Klassifikation

Eine Systematik psychischer Störungen, die als brauchbare Grundlage für Entscheidungen und Interventionen des Psychiaters/Therapeuten dienen kann, muß mindestens folgende Kriterien erfüllen:

a) Sie muß optimale Prognosen über Spontanverlauf und therapeutische Ansprechbarkeit ermöglichen.
b) Sie muß Rückschlüsse auf ursächliche Faktoren ermöglichen.
c) Sie muß eine reliable Zuordnung der Einzelfälle zu den Klassen bzw. Typen ermöglichen.

Je mehr eine Systematik psychischer Störungen diese Kriterien erfüllt, desto besser ist sie für die Praxis geeignet. Für die Systematik können dabei unterschiedliche Systematisierungsprinzipien (vgl. MÖLLER, PIRÉE und v. ZERSSEN 1978) - z. B. Einteilung in Klassen (logische Klassifikationen, Klassifikation s. str.), Einteilung in Typen (typologisches System; vgl. v. ZERSSEN 1973d; e; v. ZERSSEN 1980a), Systematik auf dimensionaler Basis (eindimensionale oder mehrdimensionale Systeme; vgl. z. B. EYSENCK 1960, 1970). Wie an anderer Stelle ausgeführt (MÖLLER, PIRÉE und v. ZERSSEN 1978), erscheint die typologische Systematik psychischer Störungen wegen der Randunschärfe von Typenbegriffen dem psychiatrischen Phänomenbereich besonders angemessen. Die Typen entsprechen dabei entweder Extremen an sich normaler Variationsreihen (Extremtypen, wie z. B. beim Schwachsinn) oder Häufungszentren variabler Formen von krankhaften Verhaltensmustern (Häufigkeitstypen, wie z. B. bei den Unterformen der Schizophrenie).

2.1. Syndromatologische Klassifikation

Frühere psychiatrische Klassifikationen in der Zeit vor KRAEPELIN (z. B. GRIESINGER 1845), ja selbst die von KRAEPELIN in der ersten Auflage seines Lehrbuches (KRAEPELIN 1910–1915) gegebene Systematik psychischer Störungen, stellten im wesentlichen syndromatologische Einteilungen dar. Trotz der durch KRAEPELIN geschaffenen nosologischen Systematik blieb der syndromatologische Gesichtspunkt wegen der u. a. durch BONHOEFFER (1912) kritisierten Mängel des KRAEPELINschen Ansatzes in der Folgezeit lebendig (z. B. HOCHE 1912). Insbesondere in jüngster Zeit wird der syndromatologischen Klassifikation wieder vermehrt Rechnung getragen. Dies steht u. a. im Zusammenhang mit der Kritik an der von einigen Autoren als empirisch unzureichend fundiert angesehenen Nosologie (vgl. COSTELLO 1970) und der als zu gering erachteten Reliabilität nosologischer Diagnostik (vgl. BECK et al. 1962; ZUBIN 1967). Eine allein syndromatologische Diagnostik auf der Basis von Schätzskalen zur Befunderhebung soll diese Schwierigkeiten umgehen.

Die Syndromatologie psychischer Störungen ist auf klinisch-intuitiver Basis entstanden. Sie beschreibt das gemeinsame Auftreten von Symptomen ohne Rücksicht auf deren Entstehungsbedingungen: z.B. paranoid-halluzinatorisches Syndrom, depressives Syndrom, manisches Syndrom, amnestisches Syndrom u.a. Psychopathologische Syndrome sind hinsichtlich der ihnen zugrundeliegenden ätiopathogenetischen Faktoren unspezifisch: Gleichen Syndromen können unterschiedliche Ursachen zugrundeliegen, gleiche Ursachen können unterschiedliche Syndrome zur Folge haben (vgl. v. ZERSSEN 1973c).

Statistische Methoden, mit denen das gehäufte gemeinsame Auftreten von Einzelsymptomen untersucht werden kann, sind Faktoren- und Clusteranalyse. Bei den mit diesen Methoden der multivariaten Statistik durchgeführten Auswertungen verwendet man als Ausgangsmaterial Daten aus mittels Schätzskalen erhobenen psychopathologischen Befunden. Aus solchen Untersuchungen, die mit verschiedenen Schätzskalen, an verschiedenen Patientenkollektiven und in verschiedenen Ländern durchgeführt wurden, ergaben sich insgesamt gesehen immer wieder ähnliche Gruppenfaktoren oder Symptom-Cluster (BEHRENDS et al. 1971; GEBHARDT et al. 1981; LORR und KLETT 1967; MOMBOUR et al. 1973; OVERALL und KLETT 1972), und die Symptomzuordnung zu den Syndromen erwies sich als relativ stabil (Tab. 1), (CAIRNS et al., im Druck (a)). Diese durch

Tab. 1: Syndromzugehörigkeit von Symptomen aufgrund der faktorenanalytischen Untersuchungen von LORR et al. (L) und ihrer Replikation an zwei Stichproben von MPI-Patienten durch CAIRNS et al. (C_1, C_2).

Item-Nr.	Item-Benennung	Zugehörigkeit zum «paranoiden Syndrom»		
		L	C_1	C_2
36	mißtrauisch		X	X
44	wahnhaft	X	X	X
58	andere Halluzinationen als Stimmen oder optische Halluzinationen		X	
59	Beziehungsideen	X	X	X
60	Verfolgungsideen	X	X	X
61	hält sich für Opfer einer Verschwörung	X	X	X
62	glaubt sich von anderen kontrolliert	X	X	X
63	glaubt sich von außenstehenden Kräften kontrolliert	X		X
67	Derealisation		X	X
68	skurrile hypochondrische Wahnideen	X	X	

multivariate statistische Methoden ermittelten Syndrome entsprechen einigen der auf klinisch-intuitiver Basis entstandenen tradierten Syndromen: z.B. paranoid-halluzinatorisches Syndrom, manisches Syndrom, depressives Syndrom, apathisches Syndrom, hypochondrisches Syndrom, phobisch-anankastisches Syndrom, amnestisches Syndrom (MOMBOUR 1974). Diese Syndrome können somit als empirisch bestätigt angesehen werden. Die Einbeziehung einer größeren Varietät psychopathologischer Zustandsbilder, insbesondere körperlich bedingter und neurotischer (MEYER 1972), würde wahrscheinlich weitere klinisch beschriebene Syndrome bestätigen. Bei neurotischen Störungen scheint u.a. der Faktor emotionaler Instabilität, von EYSENCK (1970) und anderen Autoren als «Neurotizismus» bezeichnet, von Bedeutung, da er offenbar zwischen Gesunden und Neurotikern differenziert (FAHRENBERG, SELF und HAMPEL 1978).

Ausgehend von Syndromen läßt sich eine syndromatologische Klassifikation von Fällen dadurch erreichen, daß man aufgrund multivariater statistischer Analysen von Patientenstichproben mehrere Syndrome jeweils bestimmter Ausprägung zu typischen Syndromprofilen zusammenfaßt. Mittels solcher Syndromprofile kann man ohne Rücksicht auf die gestellte klinische Diagnose, nur aufgrund der Ähnlichkeit der Profile, zu diagnostischen Gruppierungen gelangen, wie LORR (1966) am Beispiel endogener Psychosen gezeigt hat. Diese typischen Syndromprofile können mit bekannten Diagnosen übereinstimmen. Tun sie es nicht, so bleibt allerdings meist unklar, was mit den neu gefundenen Diagnosetypen anzufangen ist. Der Versuch, damit eine neue Art von Klassifikation aufzubauen, wurde bisher nicht in größerem Umfang verwirklicht (MOMBOUR 1976). Statt dessen beschritt man den umgekehrten Weg, ging von klinisch gestellten Diagnosen aus und ermittelte empirisch das Durchschnittsprofil für jede Diagnosegruppe (BAUMANN 1974; DIEBOLD und ENGEL 1977; GEBHARDT et al. 1981; LORR und KLETT 1967; MOMBOUR 1974), ein Verfahren, das prinzipiell auch auf der Symptomebene anwendbar ist, dort aber meist als Häufigkeitsanalyse durchgeführt wird (DIEBOLD und ENGEL 1977; MOMBOUR 1974; PIETZKER et al. 1981). Durch Anwendung der Durchschnittsprofile wird der psychopathologische Vergleich und die syndromatologische bzw. nosologische Zuordnung von Patientengruppen (MOMBOUR et al. 1973; WING, COOPER und SARTORIUS 1974) sowie die Verlaufsanalyse bei Einzelfalluntersuchungen und gruppenstatistischen Auswertungen erleichtert und in ihrem Informationsgehalt verbessert. Obendrein ergeben sich auf der Basis der Syndrome neue prognostische Möglichkeiten (MÖLLER et al. 1981; WITTENBORN 1977).

Wenn auch eine syndromatologische Klassifikation mittels Syndromprofilen auf der Basis von Schätzskalen aus verschiedenen Gründen vorteilhaft erscheint - präzisere Algorithmisierung, größere Reliabilität, größere Differenzierungsfähigkeit durch qualifizierte Darstellung von Syndromprofilen -, kann sie eine nosologische Klassifikation nicht völlig ersetzen, da Ätiologie, Verlauf und therapeutische Ansprechbarkeit nicht in die syndromatologische Klassifikation eingehen. Unter diesem Aspekt begnügt man sich in der klinischen Praxis nur selten mit einer Syndromdiagnose als Enddiagnose, sondern verwendet sie zumeist als zuverlässig vollziehbaren Zwischenschritt vor der Stellung einer nosologischen Diagnose.

Die statistische Herausarbeitung umschriebener Syndrome bewegt sich auf rein deskriptivem Niveau. Zum Studium der Syndromgenese müssen neben den psychopathologischen Symptomen auch Informationen über Biographie, Primärpersönlichkeit, schädigende Noxen usw. herangezogen werden. So könnte die «gemeinsame Endstrecke», die von den multiplen Bedingungsfaktoren zum einheitlichen klinischen Syndrom führt, aufgedeckt werden (v. ZERSSEN 1973c). Bezieht man in eine derartige Analyse auch noch Informationen über therapeutische Ansprechbarkeit ein (vgl. PAYKEL 1977), so entfallen die beschriebenen Nachteile einer Klassifikation auf syndromatologischer Basis, und es resultiert eine neue Art von nosologischer Systematik.

2.2. Nosologische Klassifikation

Bei der nosologischen Gliederung von psychischen Störungen sind außer der Symptomatik auch der Verlauf sowie das Ansprechen auf therapeutische Maßnahmen und - soweit bekannt - vor allem Ätiologie und Pathogenese der Krankheitserscheinungen zu berücksichtigen. Wegen der dadurch bedingten größeren Komplexität, insbesondere wegen der Einbeziehung bekannter oder vermuteter ätiopathogenetischer Faktoren, existieren im Bereich der Nosologie erheblich mehr divergierende Klassifikationsversuche als im Bereich der Syndromatologie (v. ZERSSEN 1973b).

Die tradierten nosologischen Klassifikationssysteme psychischer Störungen sind - ebenso wie die syndromatologischen - auf intuitiv-klinischer Basis entstanden. Man hat zunächst einzelne Krankheiten herausgearbeitet und beschrieben (Nosographie) und hat danach versucht, eine eindeutige Unter-, Neben- und Überordnung der beschriebenen Krankheiten in einem klassifikatorischen System (nosologische Klassifikation) zu erreichen. Daß ein solches Vorgehen zu logischen Inkongruenzen führt, ist von vornherein mit großer Wahrscheinlichkeit zu erwarten (vgl. v. ZERSSEN 1973b).

Die heute gebräuchlichen nosologischen Klassifikationen in der Psychiatrie beruhen im wesentlichen auf der von KRAEPELIN (1910–1915) klinisch-intuitiv aufgebauten Klassifikation. Es gelang KRAEPELIN, unter gleichzeitiger Berücksichtigung des klinischen Gesamtbildes im Querschnitt und im Längsschnitt sowie seiner therapeutischen Beeinflußbarkeit und seiner pathologisch-anatomischen und ätiologischen Grundlagen «Krankheitseinheiten» aufzustellen und in einem System zu vereinigen. Die Hauptgruppen der Erkrankungen wurden von KRAEPELIN nach ursächlichen Faktoren eingeteilt, die allerdings größtenteils hypothetischer Natur waren und es teilweise noch sind. Der von BONHOEFFER (1912) erbrachte Nachweis, daß die verschiedensten körperlichen Ursachen das gleiche psychopathologische Erscheinungsbild hervorrufen können und daß dieselbe Ursache eine Reihe unterschiedlicher psychopathologischer Erscheinungsbilder nach sich ziehen kann, war in der Folgezeit Ansatzpunkt grundsätzlicher Kritik an der Nosologie KRAEPELINS. Trotzdem hat diese sich in ihren wesentlichen Zügen weltweit durchsetzen und bis heute behaupten können. Die Unspezifität psychischer Störungen hinsichtlich der ursächlichen Faktoren wurde später als Folge der Interferenz von mehreren ätiopathogenetisch relevanten Faktoren - genetische Disposition, Primärpersönlichkeit, Biographie, Noxe usw. - interpretiert (BLEULER 1972; JASPERS 1965). Man spricht in diesem Sinne von einer Multikonditionalität psychischer Störungen. Nicht nur die Grundkonzeption der KRAEPELINschen «Krankheitseinheiten» wurde immer wieder in Frage gestellt. Auch seiner speziellen nosologischen Klassifikation traten Kritiker entgegen, die entweder das Extrem einer Zusammenfassung der im allgemeinen unterschiedenen Formen endogener Psychosen zur Einheitspsychose (RENNERT 1977) befürworteten oder das andere Extrem ihrer Auflösung in zahlreiche, genetisch, symptomatologisch und dem Verlaufstyp nach differenzierbare Spezialformen (LEONHARD 1968) propagierten. Zwillingsforschung und Familienuntersuchungen sowie Verlaufsforschung zeigen aber u.a., daß sich das Konzept einer Einheitspsychose nicht aufrechterhalten läßt (ANGST und SCHARFETTER 1979; TSUANG, WOOLSON und FLEMING 1979; ZERBIN-RÜDIN 1980), da sich unter genetischen Aspekten und Verlaufsgesichtspunkten die affektiven Psychosen von den Schizophrenien abgrenzen lassen. Hinsichtlich einer weitergehenden Differenzierung hat das Konzept der schizoaffektiven Psychosen (vgl. BROCKINGTON 1981) als Sonderform zwischen schizophrenen und affektiven Psychosen heute aufgrund genetischer und katamnestischer Befunde allgemeine Anerkennung gefunden (ANGST, FELDER und LOHMEYER 1979; TSUANG und DEMPSEY 1979; u.a.). Auch die Differenzierung der monopolaren Depressionen von den bipolaren (manisch-depressiven) Psychosen kann aufgrund empirischer Befunde als begründet angesehen werden (ANGST und PERRIS 1968). Obendrein scheinen Untersuchungen über das unterschiedliche Ansprechen verschiedener Krankheitsformen auf bestimmte Therapieformen (CARNEY, ROTH und GARSIDE 1965; SCHOU 1980) die traditionelle Syndromatologie und z. T. auch die psychiatrische Nosologie – zumindest was die Grobaufteilung anbetrifft – zu rechtfertigen: z. B. Lithium ist prophylaktisch wirksam nur bei affektiven oder schizoaffektiven Psychosen; Heilkrampf ist therapeutisch ausgesprochen effektiv nur bei endogener, nicht aber bei neurotischer Depression.

Die Anwendung – insbesondere multivariater – statistischer Verfahren eröffnete neue Möglichkeiten zur Konsolidierung und zum Ausbau, aber auch zur Revision tradierter nosologischer Konzeptionen. Als Ausgangsdaten werden hierbei nicht nur psychopathologische Merkmale, sondern auch anamnestische, somatologische und weitere Daten benutzt. EVERITT, GOURLAY und KENDELL (1971) grenzten z. B. durch clusteranalytische Untersuchungen einer Population psychiatrischer Patienten vier Gruppen mit den Diagnosen Manie, depressive Phase der manisch-depressiven Psychose, akute paranoide Schizophrenie und chronische Schizophrenie ab. ROTH et al. (1974) unterschieden auf der Basis multivariater statistischer Analysen der Symptomatologie von Patienten mit affektiven Störungen drei Symptomgruppen, die den Diagnosen endogene Depression, neurotische Depression und Angstneurose entsprachen. PAYKEL (1977) bezog in die multivariate statistische Analyse der von ihm untersuchten Patientenstichprobe nicht nur Daten zur Symptomatologie sondern auch Informationen über auslösende Lebensereignisse, prämorbide Persönlichkeit und therapeutische Ansprechbarkeit ein und erarbeitete so eine Unterteilung der nichtpsychotischen Depression in neurotische Depression und nichtpsychotische chronische depressive Reaktion. Von mehreren Autoren wurde an verschiedenen Patientenstichproben aufgrund statistischer Analysen der Symptomatologie die Häufigkeit des Auftretens von Übergangsformen zwischen den nosologischen Typen untersucht (CARNEY, ROTH und GARSIDE 1965; KENDELL und GOURLAY 1970; u. a.). Diese Untersuchungen führten z. T. zu widersprüchlichen Ergebnissen. Ingesamt gesehen überwiegen aber die Hinweise für eine Gültigkeit der psychiatrischen Nosologie, insbesondere wenn man diese nicht als kategoriale Systematik, sondern als typologische Gliederung auffaßt.

2.3. Internationale Vereinheitlichung der nosologischen Klassifikation

Bis 1970 existieren zwischen verschiedenen Ländern und sogar zwischen verschiedenen psychiatrischen Schulen eines Landes teilweise erhebliche Diskrepanzen in der psychiatrischen Nosologie. Durch Schaffung einer international akzeptierten Systematik psychischer Störungen (DEGKWITZ et al. 1975; BOCHNIK et al. 1970), die im Rahmen der internationalen Klassifikation der Erkrankungen (ICD = International Classification of Diseases, 8. Rev.) von der Weltgesundheitsorganisation erarbeitet wurde, sind die Voraussetzungen für eine internationale Vereinheitlichung der psychiatrischen Klassifikation erreicht worden. Der psychiatrische Teil der ICD basiert, von Modifikationen abgesehen, auf dem nosologischen System KRAEPELINS. Die Gliederung erfolgt vorwiegend nach ätiologischen und syndromatologischen Gesichtspunkten sowie nach Verlaufscharakteristika. Während bei KRAEPELIN die Hauptgruppen der Erkrankungen nach ursächlichen Faktoren eingeteilt werden, ist in der ICD der übergeordnete Klassifikationsgesichtspunkt psychischer Störungen ein syndromatologischer. Danach werden zunächst drei große Gruppen unterschieden:

1) Krankhafte Zustände mit schwerer Beeinträchtigung der psychischen Funktionen, die zu Störungen des Realitätsbezuges führen (ICD-Nr. 290–299): Psychosen und Demenzen.
2) Nichtpsychotische psychische Störungen ohne Beeinträchtigung der Intelligenz (ICD-Nr. 300–309): Neurosen, Psychopathien, sexuelle Deviationen, Süchte, psychosomatische und andere psychogene Störungen sowie nicht psychotische psychische Störungen auf organischer Grundlage.
3) Geistige Entwicklungshemmung (ICD-Nr. 310–315): Oligophrenie.

Diese drei großen Gruppen werden dann zunächst vorwiegend nach ätiologischen und weiterhin wieder nach syndromatologischen Gesichtspunkten unterteilt: z. B. wird die erste Gruppe in körperlich begründbare (exogene) und körperlich nicht begründbare (endogene) Psychosen differenziert. Die endogenen Psychosen werden dann weitergegliedert in die schizophrenen, affektiven und anderen Psychosen, die ihrerseits noch in syndromatologisch differenzierbare Untergruppen gegliedert werden. Mängel dieser Einteilung (MOMBOUR 1975, 1976) – wie z. B. Wechsel in den Einteilungsprinzipien – sind grundsätzlich allen derzeitig verfügbaren psychiatrischen Klassifikationen gemeinsam. Sie spiegeln die Unvollkommenheit des Wisens über psychische Störungen wider. Im Falle der ICD sind sie obendrein noch durch die für ein internationales System erforderlichen Kompromisse akzentuiert.

Die 1979 eingeführte 9. Revision der ICD (Tab. 2) unterscheidet sich von der 8. Revision durch die Einführung einer multikategorialen Diagnostik (DEGKWITZ et al. 1980; MOMBOUR 1980) – sieht man von gewissen inhaltlichen Änderungen ab: Z. B. wurde die Involutionsmelancholie aufgrund der Untersuchungen von ANGST und PERRIS (1968) der endogenen monopolaren Depression beigeordnet. Bei dieser multikategorialen Diagnostik wird ein Patient gleichzeitig durch mehrere Nummern aus dem Gesamtbe-

Tab. 2: Hauptkategorien der ICD (9. Rev.). Durch eine vierte Ziffer können die Unterkategorien dieser Hauptgruppen gekennzeichnet werden.

290	senile und präsenile organische Psychosen
291	Alkoholpsychosen
292	Drogenpsychosen
293	vorübergehende organische Psychosen (akute exogene Reaktionstypen)
294	andere (chronische) organische Psychosen
295	schizophrene Psychosen
296	affektive Psychosen
297	paranoide Syndrome
298	andere nichtorganische Psychosen
299	typische Psychosen des Kindesalters
300	Neurosen
301	Persönlichkeitsstörungen (Psychopathien, Charakterneurosen)
302	sexuelle Verhaltensabweichungen und Störungen
303	Alkoholabhängigkeit
304	Medikamenten-/Drogenabhängigkeit
305	Drogen- und Medikamentenmißbrauch ohne Abhängigkeit
306	funktionelle Störungen psychischen Ursprungs
307	spezielle, nicht anderweitig klassifizierbare Symptome oder Syndrome
308	psychogene Reaktion (akute Belastungssituation)
309	psychogene Reaktion (Anpassungsstörung)
310	spezifische nichtpsychotische psychische Störungen nach Hirnschädigungen
311	anderweitig nicht klassifizierbare depressive Zustandsbilder
312	anderweitig nicht klassifizierbare Störungen des Sozialverhaltens
313	spezifische emotionale Störungen des Kindes- und Jugendalters
314	hyperkinetisches Syndrom des Kindesalters
315	umschriebene Entwicklungsrückstände
316	anderweitig klassifizierte Erkrankungen bei denen psychische Faktoren eine Rolle spielen (psychosomatische Erkrankungen im engeren Sinn)
317	leichter Schwachsinn
318	andere Ausprägungsgrade des Schwachsinns
319	nicht näher bezeichneter Schwachsinn

reich der ICD charakterisiert. So kann z.B. eine erste Nummer aus dem Kapitel der psychiatrischen Erkrankungen das klinische Erscheinungsbild bezeichnen, eine zweite Nummer aus einem anderen Kapitel der ICD die zugrundeliegende Körperkrankheit.

Zu bedauern ist, daß, nachdem in den letzten Jahren eine internationale Vereinheitlichung auf dem Gebiet der psychiatrischen Klassifikation erreicht werden konnte, diese bereits wieder auseinanderbricht. Hatten von den Ländern mit einer entwickelten Psychiatrie nur noch die Franzosen eine eigene, nationale jedoch der ICD ähnliche Klassifikation (INSERM) beibehalten, so kommt es jetzt zu einer zunehmenden Abkehr der amerikanischen Psychiatrie vom ICD-System. «Diagnostic and Statistical Manual of Mental Disorders» II (DSM II) der American Psychiatric Association

(1968) entsprach - trotz einiger Umstellungen in der Reihenfolge (bei identischer Numerierung) und einem eigenen Glossartext - im wesentlichen noch der ICD-8. Das DSM-III (American Psychiatric Association 1980) ist jedoch z. T. nach anderen Einteilungskriterien konzipiert und entspricht in den Definitionen der einzelnen Erkrankungen vielfach nicht mehr der ICD-9 (vgl. zur DSM-III-Diagnose der Schizophrenie MOREY und BLASHFIELD 1981).

Die einzelnen Diagnosen werden im DSM-III durch eine klinische Kurzbeschreibung der Krankheitsbilder und durch operationale Diagnose-Kriterien definiert (s.u.). Außerdem wird im DSM-III eine sog. «multiaxiale Klassifikation» mit 5 Achsen eingeführt (Tab.3). Durch letztere soll erreicht werden, daß verschiedene für Prognose und Therapie relevante Informationsbereiche getrennt erfaßt werden. Die erste Achse (Tab.6) dient der Erfassung der aktuellen psychopathologischen Störung (Syndromdiagnose), die zweite der Erfassung einer Störung der Persönlichkeit. Auf der dritten Achse können körperliche Erkrankungen, die für die Ätiologie oder Behandlung der auf den ersten beiden Achsen dokumentierten psychopathologischen Störungen relevant sind, registriert werden. Auf Achse IV können mögliche situative Auslöser («life events») der aktuellen psychischen Erkrankung hinsichtlich Art und Streß-Intensität beurteilt werden. Achse V dient der Beurteilung des höchsten Grades der sozialen Adaptation im Jahr vor der aktuellen psychischen Störung (Tab.3). Bezüglich der Syndromdiagnose ist bemerkenswert, daß diese keinesfalls nur ein Kürzel für die psychopathologische Symptomatik darstellt, sondern daß vielfach Hypothesen über Ätiologie und Verlauf einbezogen werden. So kann z.B. auf Achse I «schizophrenic disorder» nur dann diagnostiziert werden, wenn eine Verursachung durch eine hirnorganische Erkrankung ausgeschlossen ist und wenn die Erkrankung wenigstens 14 Tage dauert.

Tab. 3: Schema einer multiaxialen Diagnostik im DSM-III. (Aus: American Psychiatric Association 1981.)

Axis I:	Clinical syndromes, additional codes: 296.23 Major Depression, Single Episode, with Melancholia 303.93 Alcohol Dependence, In Remission
Axis II:	Personality disorders, specific developmental disorders: 301.60 Dependent Personality Disorder (Provisional, rule out Borderline Personality Disorder)
Axis III:	Physical disorders and conditions: Alcoholic cirrhosis of liver
Axis IV:	Psychosocial stressors: anticipated retirement and change in residence with loss of contact with friends Severity: 4-Moderate
Axis V:	Highest level of adaptive functioning past year: 3-Good

Ebenso kann «Delirium» oder «organic personality syndrome» nur diagnostiziert werden, wenn es ausreichende Evidenz für eine zugrundeliegende (hirn-)organische Erkrankung gibt. Diesbezüglich besteht also keineswegs ein Fortschritt gegenüber der ICD-Klassifikation. Ein solcher ist aber zweifellos in der weitgehenden Operationalisierung der diagnostischen Begriffe zu sehen (s.u.).

3. Klinisch-intuitive Diagnostik und ihre Reliabilitätsmängel

Die Diagnosestellung ist ein Klassifikationsvorgang, bei dem ein konkreter Fall (Krankheitsbild) einem Klassifikationssystem zugeordnet wird. Die psychiatrische Diagnostik entspricht dabei einer typologischen Zuordnung: Das bei einem Individuum festgestellte Krankheitsbild wird aufgrund seiner Ähnlichkeit mit einem im Klassifikationssystem beschriebenen Krankheitstypus als «ein Fall von ...» in das System eingegliedert (v. ZERSSEN 1973a). Dazu braucht es nicht alle zum Typus gehörigen Einzelmerkmale aufzuweisen, sondern muß ihm nur hinsichtlich einer Auswahl aus allen maximal möglichen charakteristischen Einzelmerkmalen ähnlich sein. Die Diagnosestellung ist dabei mehr als eine bloße Chiffrierung individueller Krankheitserscheinungen; denn sie besagt, daß auf den vorliegenden Fall mit einer gewissen Wahrscheinlichkeit auch solche zum gewählten Typus gehörige Merkmale zutreffen, die bei der Untersuchung nicht festgestellt wurden und womöglich prinzipiell noch gar nicht feststellbar waren: Ursache, Verlauf, therapeutische Beeinflußbarkeit usw. (v. ZERSSEN 1973b). Es handelt sich dabei nicht um einen logischen, sondern um einen typologischen und somit um einen Wahrscheinlichkeitsschluß (HOFSTÄTTER 1971).

Je nach Art des verwendeten Klassifikationssystems kann man zwischen syndromatologischer und nosologischer Diagnostik unterscheiden. Die Zuordnung in das komplexere System der Nosologie muß - wie empirische Studien gezeigt haben (SHEPHERD et al. 1968) - nicht zwangsläufig weniger reliabel sein als die das einfachere System der Syndromatologie.

3.1. Probleme der Interrater-Reliabilität

Die Reliabilität diagnostischer Zuordnungen hängt nicht nur von der Art des Klassifikationssystems, sondern auch von der Art der Befunderhebung, der Symptombenennung, der diagnostischen Schlußfolgerung sowie der Stabilität des Krankheitsbildes ab. Auf allen Ebenen des diagnostischen Prozesses - Befunderhebung, Symptombenennung, Zuordnung zu syndromatologischen oder nosologischen Kategorien – kann es zu interindividuellen Unterschieden in der Erfassung und Beurteilung von Merkmalen kommen. Die mangelnde Reliabilität klinisch-intuitiver Diagnostik in der Psychiatrie, insbesondere vor Einführung der ICD, geht aus zahlreichen Untersuchungen (z.B. JAKUBASCHK und WERNER 1976; KENDELL, PICHOT und v. CRANACH 1974; u.a.) hervor. Dies wird insbesondere deutlich, wenn man als Reliabilitätsmaß nicht Prozentsätze der Übereinstimmung bzw. Kontingenzkoeffizienten, die die Reliabilität überschätzen, sondern den Koeffizienten «Kappa» verwendet, bei dem die durch die Häufigkeiten bestimmter Diagnosen bedingten zufälligen Übereinstimmungen korrigierend berücksichtigt werden (BARTKO und CARPENTER 1976; COHEN 1968). «Kappa» kann wie ein Korrelationskoeffizient die Werte von –1 bis +1 annehmen. Ein «Kappa»-Wert, der größer als 0 ist, bedeutet: Die Übereinstimmung ist größer, als es nach dem Zufall aufgrund der relativen Diagnosehäufigkeiten zu erwarten ist. Für einen «Kappa»-Wert kleiner als 0 gilt das Umgekehrte. SPITZER und FLEISS (1974) haben die Daten der erwähnten angloamerikanischen Reliabilitätsstudien, die vor Einführung der ICD durchgeführt wurden, auf «Kappa»-Koeffizienten umgerechnet: Dabei ergaben sich im Durchschnitt folgende Werte:

organische Syndrome	0.77
Alkoholismus	0.71
Schizophrenie	0.57
Neurosen oder Persönlichkeitsstörungen	0.44
affektive Störungen (neurotisch oder psychotisch, manisch oder depressiv)	0.41

Die Diskrepanzen bei der psychiatrischen Diagnostik sind u.a. bedingt durch folgende Faktoren: Unterschiede in der Befunderhebung, Unterschiede in der Beschreibung psychopathologischer Befunde, Unterschiede terminologischer Begriffe auf symptomatologischer, syndromatologischer und nosologischer Ebene, typologische Struktur des diagnostischen Systems, Unterschiede hinsichtlich ätiologischer Hypothesen, Fluktuationen des Krankheitsbildes im Zeitverlauf u.a. Durch verschiedene Methoden zur Untersuchung der Reliabilität kann man jeweils spezielle Reliabilitätsmängel abschätzen. Gängige Methoden der Reliabilitätsprüfung sind: Untersuchung der Übereinstimmung von Fachleuten bei der Diagnostizierung konkreter Patienten (KATZ, COLE und LOWRY 1969; KENDELL, PICHOT und v. CRANACH 1974; KLUG, AN DER HEIDEN und JAKUBASCHK 1979; KRAUSS 1974; ZUBIN 1967), Untersuchung der Übereinstimmung von Fachleuten bei der Diagnostizierung von auf Schätzskalen vorgegebenen psychopathologischen Befunden (JAKUBASCHK und WERNER 1976; SCHMID et al. 1974), Vergleich der Häufigkeit psychiatrischer Diagnosen in vergleichbaren Stichproben (Cooper et al. 1972; v. Crananch und Strauss 1978), Untersuchung der Konstanz von psychiatrischen Diagnosen im Längsschnitt (Babigian et al. 1965; Cooper 1967; Jakubaschk und Hurry 1977; Klug, Rey und Welz 1978; Mazure 1979).

Ein Teil dieser Realibilitätsstudien wurde noch vor Einführung der ICD durchgeführt und wird darum der heutigen Situation nicht mehr gerecht. Die mit Einführung der ICD unter den Bedingungen klinischer Routinediagnostik ohne Verwendung standardisierter Untersuchungsinstrumente möglichen Reliabilitätswerte für die Interbeobachterübereinstimmung innerhalb einer Institution gehen aus einer im Max Planck Institut für Psychiatrie durchgeführten Untersuchung hervor (Krauss 1974). Im Rahmen dieser Untersuchung wurden 224 Patienten in der klinikúblichen Fallkonferenz von dem behandelnden Arzt ohne Nennung der Diagnose vorgestellt, vom Konferenzleiter nachexploriert und von insgesamt 28 Ärzten, die in wechselnder Zusammenstellung jeweils über einen begrenzten Zeitraum an den Fallvorstellungen teilnahmen, gemäß dem ICD-System diagnostiziert. Bei einer mittelrastrigen diagnostischen Einteilung mit fünf diagnostischen Kategorien zeigte sich mit 74% die höchste Übereinstimmungsquote von Untersucherdiagnosen und Krankengeschichtsdiagnosen für die endogenen Psychosen (ohne Depressionen, N = 59), dann folgten die Depressionen (endogene und neurotische, N = 70) mit 63% sowie die Gruppe neurotischer (ohne Depressionen), psychopathischer und anderer nichtpsychotischer Störungen (N = 74) mit 62% und dann mit 45% die körperlich begründbaren Psychosen (N = 10). Die Kategorie Süchte mußte wegen zu geringer Fallzahl (N = 4) unberücksichtigt bleiben. Die auffallend schlechten Reliabilitätswerte für die organischen Psychosen, die in deutlichem Kontrast zu den in der Literatur überlieferten Ergebnissen stehen (s. o.), hängen u. a. damit zusammen, daß aufgrund der Aufnahmekriterien in dem Untersuchungszeitraum selten Patienten mit ausgeprägten exogenen Psychosen, wie sie z. B. in der Gerontopsychiatrie die Regel sind, betreut wurden, sondern vornehmlich jüngere Patienten mit schizophrenieartigen Psychosen bei Drogenkonsum. Die Gesamtübereinstimmung betrug 76%. Die paarweise prozentuale Übereinstimmung der Untersucherdiagnosen untereinander fiel etwas günstiger als die Übereinstimmung von Untersucherdiagnosen und Krankengeschichtsdiagnosen aus.

Daß es sich bei den beschriebenen diagnostischen Diskrepanzen nicht nur um Unterschiede auf der Ebene der Befunderhebung und Symptombenennung handelt, sondern ebenso um Unterschiede bei der Zuordnung von Befunden zu diagnostischen Gruppen, geht aus einer anderen Untersuchung hervor. 128 Mediziner und Psychologen aus sechs deutschsprachigen psychiatrischen Landeskrankenhäusern mußten aufgrund von auf

Schätzskalen vorgegebenen quantifizierten Merkmalen über Symptomatik, Verlauf, Ätiologie und Anamnese zehn psychiatrische Diagnosen stellen (JAKUBASCHK und WERNER 1976). Durch dieses Untersuchungsdesign wurden von vornherein interindividuelle Differenzen in der Befunderhebung und Befundbeschreibung vermieden. Im über alle zehn Diagnosegruppen errechneten Durchschnitt wurde von 45% der Beurteiler die ursprünglich charakterisierte speziellere Diagnose gestellt; von 82% der Beurteiler konnte zumindest eine treffende Zuordnung des charakterisierten Krankheitsbildes zur entsprechenden übergeordneten Diagnosegruppe vorgenommen werden. Die Quoten für «richtige» Zuordnung sind deutlich diagnoseabhängig. Die Charakterisierung der Diagnosen: Schizophrenie, Manie, endogene Depression, Zwangsneurose und antisoziale Persönlichkeit konnte von 75% oder mehr der Beurteiler «richtig» zugeordnet werden; die Konzepte der übrigen Diagnosen - neurotische Depression, reaktive Depression, Persönlichkeitsstörung und Neurose - nur von 50% oder weniger.

3.2. Reliabilitätsmängel auf internationaler Ebene

Die bisher referierten Ergebnisse bezogen sich auf die Übereinstimmung zwischen Diagnostikern gleicher nationaler Schulen. Einen Anhalt für die diagnostischen Divergenzen auf internationaler Ebene gibt eine von englischen, französischen und deutschen Psychiatern gemeinsam durchgeführte Reliabilitätstudie (KENDELL et al. 1974). Dabei wurden die ersten fünf Minuten der psychiatrischen Erstexploration 27 unausgelesener Patienten des Maudsley Hospital in London auf Videoband aufgezeichnet und die Aufzeichnungen 11 englischen, 12 französischen und 13 deutschen Psychiatern gezeigt. In der Diagnostik zeichneten sich eine Reihe interessanter Tendenzen ab, wobei die Unterschiede im Bereich der affektiven Störungen am deutlichsten waren. Sie wurden von den englischen Psychiatern signifikant häufiger als von den französischen Ärzten gesehen; die deutschen Psychiater nahmen diesbezüglich eine Mittelstellung ein. Besonders offensichtlich war dies bei den Unterschieden in der Diagnose Manie, die 6,7% aller englischen diagnostischen Urteile, dagegen nur 2,9% der deutschen und 1,1% der französischen Urteile ausmachte. Die Diagnosen Schizophrenie, Persönlichkeitsstörung und Neurose (ohne depressive Neurose) wurden von den einzelnen Psychiatergruppen ungefähr gleich häufig gestellt. Daß die beschriebenen diagnostischen Diskrepanzen eher gering ausgefallen sind, dürfte darauf zurückzuführen sein, daß dic an dcr Studic teilnehmenden Psychiater alle relativ gut mit den diagnostischen Usancen in den beteiligten anderen Ländern vertraut waren und dadurch in ihrem Diagnostizierstil mitgeprägt wurden.

In einer anderen internationalen Studie, dem United States - United Kingdom-Projekt (COOPER et al. 1972), bei der die in einem Londoner und in einem New Yorker psychiatrischen Krankenhaus gestellten Diagnosen miteinander verglichen wurden, zeigten sich gravierendere Unterschiede (vgl. Tab.5 in Kap.4.1.). In New York wurde wesentlich häufiger die Diagnose Schizophrenie gestellt; dies ging zulasten der affektiven Erkrankungen.

Unterschiede der Diagnostik auf internationaler Ebene wurden auch offensichtlich in der «International Pilot Study of Schizophrenia» (World Health Organization 1973), bei der konsekutiv neuaufgenommene psychotische Patienten in je einer Stadt in 9 Ländern mit unterschiedlichem soziokulturellem Hintergrund von dort tätigen Psychiatern untersucht wurden; dies geschah unter Verwendung des «Present State Examination» - PSE (WING, COOPER und SARTORIUS 1972), eines Instrumentes zur standardisierten Befunderhebung (s.u.). Die Diagnosen der Psychiater jedes Zentrums wurden dann verglichen mit den aufgrund der PSE-Daten mittels des Catego-Programms (s.u.) erstellten Computer-Diagnosen. Die sich bei dieser Computer-Auswertung der PSE-Daten ergebenden Catego-Klassen S, P und O sind dabei äquivalent mit der Diagnose Schizophrenie, die Catego-Klasse M mit Manie und die Klassen D, R und N mit Depressionen (neurotisch, psychotisch). Es zeigte sich, daß in Washington und in Moskau die häufigsten Abweichungen von der Catego-Diagnostik bezüglich der Diagnose Schizophrenie auftraten. Ein großer Teil der Patienten, die in Moskau oder Washington als Schizophrenie diagnostiziert wurden, wurden vom Catego-Programm den affektiven Psychosen oder den Neurosen zugeordnet.

3.3. Diagnose-Stabilität und Übergangswahrscheinlichkeiten

Diagnosen sind unter praktischen und wissenschaftlichen Gesichtspunkten nur sinnvoll, wenn sie eine gewisse Stabilität im Zeitverlauf aufweisen. Allerdings muß bei der Frage der Stabilität psychiatrischer Diagnosen berücksichtigt werden, daß - abgesehen von einem Wechsel des Krankheitsbildes bzw. dem Neuauftreten andersartiger Erkrankungen - bestimmte Eigenarten der Routinediagnostik eine Modifikation einer Diagnose bedingen können, z.B. nachträglich gewonnene Informationen, die bei der Erstdiagnose noch nicht verfügbar waren, Wandel des Erscheinungsbildes (z.B. Delir bei Alkoholismus), unterschiedliche Gewichtung, die zu einem Rangwechsel von Erst- und Zweitdiagnosen führen kann. Angaben über die Konstanz von psychiatrischen Diagnosen in längeren Zeiträumen lassen sich aus einer neueren Studie über das Camberwell-Fallregister (JAKU-

Tab. 4: Übergangswahrscheinlichkeiten für psychiatrische Diagnosen zwischen erster und vierter Inanspruchnahme einer psychiatrischen Institution innerhalb von zwei Jahren. Die Diagnose-Nummern beziehen sich auf die ICD 8. Rev. (s. u.). Die Zeilen der Matrix repräsentieren die vorangehende, die Spalten die nachfolgende Diagnose (nach KLUG et al. 1978).

Bedeutung der Nummern nach ICD 8 (nach KLUG et al. 1978):

291 Alkoholpsychosen
293 Psychosen bei anderen organischen Hirnstörungen
295 Schizophrenie
296 Affektive Psychosen
297 Paranoide Syndrome
298 Andere Psychosen
300 Neurosen
301 Persönlichkeitsstörungen
303 Alkoholismus
304 Medikamentenabhängigkeit
309 Psychische Störungen
310–315 Minderbegabung und Schwachsinn

	291	293	295	296	297	298	300	301	303	304	309	310–315
291	.42	.03	.03	.03		.08		.03	.35			.03
293		.47	.06	.11	.06	.06	.12	.06			.06	
295	.02		.86	.02	.02	.05		.01	.01			.01
296		.10	.06	.80			.02	.02				
297			.33		.33		.17	.17				
298			.18	.09		.18	.37		.09	.09		
300	.03		.06	.17			.50	.03	.09	.06	.03	.03
301	.07	.07	.13		.07	.13	.07	.32	.07	.07		
303	.24		.02				.05	.10	.53	.02	.02	.02
304		.06		.03			.06		.03	.79	.03	
309							.33		.12	.22	.33	
310–315			.14		.29							.57

BASCHK und HURRY 1977) entnehmen. Danach ändert sich die Diagnose innerhalb von 4 Wochen bei 20% der Patienten, innerhalb von 2 Jahren bei etwa 50% der Patienten. Andere Untersucher fanden günstigere Resultate

(KLUG et al. 1978; MAZURE, ELLIOT und GERSHON 1979). Die Verhältnisse im deutschsprachigen Raum lassen sich aus einer Untersuchung am psychiatrischen Fallregister Mannheim (KLUG, REY und WELZ 1978) entnehmen, in der sich der Diagnosewechsel innerhalb von 2 Jahren mit 36% als etwas niedriger erwies als in Camberwell. Diese Untersuchung ergab, daß die einzelnen Diagnosen unterschiedliche Stabilitäten aufwiesen. Die Diagnosen Schizophrenie und endogene Depression besaßen die höchste Stabilität; der als «Kappa» berechnete Übereinstimmungswert lag über 0.80. Außerdem konnte gezeigt werden, daß die Diagnosen mit geringer Stabilität inhaltlich plausible Übergangswahrscheinlichkeiten zu anderen Diagnosen aufwiesen (Tab. 4). So ging z. B. die Diagnose Alkoholismus (ICD-Nr. 303) mit einer Wahrscheinlichkeit von 0.24 in die Diagnose Alkoholpsychose (ICD-Nr. 291) und die Diagnose paranoides Syndrom (ICD-Nr. 297) mit der Wahrscheinlichkeit von 0.33 in die Diagnose Schizophrenie (ICD-Nr. 295) über.

4. Verbesserung der psychiatrischen Diagnostik

Zentrales Anliegen der Bemühungen um eine Vereinheitlichung der psychiatrischen Diagnostik ist - abgesehen von der weltweiten Einführung eines einheitlichen Klassifikationssystems - einerseits die Standardisierung der Befunderhebung und Befundbeschreibung, andererseits die Standardisierung der syndromatologischen bzw. nosologischen Zuordnung. In einer Fülle von Aktivitäten wurde versucht, auf dieser Basis dem angestrebten Ziel näher zu kommen.

4.1. Verbesserung der Diagnostik auf syndromatologischer Ebene durch standardisierte Befunderhebung und -beschreibung

Eine präzise Bedeutungsfestlegung psychiatrischer Symptombegriffe ist nur durch verbindliche, operationale Definitionen möglich (BRIDGMAN 1960; HEMPEL 1961; MÖLLER 1976). Da bisher für viele Symptombegriffe keine verbindlichen Definitionen vorliegen, müssen diese den Instrumenten zur psychiatrischen Befunderhebung in Form von Glossaren beigefügt werden, wie es z. B. beim «Dokumentationssystem der Arbeitsgemeinschaft für Methodik und Dokumentation in der Psychiatrie - AMDP (AMDP 1979) der Fall ist.

Eine Verringerung interindividueller Unterschiede in der Befunderhebung und Befundbeschreibung kann durch Strukturierung der Interviewtechnik sowie durch Verwendung von Symptomlisten oder Schätzskalen zur Befundbeschreibung erreicht werden. Insbesondere Schätzskalen (MOMBOUR 1972), wie z.B. die Brief Psychiatric Rating Scale (OVERALL und GORHAM 1962; MOMBOUR et al. 1975), die Inpatient Multidimensional Psychiatric Scale (LORR 1974) und der Belegbogen für den psychopathologischen Befund aus dem Dokumentationssystem der Arbeitsgemeinschaft für Methodik und Dokumentation in der Psychiatrie (ANGST et al. 1969; AMDP 1979) haben sich im praktischen Gebrauch an wissenschaftlichen psychiatrischen Institutionen bewährt. Demgegenüber hat sich das Present State Examination - PSE - (WING, COOPER und SARTORIUS 1972), bei dem Unterschiede des Explorationsstils durch die völlige Strukturierung des Interviews weitgehend beseitigt werden, bisher wegen des größeren Aufwandes nicht in der Routinepraxis, sondern nur im Rahmen aufwendiger Forschungsprojekte durchsetzen können. Ein besonderer Vorteil der Inpatient Multidimensional Psychiatric Scale (IMPS) ist die alltagssprachliche Operationalisierung psychiatrischer Symptombegriffe. Die Beobachterübereinstimmung für die einzelnen IMPS-Items liegt größtenteils zwischen 0.6 und 0.9. Die Ergebnisse werden noch günstiger, wenn man eine Auswertung auf der Ebene der IMPS-Faktoren, die klinischen Syndromen entsprechen, vornimmt. Dann liegen die Werte für die Interbeobachterübereinstimmung zwischen 0.8 und 0.9 (LORR 1974). Unter Zugrundelegung eines kritischeren Reliabilitätsmaßes anstelle des gebräuchlichen Intraklassen-Korrelations-Koeffizienten ergaben sich in einer neueren Untersuchung zwar etwas ungünstigere, aber noch immer zufriedenstellende Reliabilitätskoeffizienten von durchschnittlich 0.72 für die Syndrome (CAIRNS et al.; in press (b)).

In der klinischen Diagnostik begnügt man sich, abgesehen von der Therapieverlaufskontrolle, die zumeist auf rein syndromatologischer Ebene erfolgt, meist nicht mit syndromatologischen Diagnosen, sondern verwendet sie bevorzugt als zuverlässig vollziehbaren Zwischenschritt vor der Stellung einer nosologischen Diagnose. Man ging von klinisch gestellten nosologischen Diagnosen aus und ermittelte empirisch Durchschnittsprofile für bestimmte Diagnosegruppen (BAUMANN und ANGST 1975; DIEBOLD und ENGEL 1977; FREUDENTHAL et al. 1977; LORR et al. 1963; MOMBOUR 1974; PICHOT und DEBRAY 1971). Durch Anwendung dieser Durchschnittsprofile wird die diagnostische Zuordnung zu syndromatologischen oder nosologischen Gruppierungen erleichtert. Dieses Vorgehen kann im Rahmen von Computer-Programmen imitiert werden. So werden z.B. beim Catego-Programm (WING 1977; WING et al. 1974) zunächst aus den PSE-Befunden Syndromprofile abgeleitet, die dann in einem weiteren Schritt und unter Verwendung von zusätzlicher Information über die Vorgeschichte zu einer nosologischen Diagnose verarbeitet werden.

Daß allein durch die Verwendung standardisierter Interview-Techniken und Befundbeschreibung mittels Schätzskalen eine deutliche Verbesserung der Reliabilität psychiatrischer Diagnostik, selbst auf internationaler Ebene, möglich ist, wird durch zwei große internationale Forschungsprojekte bestätigt (COOPER et al. 1972; World Health Organization 1973). Beim United States - United Kingdom-Projekt (COOPER et al. 1972) wurden von einem englisch-amerikanischen Team Patienten an einem Londoner und einem New Yorker psychiatrischen Krankenhaus unter Verwendung des Present State Examination (WING et al. 1972) nachuntersucht. Die auf der Basis der PSE-Befunde sowie zusätzlicher Informationen über die Vorgeschichte von entsprechend geschulten Projektpsychiatern erarbeiteten Projektdiagnosen wurden mit den in den Krankenhäusern von den behandelnden Ärzten klinisch intuitiv gestellten Krankenhausdiagnosen verglichen (Tab. 5). Es zeigte sich, daß die Projektdiagnosen in der diagnostischen Verteilung bedeutend weniger voneinander abwichen als die Verteilung der Krankenhausdiagnosen, die die o.e. großen Unterschiede zwischen London und New York aufwies. Daraus folgt, daß die unterschiedlichen Häufigkeiten der Krankenhausdiagnosen in London und New York nur unterschiedliche diagnostische Gewohnheiten widerspiegeln, nicht aber wirkliche Unterschiede zwischen den beiden Stichproben beschreiben. Durch eine mit gleichen Methoden durchgeführte Anschlußstudie (v. CRANACH und STRAUSS 1978) am Bezirkskrankenhaus Haar bei München wurde das Ergebnis der United States - United Kingdom-Studie weiter untermauert.

Tab. 5: Vergleich der klinisch intuitiv gestellten Krankenhausdiagnosen mit den auf der Basis standardisierter Befunderhebung mit dem PSE gestellten Diagnosen (nach v. CRANACH und STRAUSS 1978, S. 212).

	Brooklyn New York		Netherne London		Haar (München)	
Diagnosen	Krankenhaus	Projekt	Krankenhaus	Projekt	Krankenhaus	Projekt
Schizophrenie	65,2%	32,4%	34,0%	26,0%	30,9%	21,0%
Depressive Psychosen	7,2%	18,0%	32,8%	26,0%	3,3%	7,7%
Manie	0,8%	8,8%	1,6%	5,6%	1,1%	6,1%
Depressive Neurosen	2,4%	9,6%	4,0%	15,6%	12,7%	16,6%
Andere Neurosen	0,4%	4,4%	8,0%	8,4%	3,3%	2,8%
Persönlichkeitsstörungen	0,8%	3,2%	8,4%	4,8%	6,1%	6,6%
Alkoholismus	12,4%	11,6%	4,4%	6,4%	27,6%	22,7%
Sucht	1,2%	3,2%	2,0%	2,8%	7,7%	8,3%
Organische Störungen	2,8%	3,6%	2,0%	1,6%	2,2%	1,7%
Andere Diagnosen	6,0%	5,2%	4,8%	2,8%	5,0%	6,6%

Wie weit die Interraterreliabilität durch standardisierte Befunderhebung und -beschreibung mit dem PSE gesteigert werden kann, wird aus einer kürzlich publizierten Studie (BRONISCH, SCHMID und v. CRANACH 1982) deutlich. Die nach der standardisierten Erhebung mit dem PSE gestellten Eindrucksdiagnosen stimmten unter Verwendung einer diagnostischen Einteilung in 11 Kategorien in 91% (Berechnung wie in der ersterwähnten Reliabilitätsstudie des MPIP) überein, was einem sehr günstigen Kappa-Wert von 0.88 entspricht. Diese hohe Übereinstimmung hängt sicherlich zusätzlich mit der einheitlichen diagnostischen Schulung der Projektärzte durch ihre langjährige Tätigkeit im MPI für Psychiatrie zusammen.

4.2. Verbesserung der Diagnostik auf nosologischer Ebene durch Operationalisierung der Diagnose-Kriterien

Durch Einführung der ICD wurden sicherlich die Chancen für eine reliable nosologische Diagnostik in der Psychiatrie, auf nationaler wie insbesondere auf internationaler Ebene, verbessert. Andererseits scheint es aber durch Einführung der ICD nicht gelungen zu sein, die Reliabilit der klinischen Routinediagnostik über einen bestimmten, für die verschiedenen Krankheitsgruppen unterschiedlichen Grenzwert zu erhöhen, sofern nicht weitergehende Standardisierungen des diagnostischen Prozesses durchgeführt wurden (s. o.).

Um eine weitergehende Verbesserung der nosologischen Diagnostik zu erreichen, wurde neben der Standardisierung der Befunderhebung und Befundbeschreibung eine Standardisierung der diagnostischen Zuordnungsschritte versucht. Einen ersten Ansatz zur Vereinheitlichung der nosologischen Zuordnung bieten Glossare – wie z. B. der internationale Glossar für den psychiatrischen Teil der ICD (DEDKWITZ et al. 1975, 1980) oder das von der American Psychiatric Association (APA) herausgegebene Diagnostic and Statistic Manual of Mental Disorders, II. Revision – DSM-II (1968) –, die die nosologischen Einheiten definieren, indem sie charakteristische Merkmale aufzählen. Damit ist aber das Problem nur teilweise gelöst. Denn ein solches Glosser definiert nicht präzise genug Ein- und Ausschlußkriterien für die nosologische Zuordnung. Eine weitergehende Vereinheitlichung der nosologischen Zuordnung wird dadurch erreicht, daß man eindeutige Ein- und Ausschlußkriterien für jede Diagnose nach folgendem Prinzip festlegt: Um die Diagnose «D» zu stellen, muß bei dem Patienten das Symptom «A» zusammen mit einem Symptom aus der Reihe B, C, D, E vorliegen und die Symptome «P» und «O» dürfen nicht vorhanden sein. Nach diesem Prinzip verfahren die sog. FEIGHNER-Kriterien (FEIGHNER et al. 1972; HELZER, CLAYTON und PAMBAKIAN 1977) und die aus ihnen weiterentwickelten «Research Diagnostic Criteria» (SPITZER, ENDICOTT und ROBINS 1978a, b). Während man mit den FEIGHNER-Kriterien nur 15 diagnostische Kategorien abgrenzen konnte, sind mit Hilfe der «Research Diagnostic Criteria» (RDC) 25 diagnostische Kriterien sowie weitere Sub-Kategorien abgrenzbar. Ein Nachteil liegt darin, daß die RDC-Kategorien z.T. nicht identisch sind mit den ICD-Kategorien. So schließt z.B. die RDC-Kategorie «Major Depressive Disorders» u.a. die endogene Depression, die Involutionsdepression, depressive psychotische Reaktionen sowie schwere Formen von depressiv-neurotischen Störungen ein.

Wegen der großen Bedeutung, die die RDC insbesondere in der amerikanischen psychiatrischen Forschung erlangt haben und da sie zunehmend auch in der deutschen psychiatrischen Forschung angewandt werden, soll hier näher auf sie eingegangen werden. Als Beispiel für die Art der Operationalisierung soll hier die Diagnostik der «Major Depressive Disorders» dargestellt werden. Diese Kategorie ist für Krankheitsepisoden vorgesehen, bei denen das klinische Zustandsbild schwerpunktmäßig durch eine dysphorische Verstimmung oder durch einen Verlust von Interessen oder Lebensfreude im Zusammenhang mit einem depressiven Syndrom bestimmt ist (SPITZER, ENDICOTT und ROBINS 1978a, b). Die Kategorie wird von weniger schweren Störungen der Gestimmtheit - «Minor Depressive Disorders» - abgegrenzt, die nicht mit einem vollständigen depressiven Syndrom einhergehen. Für die Diagnose ist die Erfüllung folgender Kriterien erforderlich (leicht modifiziert und gekürzt nach SPITZER, ENDICOTT und ROBINS 1978a, b):

A: Eine oder mehrere voneinander abgrenzbare Perioden mit dysphorischer Gestimmtheit oder überzeugendem Verlust an Interessen oder Freude. Die Störung ist durch folgende Symptome charakterisiert: Depressiv, traurig, mutlos, hoffnungslos, niedergeschlagen, verdrießlich.

B: Mindestens fünf der folgenden Symptome müssen als Teil einer Erkrankung vorhanden sein, um die Erkrankung als «sicher» vorhanden bewerten zu können:
   1. mangelnder Appetit oder Gewichtsverlust oder Appetitzunahme oder Gewichtszunahme
   2. Schlafstörungen oder Zunahme der Schlafdauer
   3. Energieverlust, Schwächegefühl oder Müdigkeit
   4. Psychomotorische Agitiertheit oder Verlangsamung
   5. Verlust an Interesse oder Spaß an üblichen Aktivitäten
   6. Selbstvorwürfe oder ausgeprägte oder inadäquate Schuldgefühle
   7. Klagen oder Hinweise auf eine verminderte Fähigkeit zu denken oder sich zu konzentrieren
   8. Wiederkehrende Gedanken an Tod oder an Suizid oder irgendwelche Suizidhandlung

C: Die Störung der Gestimmtheit soll mindestens eine Woche andauern.

D: Der Patient war während der Verstimmungsperiode in Behandlung oder wurde dazu von irgendjemand überwiesen.

E: Keines der folgenden Symptome, die auf eine Schizophrenie hinweisen, darf vorhanden sein:

1. Wahnvorstellungen, kontrolliert zu werden
2. Nicht affektabhängige Halluzinationen irgendwelcher Art
3. Akustische Halluzinationen in Form von kommentierenden oder dialogischen Stimmen
4. Irgendwann während der Erkrankungsperiode gab es einen Zeitraum von mehr als einem Monat, in dem kein ausgeprägtes depressives Syndrom vorhanden war, aber Wahninhalte oder Halluzinationen (typisch depressive Wahninhalte sind hier nicht gemeint)
5. Vorherrschen von Wahnvorstellungen und Halluzinationen (hier sind nicht die typisch depressiven Wahninhalte oder Halluzinationen gemeint)
6. Eindeutige Beispiele von deutlichen formalen Denkstörungen, im Zusammenhang mit flachem oder inadäquatem Affekt, Wahnvorstellungen oder Halluzinationen

F: Die Erkrankung erfüllt nicht die Kriterien für einen schizophrenen Residualzustand.

Die auffallend minutiöse Subdifferenzierung der depressiven Störungen, der gegenüber die Differenzierung der schizophrenen Psychosen in den RDC vergleichsweise grob ist, hängt damit zusammen, daß die Entwicklung des Instrumentes im Rahmen eines psychobiologischen Forschungsprojektes über depressive Erkrankungen stattfand. Die Unterteilung der affektiven Erkrankungen in eine Reihe von sich gegenseitig nicht ausschließenden Unterkategorien sollte die Prüfung von möglichst vielen Hypothesen ermöglichen. Für die exogenen Psychosen sind in den RDC keine Kriterien genannt, was ebenfalls mit der Entstehungsgeschichte zusammenhängt. Patienten mit Hinweisen für hirnorganisch bedingte Störungen - z.B. Patienten mit mnestischen Störungen oder Desorientiertheit - werden sogar ausdrücklich ausgeschlossen.

Es konnte gezeigt werden, daß allein durch Verwendung der «Research Diagnostic Criteria» eine deutliche Verbesserung der psychiatrischen Diagnostik gegenüber einer sich auf die Definitionen des DSM-II stützenden Fallzuordnung möglich ist und daß sich die Reliabilitätswerte noch verbessern ließen, wenn man das dazugehörige, von der gleichen Arbeitsgruppe entwickelte standardisierte Erhebungsinstrument, die «Schedule for Affective Disorders and Schizophrenia» - SADS (Spitzer, Endicott und Robins 1975a, b; Spitzer, Endicott und Robins 1978a, b; vgl. auch Luria und Guziec 1981) verwendet. Die Interraterreliabilität lag bei allen Diagnosen über einem Kappa-Wert von 0.75. Insbesondere für die Anwendung im Rahmen wissenschaftlicher Untersuchungen ist es vorteilhaft, daß man die Patienten mit den RDC sowohl aufgrund eines bestimmten aktuellen Zustandsbildes als auch im Sinne einer Längsschnittdiagnose («life time diagnosis») zuordnen kann. Für letzteren Zweck existiert auch eine spezielle Form der SADS (Andreasen et al. 1981; Mazure, Elliot und Gershon 1979). Ein anderes epidemiologisches Untersuchungsinstrument für die «life time diagnosis», das Diagnostic Interview Schedule - DIS (Robins et al. 1981; Semmler und Wittchen 1982), berücksichtigt neben anderen Diagnosekriterien auch die RDC und bietet obendrein die Möglichkeit zu einer diesbezüglichen Computerdiagnostik.

Tab. 6: Resultate der Interrater-Reliabilitätsstudien (Phase II) zur DSM-Diagnostik mit einer verbesserten Vorform von DSM-III (N = 331). Als Reliabilitätsmaß sind Kappa-Koeffizienten angegeben (nach: American Psychiatric Association 1980).

			% of Sample
Axis I			
Disorders Usually First Evident in Infancy, Childhood or Adolescence	.73		*3.6%*
Mental Retardation		.83	*2.1%*
Attention Deficit Disorder		-.003	*0.6%*
Conduct Disorder		-.003	*0.6%*
Other Disorders of Infancy, Childhood or Adolescence		.002	*0.3%*
Eating Disorders		..	
Stereotyped Movement Disorders		..	
Other Disorders with Physical Manifestations		1.00	*0.6%*
Organic Mental Disorders	.76		*10.0%*
Dementias arising in the senium and presenium		.91	*1.8%*
Substance-induced		.58	*3.6%*
OBS of Other or Unknown Etiology		.65	*5.4%*
Substance Use Disorders	.80		*21.2%*
Schizophrenic Disorders	.81		*23.3%*
Paranoid Disorders	.75		*1.5%*
Psychotic Disorders not Elsewhere Classified	.69		*6.7%*
Affective Disorders	.83		*38.7%*
Major Affective Disorders		.80	*26.9%*
Other Specific Affective Disorders		.69	*12.4%*
Atypical Affective Disorders		.49	*3.6%*
Anxiety Disorders	.72		*8.8%*
Somatoform Disorders	.42		*3.3%*
Dissociative Disorders	-.003		*0.6%*
Psychosexual Disorders	.75		*1.5%*
Gender Identity Disorders		-.002	*0.3%*
Paraphilias		..	
Psychosexual Dysfunctions		.86	*1.2%*
Factitious Disorders	-.005		*0.9%*
Disorders of Impulse Control not Elsewhere Classified	.80		*1.8%*
Adjustment Disorder	.68		*8.5%*
Psychological Factors Affecting Physical Condition	.44		*2.1%*
V Codes	.66		*3.0%*
Additional Codes	.28		*1.8%*
Overall Kappa for Axis I	.72		
Axis II			
Specific Developmental Disorders		.40	*1.2%*
Personality Disorders	.65		*49.8%*
Overall Kappa for Axis II	.64		

Ein noch nicht erwähntes Problem der RDC liegt darin, daß zahlreiche Grenzfälle der 25 diagnostizierbaren Erkrankungen aufgrund der Rigidität der Kriterien nicht diagnostiziert werden können und daß für eine Reihe weiterer Störungen, z.B. die schon erwähnten hirnorganisch bedingten Störungen, keine Diagnosekriterien aufgestellt wurden. Diese Mängel schränken die Brauchbarkeit für die Routinediagnostik erheblich ein. Deshalb mußte in dem seit 1980 für die klinische Routinediagnostik in der amerikanischen Psychiatrie eingeführten DSM-III (American Psychiatric Association 1980; WEBB et al. 1981), das in seinen Operationalisierungen weitgehend auf den RDC basiert, eine entsprechende Erweiterung der diagnostizierbaren Erkrankungen und gleichzeitig z.T. eine Modifikation der RDC im Sinne größerer Flexibilität vorgenommen werden. Letzteres macht DSM-III besser brauchbar für die Routinediagnostik. Die Sorge, daß die für wissenschaftliche Zwecke der Fallzuordnung erforderliche Präzision ggf. durch die Modifikation der RDC Schaden leiden würde, ist angesichts der sehr guten Ergebnisse (Tab.6) zweier großer Interrater-Reliabilitätsstudien mit einer Vorform und einer verbesserten Vorform der jetzt gültigen DMS-III (SPITZER, FORMAN und NEE 1979; SPITZER und FORMAN 1979) unbegründet. Dies gilt insbesondere, wenn man bedenkt, daß im Gegensatz zu den RDC-Studien hierbei mit bezüglich des Instrumentes unerfahrenen Diagnostikern gearbeitet wurde. Daß das DSM-III-System neben der Operationalisierung der Diagnose-Kriterien gleichzeitig eine sog. multiaxiale Diagnostik versucht, wurde bereits dargestellt. In den schon genannten Reliabilitätsstudien erwies sich auch die Interrater-Reliabilität bezüglich der Achsen «Severity of psychosocial stressors» (Kappa-Werte 0.60 bzw. 0.66) und «highest level of adaptive functioning past year» (Kappa-Wert 0.75 bzw. 0.80) als durchaus zufriedenstellend.

4.3. Verbesserung der psychiatrischen Diagnostik durch Computerprogramme

Erst durch Verwendung komplizierterer Algorithmen (LANGE 1971) kann das Problem umgangen werden, daß viele Fälle aufgrund starrer Ein- und Ausschlußkriterien nicht zugeordnet werden können. Die Algorithmisierung folgt dabei entweder dem Prinzip des Entscheidungsbaumes oder dem Prinzip der Mustererkennung (GROSS 1976; v. ZERSSEN 1973a). Sowohl beim Prinzip des Entscheidungsbaumes als auch beim Prinzip der Mustererkennung läßt sich die diagnostische Wahrscheinlichkeit durch entsprechende Regeln berücksichtigen. Die algorithmische Diagnostik kann entweder «per Hand» vollzogen werden oder muß was insbesondere bei aufwendigeren Algorithmen unumgänglich ist, durch Computer vorgenommen werden. Automatisierte Algorithmen haben den prinzipiellen Vorteil, daß die nosologische Zuordnung aufgrund der eingegebenen Daten voll standardisiert erfolgt, ohne daß auf dieser Ebene neue Reliabilitätsmängel auftreten können. Im Hinblick auf die psychiatrische Diagnostik sind im wesentlichen folgende Computer-Programme zu nennen: Die in den USA von SPITZER und ENDICOTT entwickelten Programme Diagno I, Diagno II, Diagno III (SPITZER und ENDICOTT 1969; SPITZER et al. 1974; FLEISS et al. 1972), das in England von WING et al. entwickelte Catego-Programm (WING, COOPER und SARTORIUS 1974), das in der BRD von v. ZERSSEN et al. entwickelte DiaSiKa-Programm (v. ZERSSEN, in Vorb.) sowie die computerisierte Anwendung des BAYESschen Theorems (FLEISS et al. 1972; OVERALL und GORHAM 1963) und der Diskriminanz-Analyse (FLEISS et al. 1972; SCHUBÖ et al. 1975; SLETTEN 1971).

Im deutschsprachigen Raum wurden insbesondere drei Verfahren zur computerisierten psychiatrischen Diagnostik erprobt: eine Modifikation des Diagno II, - Dial (GERSTER und DIRLICH 1975) - genannt, Catego und DiaSiKa. Das Programm Diagno II kann auf der Basis von speziellen Schätzskalen für den psychopathologischen Befund und wichtiger Merkmale aus der Vorgeschichte (Current and Past Psychopathology Scales - Capps) 46 Diagnosen der DSM-II stellen (SPITZER und ENDICOTT 1969; FLEISS et al. 1972). Das Programm Dial (GERSTER und DIRLICH 1975) ist eine auf die deutschen Diagnostiziergewohnheiten im Sinne der ICD-8 adaptierte und für den Mensch-Maschine-Dialog bearbeitete Form des Diagno II. Bei der Erprobung des Dial-Programmes ergaben sich wenig befriedigende Ergebnisse (SCHMID et al.1974; CASTELL et al. 1976). Aus der Tatsache, daß weder Kliniker noch Computer anhand der dem Dial-Programm zugrundeliegenden Dokumentationsbögen CAPPS ausreichend zuverlässige Diagnosen stellen konnten, wurde geschlossen, daß diese Dokumentationsbögen nicht informativ genug sind, um eine angemessene diagnostische Entscheidung zu ermöglichen. Die beschriebenen Mängel des Diagno II konnten offensichtlich in einer revidierten Form dieses Programms (Diagno III), das sich auf eine andere Dokumentation der klinischen Daten stützt (Mental Status Examination Record and Psychiatric Anamnestic Record; SPITZER und ENDICOTT 1971; SPITZER et al. 1974), nicht behoben werden.

Beim von WING et al. in England entwickelten Catego-Programm (WING 1977; WING, COOPER und SARTORIUS 1974; LURIA und BERRY 1979) stützt sich der computerisierte Entscheidungsprozeß auf die in einem standardisierten Interview erhobenen Informationen über den psychopathologischen Befund («Present State Examination»), Informationen über psychopathologische Auffälligkeiten in früheren Krankheitsphasen («Syndrome Check List») sowie Informationen über ätiologische Faktoren

(«Etiology Schedule»). Das PSE/Catego-System wurde insbesondere für die Diagnostik endogener Psychosen konzipiert. Zunächst werden die Informationen des PSE zu den Syndromprofilen der Catego-Klassen zusammengefaßt, die dann in einem weiteren Schritt unter Berücksichtigung der Daten der «Syndrome Check List» und der «Etiology Schedule» zu einer nosologischen Diagnose weiterverarbeitet werden. Die Brauchbarkeit einer auf dem PSE basierenden Diagnose hat sich bereits in zwei großen internationalen Studien, dem US-UK-Projekt (COOPER et al. 1972) und der International Pilot Study of Schizophrenia (World Health Organization 1973) gezeigt. Eine computerisierte Diagnostik nur auf der Basis des PSE stimmt in über 80% mit unter Zuhilfenahme standardisierter Befunderhebung gestellten klinischen Diagnosen überein (WING et al. 1974). Dies ergab sich auch bei einer im deutschsprachigen Raum durchgeführten Studie (SCHARFETTER, MOERBT und WING 1976), in der 115 Patienten aufgrund einer computerisierten Auswertung der PSE-Daten mit dem Catego-Programm diagnostiziert wurden. Es wurde eine 82%ige Übereinstimmung in den groben Kategorien Schizophrenie (ICD-Nr. 295) und Depression (ICD-Nr. 296 und 300.4) zwischen Projektdiagnosen, die auf der Basis des standardisierten Befundes von Klinikern gestellt wurden, und Catego-Diagnosen erzielt (SCHARFETTER et al. 1976). Die diskrepanten Urteile bei 20 Patienten konnten durch zusätzliche Berücksichtigung der Daten der Syndrom-Check-List weitgehend aufgehoben werden, so daß dann eine 99%ige Übereinstimmung resultierte. Eine andere ähnliche Untersuchung im deutschsprachigen Raum, bei der mit einem differenzierten Kategoriensystem (10 Kategorien) gearbeitet wurde (WING et al. 1977), zeigte eine hohe Übereinstimmung, gemessen an der prozentualen Verteilung von Projektdiagnosen und Catego-Diagnosen, wobei eine Analyse auf der Ebene der Einzelfälle nicht erfolgte. Eine jüngst durchgeführte Studie, bei der die Übereinstimmung auf der Einzelfallebene geprüft wurde, kam bei einem 11-Kategorien-System lediglich zu Kappa-Werten für die Gesamtübereinstimmung zwischen Projekt-Diagnosen und Catego-Diagnosen in der Größenordnung von Kappa = 0.50; die Übereinstimmung der beiden Projekt-Kliniken ergab dagegen einen Kappawert von 0.88 (BRONISCH, SCHMID und v. CRANACH 1982). Dieses relativ ungünstige Resultat angesichts der bisherigen günstigen Resultate bezüglich des Catego-Systems hängt vielleicht u. a. damit zusammen, daß die meisten bisherigen Validierungsstudien über das Catego-System von mit den Stereotypen – z. B. Bias zugunsten der Diagnose Depression (vgl. v. CRANACH und STRAUSS 1978) – der englischen Diagnostik vertrauten Untersuchern vorgenommen wurden, was im letzteren Fall nicht zutraf.

Gegenüber dem Catego-Programm hat das von v. ZERSSEN et al. für die klinische Routinediagnostik entwickelte DiaSiKa-Programm (v. ZERSSEN, in Vorb.) den Vorteil, daß bezüglich der Gewinnung der Information keine

Standardisierungsvorschriften gemacht werden. Dadurch ist sogar die nachträgliche Auswertung von Krankengeschichten zur Überprüfung der Diagnose mit dem DiaSiKa-Programm möglich. Der zugrundeliegende Algorithmus ist so einfach, daß die Auswertung prinzipiell «per Hand» nach dem Prinzip des Sichtlochkarten-Verfahrens durchgeführt werden kann. Die bei der Untersuchung eines Patienten festgestellten Merkmale werden auf einem am AMDP-System orientierten Dokumentationsbogen vermerkt. Eine Überprüfung der diagnostischen Zuverlässigkeit des DiaSiKa-Systems wurde in der Weise durchgeführt, daß für dieselben Krankengeschichten, für die zuvor mit Hilfe des DIAL-Programmes eine Diagnose gestellt worden war (s.o.), nun mit Hilfe des DiaSiKa-Programmes eine diagnostische Auswertung vorgenommen wurde (Ellendorf 1975). Dabei zeigte sich eine deutlich höhere Übereinstimmung im Vergleich zu DIAL, insbesondere bei den Diagnosen, bei denen die Übereinstimmung in der DIAL-Untersuchung besonders gering ausgefallen war, nämlich bei organischen Psychosen und Depressionen. Andererseits werden die aus der Untersuchung von Krauss (1974) bekannten durchschnittlichen diagnostischen Übereinstimmungsraten von Klinikern des MPIP in dieser Untersuchung nicht erreicht, z.B. bei den endogenen Psychosen 58% gegenüber 74%. Das kann aber z.T. durch die Untersuchung bedingt sein, bei der lediglich Krankengeschichten ausgewertet wurden und nicht konkrete Patienten untersucht wurden. Eine gerade zum Abschluß gekommene Vergleichsuntersuchung zwischen DiaSiKa-Diagnosen, Catego-Diagnosen und Kliniker-Diagnosen, bei der 100 psychiatrische Patienten untersucht wurden, zeigt das unerwartete Resultat, daß die Übereinstimmungsrate der DiaSiKa-Diagnosen mit den im Rahmen der standardisierten Befunderhebung gestellten Projekt-Diagnosen durchschnittlich etwas über der der Catego-Diagnosen mit den Projektdiagnosen liegt (Tab.7).

Tab.7: Diagnostische Übereinstimmung zwischen Klinikerdiagnosen (Klin.1, Klin.2) und Computerdiagnosen (DiaSiKa, Catego). In Klammern sind die von den Computerprogrammen mit den Klinikern übereinstimmend diagnostizierten Fälle angegeben (nach Schmid, Bronisch und v. Zerssen, im Druck).

Diagnostische Kategorien	Klin.1	DiaSiKa	Catego	Klin.2	DiaSiKa	Catego
organische Psychosen	16	18 (15)	6 (5)	16	19 (15)	5 (4)
endogene Psychosen	53	57 (50)	50 (46)	51	55 (49)	53 (47)
Neurosen	16	11 (10)	14 (7)	14	9 (6)	12 (7)
Depression	14	14 (10)	20 (11)	18	17 (13)	20 (15)
nicht klassifizierbar	1	0 (0)	10 (1)	1	0 (0)	10 (0)
Gesamtübereinstimmung $(K)^2$		0.76	0.56		0.74	0.60

Die wesentliche Diskrepanz zwischen den beiden Computerprogrammen besteht darin, daß das Catego-Programm häufiger Depressionen diagnostiziert als das DiaSiKa-Programm (SCHMID, BRONISCH und v. ZERSSEN, in Vorb.), was mit einer schon oben erwähnten diagnostischen Tendenz in der englischen Psychiatrie zusammenhängt. Obendrein ist das PSE/Catego-System unsensibel für organische Psychosen und symptomarme Formen schizophrener Psychosen. Die DiaSiKa hat dagegen einen offensichtlichen Bias zugunsten der schizoaffektiven Psychosen.

4.4. Weitere Verbesserungsmöglichkeiten: Polydiagnostisches Vorgehen, biologische «Marker»

Die bisherigen Ausführungen haben gezeigt, daß inzwischen eine Reihe von operationalisierten Diagnosekriterien bzw. Computerprogrammen zur psychiatrischen Diagnostik entwickelt wurden, von denen jedes für sich genommen als ausreichend valide eingestuft werden kann und somit eine Verbesserung der Reliabilität psychiatrischer Diagnostik ermöglicht, sofern die Untersucher, mit denen man vergleichen möchte, das gleiche System anwenden. Die Wahl des z.B. für ein Forschungsprojekt angewandten Verfahrens hängt dabei sicherlich nicht nur von rationalen Argumenten, sondern auch von äußeren Faktoren ab, z.B. akzeptieren bestimmte Gutachter, Zeitschriften usw. nur Arbeiten, bei denen ein bestimmtes dieser Diagnostik-Systeme angewandt wurde. Am häufigsten angewandt werden z.Zt. sicherlich die RDC sowie das PSE/Catego-System. Aus dem Gedanken, daß vielleicht jedes dieser Systeme unter bestimmten, vielleicht z.T. noch gar nicht bekannten Aspekte valider sein könnte - ein Argument, das prinzipiell auch für viele andere z.T. tradierte, aber nicht oder nicht so intensiv unter testtheoretischen Aspekten untersuchte diagnostische Kriterien zutrifft - wird von einigen Untersuchern ein sog. «polydiagnostisches Vorgehen» befürwortet (BERNER und KATSCHNIG, in Vorb.; KENDELL 1981; LURIA und GUZIEC 1981). Dabei kommt eine Reihe verschiedener Diagnose-Kriterien zur Anwendung, was u.a. die Möglichkeit eröffnet, die eigenen Untersuchungsergebnisse mit solchen zu vergleichen, bei denen mindestens eins der Diagnostik-Systeme ebenfalls angewandt wurde und obendrein verschiedene Validitätsaspekte des jeweiligen Diagnostiksystems, z.B. Beziehung zu biologischen Normabweichungen, Beziehung zum Therapieerfolg, Bedeutung für die Langzeitprognose (HELZER, BROCKINGTON und KENDELL 1981; MÖLLER und v. ZERSSEN, in Vorb.) u.a. zu untersuchen. Wie groß die Häufigkeitsunterschiede bei der Falldefinition im Rahmen eines solchen polydiagnostischen Ansatzes sind, wird aus einer Untersuchung an 119 erstaufgenommenen Patienten mit psychotischer

Tab. 8: Polydiagnostischer Ansatz bei der Schizophrenie-Diagnostik: Zahl der als «schizophren» diagnostizierten Fälle aus einer Stichprobe von 119 Patienten unter Zugrundelegung verschiedener Diagnose-Kriterien. Die Übereinstimmung jedes dieser Diagnostik-Systeme mit den anderen ist als Kappa-Wert ausgedrückt. (Aus: BROCKINGTON et al. 1978.)

Diagnostische Kriterien	N	Mittleres Kappa
ASTRACHAN et al. (1972)	45	.40
Catego (S, P or O) (WING et al., 1974)	41	.34
(Hospital Diagnosis)	37	.37
CARPENTER et al. (1973) (6 Symptoms)	29	.31
SCHNEIDER's First Rank Symptoms	29	.34
LANGFELDT	22	.41
FORREST & HAY (1973)	22	.19
FEIGHNER et al. (1972)	10	.24
TAYLOR et al. (1975)	4	.14

Symptomatik deutlich (BROCKINGTON, KENDELL und LEFF 1978), bei der 9 verschiedene tradierte und neuere Kriterien für die Diagnose Schizophrenie (vgl. FENTON, MOSHER und MATTHEWS 1981; SCHWARZ 1980) angesetzt wurden (Tab. 8). Die Zahl der als «Schizophrenie» identifizierten Fälle schwankte je nach System von 4 (Kriterien von TAYLOR) bis 45 (Kriterien von Astrachan). Gleichzeitig erbrachte diese Untersuchung das Ergebnis, daß die Kappa-Werte für die Konkordanz jedes dieser Diagnostik-Systeme mit den anderen acht zwischen 0.14 und 0.41 lag, also weit niedriger als die Reliabilitätswerte klinisch-intuitiver psychiatrischer Diagnostik. Dies zeigt, wie diskrepant diese verschiedenen Diagnose-Kriterien sind, was nochmals nahelegt, mehrere von ihnen kombiniert im Rahmen eines polydiagnostischen Ansatzes anzuwenden. Eine andere, bezüglich des polydiagnostischen Ansatzes nicht so umfangreiche Untersuchung über Patienten mit endogenen bzw. neurotischen Depressionen (BERGER et al., im Druck) ergab überraschenderweise allerdings eine hohe Konkordanz der diagnostischen Urteile auf der Basis der ICD-8, der RDC und der Newcastle Scale (CARNEY et al. 1965); dies hängt vielleicht damit zusammen, daß für die klinische Diagnose einer endogenen bzw. neurotischen Depression nach ICD-8 die unabhängigen Urteile zweier erfahrener Psychiater übereinstimmen mußten und somit eine relativ strenge klinische Diagnosestellung erfolgte.

Die Hoffnung, daß durch die Korrelation bestimmter Diagnosen mit bestimmten biologischen Normabweichungen die Schwierigkeiten der psychopathologischen Diagnostik umgangen werden könnten, müssen beim gegenwärtigen Stand der Forschung über «biological markers» als weitgehend utopisch angesehen werden. So wurden immer wieder Aufsehen erregende diesbezügliche Befunde veröffentlicht (z.B. die Befunde von CARROLL et al. 1981 über den Dexamethason-Test als differentialdiagnostisches Kriterium für endogene Depressionen), die sich neben Blutspiegeln bzw. ausgeschiedenen Mengen von Metaboliten zentralnervöser Transmitter u.a. auch auf Parameter wie REM-Schlaf-Latenz oder die Reaktion auf pharmakologische und neuroendokrinologische Funktionstests bezogen. Jedoch waren die meisten dieser Befunde entweder nicht von anderen Untersuchergruppen replizierbar oder die Unterschiede zwischen der Kriteriumsgruppe und der Vergleichsgruppe waren zu gering, um für diagnostische Klassifikationen auszureichen (vgl. ACKENHEIL, HIPPIUS und MATUSSEK 1978; BECKMANN 1978; BERGER et al., im Druck; FÄHNDRICH, LINDEN und MÜLLER-OERLINGHAUSEN 1978; GOODWIN et al. 1978; JANOWSKY und DAVIS 1978; VAN PRAAG 1977, V. ZERSSEN, BERGER und DOERR, in press). Es bleibt offen, ob sich im Rahmen eines «polydiagnostischen Ansatzes» (s.o.) vielleicht bessere Korrelationen zwischen einem der Diagnostik-Symptome und biologischen Normabweichungen ergeben. Ein anderer Ansatz, allein aufgrund bestimmter biologischer Normabweichungen zu klassifizieren und die Validität solcher «Diagnosen» unter verschiedenen Aspekten (Prognose, Ansprechen auf bestimmte Therapieverfahren u.a.) zu untersuchen, ist bisher nur in einzelnen Untersuchungen und vorläufig nicht mit überzeugenden Ergebnissen verfolgt worden.

5. Ausblick: Multiaxiale Diagnostik in der ICD-10: Vorteile und Nachteile

Für die vorgesehene 10. Revision der ICD ist eine multiaxiale bzw. multidimensionale Diagnostik vorgesehen. Eine mehrstellige Zahl soll die Störung eines Patienten bezeichnen, wie es bereits im DSM-III realisiert wurde. Die einzelnen Stellen der Zahl entsprechen sog. «Achsen», die Symptomatologie, Ätiologie, Persönlichkeitsstruktur, Intelligenzniveau u.a. charakterisieren (ESSEN-MÖLLER 1971; ESSEN-MÖLLER 1978; HELMCHEN 1980; OTTOSON und PERRIS 1973). Eine solche Klassifikation als multiaxial oder multidimensional zu bezeichnen, weicht allerdings vom üblichen Sprachgebrauch der Psychologie ab, denn bei den psychopathologischen «Achsen» des Systems handelt es sich keinesfalls um Dimensionen entlang derer verschiedene Ausprägungsgrade weitgehend voneinander unabhängiger Merkmalsvariationen abgebildet werden – wie z.B. bei den auf der Basis von Schätzskalen ermittelten Syndromprofilen für psychische Störungen –, sondern lediglich um eine Aneinanderreihung verschiedener Aspekte.

Als Vorteil einer solchen Klassifikation ist anzusehen, daß für das klinische Erscheinungsbild Syndrome eingesetzt werden anstatt nosologischer Kategorien, die immer eine Ursachenhypothese mit enthalten. Wenn dies rigoros gehandhabt wird, läßt sich dann jedes Syndrom mit jeder prinzipiell in Frage kommenden Ursache kombinieren. Der Nachteil einer solchen rigorosen Handhabung ist aber die ungeheure Fülle von Kombinationsmöglichkeiten, die vielleicht der Realität angemessen ist und zu vielen heuristischen Hypothesen Anstoß geben könnte, aber unüberschaubar wird. Außerdem kann keineswegs davon ausgegangen werden, daß die Reliabilität der psychiatrischen Diagnostik durch die getrennte Charakterisierung der Störung des Patienten auf verschiedenen Achsen zunimmt (Knorring, Perris und Jacobsen 1978; Mezzich 1979). Zudem werden die bei einer nosologischen Klassifikation implizierten Zusammenhänge verschiedener Aspekte womöglich verschleiert (Mombour 1975, 1976). Teils werden angenommene, wenn auch möglicherweise nicht ausreichend erwiesene Zusammenhänge auseinandergerissen, teils werden Mehrfachdiagnosen auf eigene Achsen projiziert, teils werden aber auch solche Projektionen vorgenommen, wo es vom Standpunkt der klinischen Diagnostik aus völlig überflüssig ist, wie bei der Intelligenzdiagnose, bei der die Fälle ohne Intelligenzminderung zahlenmäßig stark überwiegen. Obendrein wird der Zwang zur «Diagnose» der «normalen Persönlichkeit» sicherlich nicht zur Erhellung echter Zusammenhänge beitragen, da ein akzeptables System für ein solches Vorgehen noch nicht existiert.

Der grundsätzliche Einwand gegen eine solche multiaxiale Diagnostik im strengen Sinne richtet sich dagegen, daß damit die Diagnose im klassischen Sinne mit all ihren anfangs genannten Vorteilen aufgelöst wird. Es entsteht dadurch ein Hiatus zwischen der psychiatrischen Tradition, wie sie sich in fast allen einschlägigen wissenschaftlichen Arbeiten, Lehrbuchdarstellungen und Unterrichtsveranstaltungen niedergeschlagen hat, und der neuen Verwendung diagnostischer Begriffe, die im Grunde keine mehr sind. Ätiologisch bedeutsame Faktoren werden rein deskriptiv wie in einer Krankengeschichte neben den Syndromen angeführt, ohne daß daraus diagnostische Konsequenzen gezogen werden. Einen übergeordneten Begriff für das, was an Information über das bei einem Patienten beobachtete Krankheitsgeschehen oder eine an ihm festgestellte psychische Anomalie gesammelt wurde, eine eigentliche «Diagnose», gibt es nicht mehr. Man muß entweder Zusammenhänge uninterpretiert lassen, oder nachträglich durch freie verbale Interpretation eine neue Art von umfassender Diagnose einführen.

Eine «kopernikanische Wende», die die traditionelle, im klinischen Alltag wegen ihrer Ökonomie bewährte Systematik und Kommunikationsform der Psychiatrie verwirft, um an ihre Stelle eine wesentlich aufwendigere Systematik einzuführen, deren Vorteile nicht unbedingt die Nachteile überwiegen, scheint verfrüht. Stattdessen sollte auf dem mit der ICD-8 begonnenen Weg fortgeschritten werden, in dem Bemühen um eine weltweite Einigung über diagnostische Begriffe, insbesondere durch die Algorithmierung der Diagnostik. Parallel dazu sollte man durch zusätzliche Dokumentation im Sinne der multiaxialen Diagnostik weltweit Erfahrungen sammeln mit diesem System, um empirisch zu überprüfen, welche Vorteile eine solche Dokumentation bringt. Dabei sollte darauf hingearbeitet werden, die Informationen für die einzelnen Achsen mit metrischen Methoden zu erfassen. Eine verfrühte Einführung dieses Verfahrens als international vereinbartes Diagnostiksystem kann nur zu einem Tohuwabohu führen, wenn nicht gar zu resignierter Ablehnung bei all denen, die der Auffassung sind, daß Diagnostiksysteme nicht alle zehn Jahre geändert werden dürfen, sondern in ihrer Reliabilität nur durch ausreichende Tradition zu sichern sind. Daß mit dem DSM-III-System insgesamt bisher recht positive Erfahrungen gemacht wurden, hängt sicherlich damit zusammen, daß die Syndromdiagnosen auf Achse I nicht nur das psychopathologische Bild, sondern gleichzeitig bei einer Reihe von Syndromen Ursachen- und Verlaufshypothesen einbeziehen und auf diese Weise die Beziehung zur traditionellen psychiatrischen Diagnostik herstellen.

Literatur

Ackenheil, M., Hippius, H., Matussek, N. Ergebnisse der biochemischen Forschung auf dem Schizophrenie-Gebiet. Nervenarzt, 1978, 49, 634–649.

Ackerknecht, E.H. Kurze Geschichte der Psychiatrie. Stuttgart: Enke, 1957.

Akiskal, H.S., Webb, W.L. Psychiatric Diagnosis. Exploration of Biological Predictors. New York, London: Sprectrum Publications, 1978.

American Psychiatrc Association (APA). Diagnostic and Statistic Manual of Mental Disorders, II. Rev. DSM II. Washington, D.C., 1968.

American Psychiatric Association (APA). Diagnostic and Statistical Manual of Mental Disorders. 3rd Edition. (DSM-III). Washington, D.C., 1980.

Angst, J., Battegay, R., Bente, D., Berner, P., Broeren, W., Cornu, F., Dick, P., Engelmeier, M.R., Heimann, H., Heinrich, K., Helmchen, H., Hippius, H., Pöldinger, W., Schmidlin, P., Schmitt, W., Weis, P. Das Dokumentationssystem der Arbeitsgemeinschaft für Methodik und Dokumentation in der Psychiatrie (AMP). Arzneimittel Forschung, 1969, 19, 399–405.

Angst, J., Felder, W., Lohmeyer, B. A Genetic Study on Schizoaffective Disorder. In J.Obiols, C.Ballus, E.Gonzáles Monclus (Eds.) Biological psychiatry Today. Vol. A. Amsterdam, New York, Oxford: Elsewier/North Holland Biomedical Press, 1979.

Angst, J., Perris, C. Zur Nosologie endogener Depressionen. Archiv für Psychiatrie und Nervenkrankheiten, 1968, 210, 373–386.

Angst, J., Scharfetter, Ch. Subtypes of Schizophrenia and Affective Disorders from a Genetic Viewpoint. In J.Obiols, C.Ballus, E.Gonzáles Monclus (Eds.) Biological Psychiatry Today. Vol.A. Amsterdam, New York, Oxford: Elsewier/North Holland Biomedical Press, 1979.

Andreasen, N.C., Grove, W.M., Shapiro, R.W., Keller, M.B., Hirschfeld, R.M.A., McDonald-Scott, P. Reliability of Lifetime Diagnosis. A Multicenter Collaborative Perspective. Archives of General Psychiatry, 1981, 38, 400–405.

Arbeitsgemeinschaft für Methodik und Dokumentation in der Psychiatrie (AMDP) Das AMDP-System. Manual zur Dokumentation psychiatrischer Befunde. Berlin, Heidelberg, New York: Springer, 1979.

Babigian, H.M., Gardner, E.A., Miles, H.C., Romano, J. Diagnostic Consistency and Change in a Follow-up Study of 1215 Patients. American Journal of Psychiatry 1965, 121, 895-901.

Bartko, J.J., Carpenter, W.T. On the Methods and Theory of Reliability. Journal of Nervous & Mental Disease, 1976, 163, 307-317.

Baumann, U. Diagnostische Differenzierungsfähigkeit von Psychopathologie-Skalen. Archiv für Psychiatrie und Nervenkrankheiten, 1974, 219, 89-103.

Baumann, U., Angst, J. Methodological Development of the AMP-System. In J.R. Boissier (Ed.) Neuropsychopharmacology, Proceedings of the IXth Congress of the Collegium Internationale Neuropsychopharmacologicum, 1974. Amsterdam: Excerpta Medica, 1975.

Bean, P. Psychiatrists' Assessment of Mental Illness. A Comparison of Some Aspects of Thomas Scheff's Approach to Labeling Theory. British Journal of Psychiatry, 1979, 135, 122-128.

Beck, A.T., Ward, C.H., Mendelson, M., Mock, J.E., Erbaugh, J.K. Reliability of Psychiatric Diagnosis: II. A Study of Consistency of Clinical Judgements and Ratings. American Journal of Psychiatry, 1962, 119, 351-357.

Beckmann, H. Biochemische Grundlagen der endogenen Depression. Nervenarzt 1978, 49, 557-568.

Behrends, K., Flegel, H., Helmchen, H., Hippius, H., Höffken, K.D., Schacht, L., Schulte, P.W. Quantifizierung psychotischer Symptome unter transkulturellen Aspekten. Social Psychiatry, 1971, 6, 66-72.

Berger, M., Doerr, P., Lund, R., Bronisch, T., Zerssen, D.v. Neuroendocrinological and Neurophysiological Studies in Major Depressive Disorders: Are there Biological Markers for the Endogenous Subtype? Biological Psychiatry, in press.

Berner, P., Katschnig, H. Principles of «Multiaxial» Classification in Psychiatry as a Basis of Modern Methodology. In Vorb.

Bleuler, E. Lehrbuch der Psychiatrie (12. Aufl.). M.v. Bleuler. Berlin, Heidelberg, New York: Springer, 1972.

Bochnik, H.J., Helmchen, H., Hippius, H., Knüppel, H., Kulenkampff, C., Lauter, H., Meyer, J.E., Müller, H.W., Wieser, S., Winkler, W.T. Zur Brauchbarkeit der psychiatrischen Diagnosen der WHO-Klassifikation. Nervenarzt 1970, 41, 42-44.

Bonhoeffer, K. Die Psychosen im Gefolge von akuten Infektionen, Allgemeinerkrankungen und inneren Erkrankungen. In G. Aschaffenburg (Ed.) Handbuch der Psychiatrie. Bd. BIII/1. Leipzig, Wien: Deutike, 1912.

Boor, W. de. Psychiatrische Systematik. Berlin, Göttingen, Heidelberg: Springer, 1954.

Bridgman, P.W. The Logic of Modern Physics. New York: Macmillan, 1960.

Brockington, I. The Nosological Status of Schizoaffective Psychosis. In: C. Perris, G. Struwe, B. Jansson (eds.): Biological Psychiatry 1981. Amsterdam, New York, Oxford: Elsevier/North-Holland Biomedical Press, 1981.

Brockington, J.F., Kendell, R.E., Leff, J.P. Definitions of Schizophrenia: Concordance and Prediction of Outcome. Psychological Medicine, 1978, 8, 387-398.

Bronisch, T., Schmid, W., Cranach, M.v. Die diagnostische Reliabilität und Validität des PSE/CATEGO-Systems. Archiv für Psychiatrie und Nervenkrankheiten, 1982, 231, 269-281.

Cairns, V., Zerssen, D.v,, Stutte, C.H., Mombour, W.: The Stability of the Symptom Groupings in the Inpatient Multidimensional Psychiatric Scale. Journal of Psychological Researches, in press (a).

CAIRNS, V., FALTERMANN, T., WITTCHEN, H., DILLING, H., MOMBOUR, W., ZERSSEN, D.V. Some Problems Concerning the Reliability and Structure of the Scales in the Inpatient Multidimensional Psychiatric Scale. Archiv für Psychiatrie und Nervenkrankheiten, in press (b).

CARNEY, M.W.P., ROTH, M., GARSIDE, R.F. The Diagnosis of Depressive Syndromes and the Prediction of E.C.T. Response. British Journal of Psychiatry, 1965, 111, 659-674.

CARROLL, B.D., FEINBERG, M., GREDEN, J.F., TARIKA, J., ALBALA, A.A., HASKETT, R.F., JAMES, N.MC J., KRONFOLD, Z., LOHR, N., STEINER, M., DE WIGNE, J.P., YOUNG, E. A Specific Laboratory Test for the Diagnosis of Melancholia. Archives of General Psychiatry, 1981, 38, 15-22.

CASTELL, R., BUSCH, H., HOFFMANN, J., MITTELSTEN-SCHEID, D., WALDMANN, H. Übereinstimmung zwischen konventioneller und Computer-Diagnostik bei ambulanten psychiatrischen Patienten. Archiv für Psychiatrie und Nervenkrankheiten, 1976, 222, 1-11.

COHEN, J. Weighted Kappa: Nominal Scale Agreement with Provision for Scaled Disagreement of Partial Credit. Psychological Bulletin, 1968, 70, 213-220.

COOPER, J.E.: Diagnostic Change in an Longitudinal Study of Psychiatric Patients. British Journal of Psychiatry, 1967, 113, 129-142.

COOPER, J.E., KENDELL, R.E., GURLAND, B.J., SHARPE, L., COPELAND, J.R.M., SIMON, R. Psychiatric Diagnosis in New York and London. London, New York, Toronto: Oxford University Press, 1972.

COPELAND, J. Psychiatric Diagnosis and Classification. In R.N.GAIND, B.L.HUDSON (Eds.) Current Themes in Psychiatry. Vol.I. London: McMillan, 1978.

COSTELLO, C.G. Classification and Psychopathology. In C.G.COSTELLO (Ed.) Symptoms of Psychopathology. New York, London, Sydney, Toronto: Wiley, 1970.

CRANACH, M.V., STRAUSS, A. Die internationale Vergleichbarkeit psychiatrischer Diagnosen. In H.HÄFNER (Hrsg.) Psychiatrische Epidemiologie. Berlin, Heidelberg, New York: Springer, 1978.

DEGKWITZ, R., HELMCHEN, H., KOCKOTT, G., MOMBOUR, W. (Eds.) Diagnoseschlüssel und Glossar psychiatrischer Krankheiten. Deutsche Ausgabe der internationalen Klassifikation der WHO (ICD), 8. Rev. und des internationalen Glossars, 4. Aufl. Berlin, Heidelberg, New York: Springer, 1975.

DEGKWITZ, R., HELMCHEN, H., KOCKOTT, G., MOMBOUR, W. (Eds.) Diagnosenschlüssel und Glossar psychiatrischer Krankheiten. Deutsche Ausgabe der internationalen Klassifikation der Krankheiten, der WHO (ICD), 9. Rev. Berlin, Heidelberg, New York: Springer, 1980.

DIEBOLD, K., ENGEL, T. Symptomatik, Syndromatik und Ersterkrankungsalter endogener depressiver und schizophrener Psychosen in Abhängigkeit von der Unter- bzw. Hauptdiagnose und dem Geschlecht. Nervenarzt 1977, 48, 130-138.

ELLENDORF, C. Studie zur Validierung der Diagnostischen Sichtloch-Kartei (DiSiKa). Medizinische Dissertation, München, 1975.

ESSEN-MÖLLER, E. Suggestions for Further Improvement of the International Classification of Mental Disorders. Psychological Medicine, 1971, 1, 308-311.

ESSEN-MÖLLER, E. Standard Lists for Threefold Classification Mental Disorders. Acta Psychiatrica Scandinavica, 1978, 19, 198-212.

EVERITT, B.S., GOURLAY, A.J., KENDELL, R.E. An Attempt at Validation of Traditional Psychiatric Syndromes by Cluster Analysis. British Journal of Psychiatry, 1971, 119, 399-412.

EYSENCK, H.J. Classification and the Problem of Diagnosis. In H.J.EYSENCK (Ed.) Handbook of Abnormal Psychology. London: Pitman, 1960.

EYSENCK, H.J. A Dimensional System of Psychodiagnostics. In A.R.MAHRER (Ed.) New Approaches to Personality Classification. New York: Columbia University Press, 1970.

FÄHNDRICH, E., LINDEN, M., MÜLLER-OERLINGHAUSEN, B. Biochemische Aspekte psychischer Störungen. In U. BAUMANN et al. (Hrsg.) Klinische Psychologie. Trends in Forschung und Praxis. Bd. II. Bern: Huber, 1979, 20-50.

FAHRENBERG, J., SELG, H., HAMPEL, R. Das Freiburger Persönlichkeitsinventar FPI. Göttingen, Toronto, Zürich: Hogrefe, 1978.

FEIGHNER, J.P., ROBINS, B., GUZE, B., WOODRUFF, R.A., WINOKUR, G. Diagnostic Criteria for Use in Psychiatric Research. Archives of General Psychiatry, 1972, 26, 57-63.

FENTON, W.S., MOSHER, L.R., MATTHEWS, S.M. Diagnosis of Schizophrenia: A Critical Review of Current Diagnostic Systems. Schizophrenia Bulletin, 1981, 7, 452-476.

FINK, M. Psychiatric Diagnosis: Phenotypic or Pathophysiologic? Biological Psychiatry, 1974, 3, 227-229.

FLEISS, J.L., SPITZER, R.L., COHEN, J., ENDICOTT, U. Three Computer Methods Compared. Archives of General Psychiatry, 1972, 27, 643-649.

FOUDRAINE, J. Wer ist aus Holz? München: Piper, 1973.

FREUDENTHAL, K., GEBHARDT, R., PIETZKER, A. A Compariosn of Two Assessment Methods. Pharmacopsychiatrie, Neuropsychopharmakologie, 1977, 10, 57-64.

GEBHARDT, R., PIETZCKER, A., FREUDENTHAL, K., LANGER, C. Die Bildung von Syndromen im AMP-System. Archiv für Psychiatrie und Nervenkrankheiten, 1981, 231, 93-109.

GERSTER, F., DIRLICH, G.: DIAL - ein Programm zur Entscheidungshilfe in der Psychiatrie für das IBM-System 1130. IBM-Nachrichten 25, Heft 224, 1975.

GOODWIN, D.W., GUZE, S.B. Psychiatric Diagnosis. 2nd Ed. New York, Oxford: Oxford University Press, 1979.

GOODWIN, F.K., MUSCETTOLA, G., GOLD, P.W., WEHR, T. Biochemical and Pharmacological Differentiation of Affective Disorder: An Overview. In H.S. AKISKAL, W.L. WEBB (Eds.) Psychiatric Diagnosis: Exploration of Biological Predictors. London: Spectrum Publications, 1978.

GRIESINGER, W. Die Pathologie und Therapie der psychischen Krankheiten. Stuttgart: Krabbe, 1845.

GROSS, R. Entwicklungen und Probleme der modernen Differentialdiagnostik. Deutsches Ärzteblatt 1976, 9, 567-570.

HELMCHEN, H. Multiaxial Systems of Classification. Types of Axis. Acta Psychiatrica Scandinavica, 1980, 61, 43-55.

HELZER, J.E., BROCKINGTON, I.F., KENDELL, R.E.: Predictive Validity of DSM-III and Feighner Definitions of Schizophrenia. A Comparison with Research Diagnostic Criteria and CATEGO. Archives of General Psychiatry, 1981, 38, 791-797.

HELZER, J.E., CLAYTON, P.J., PAMBAKIAN, R. Reliability of Psychiatric Diagnosis. II. The Test/Retest Reliability of Diagnostic Classification. Archives of General Psychiatry, 1977, 34, 136-141.

HEMPEL, C.G. Introduction to Problems of Taxonomy. In J. ZUBIN (Ed.) Field Studies in the Mental Disorders. New York: Grune and Stratton, 1961.

HOCHE, A. Die Bedeutung der Symptomkomplexe in der Psychiatrie. Zeitschrift für Neurologie und Psychiatrie, 1912, 12, 540-551.

HOFSTÄTTER, P.R. Differentielle Psychologie. Stuttgart: Kröner, 1971.

JAKUBASCHK, J., HURRY, J. Die Diagnosen im Camberwell-Register, einem kummlativen psychiatrischen Fallregister. Schweizer Archiv für Neurologie, Neurochirurgie und Psychiatrie, 1977, 120, 243-255.

JAKUBASCHK, J., WERNER, J. Konzepte psychiatrischer Diagnosen. Archiv für Psychiatrie und Nervenkrankheiten, 1976, 223, 45-58.

JANOWSKY, D.S., DAVIS, J.M. Pharmacological Challenge Tests in Psychiatric Diagnosis: Physostigmine and Methylphenidate. In H.S. AKISKAS, W.L. WEBB (Eds.) Psychiatric Diagnosis: Exploration of Biological Predictors. London: Spectrum Publications, 1978.

JASPERS, K. Allgemeine Psychopathologie (8. Aufl.). Berlin, Heidelberg, New York: Springer, 1965.

KANOWSKI, S. Classification of Psychopathologic Syndromes in Old Age. Bayer-Symposium VII. Brain Function in Old Age, 45-59, 1979. Berlin, Heidelberg, New York: Springer.

KATZ, M.M., COLE, J.O., LOWRY, H.A. Studies of the Diagnostic Process: The Influence of Symptom Perception, Past Experience and Ethics Background on Diagnostic Decisions. American Journal of Psychiatry, 1969, 125, 937-947.

KENDELL, R.E. The Role of Diagnosis in Psychiatry. Oxford, London, Edinburgh, Melbourne: Blackwell Scientific Publications 1975. Deutsche Übersetzung. Stuttgart: Enke, 1978.

KENDELL, R.E. The Importance of Diagnostic Criteria for Biological Research. Vortrag beim Weltkongreß für Biologische Psychiatrie. Stockholm, 1981.

KENDELL, R.E., GOURLAY, J. The Clinical Distinction Between Psychotic and Neurotic Depression. British Journal of Psychiatry, 1970, 117, 257-260.

KENDELL, R.E., PICHOT, P., CRANACH, M.v. Differences in Concepts of Affective Disorders Amongst European Psychiatrists. In J. ANGST (Ed.) Classification and Prediction of Outcome of Depression. Stuttgart, New York: Schattauer, 1974.

KLUG, J., REY, E.R., WELZ, R. Stabilitäten und Übergangswahrscheinlichkeiten psychiatrischer Diagnosen. In H. HÄFNER (Ed.) Psychiatrische Epidemiologie. Berlin, Heidelberg, New York: Springer, 1978.

KLUG, J., HEIDEN, W.A.D., JAKUBASCHK, J. Der Einfluß der Kategorisierungswahl auf die Inter-Rater-Reliabilität des «Present State Examination». Diagnostica 1979, 25, 59-68.

KNORRING, L.V., PERRIS, C., JACOBSON, L. A Multi-Aspects Classification of Mental Disorders. Experiences from Clinical Routine Work and Preliminary Studies of Inter-Rater-Reliability. Acta Psychiatrica Scandinavica, 1978, 58, 401-412.

KRAEPELIN, E. Psychiatrie (1. Aufl.) 1883, 8. Aufl. Leipzig: Barth, 1910-1915.

KRAUSS, B. Empirische Untersuchung zur Verläßlichkeit psychiatrischer Diagnosen. Medizinische Dissertation, München, 1974.

LAING, R. Das geteilte Selbst. Köln: Kiepenheuer u. Witsch, 1972.

LANGE, H.J. Algorithmische Diagnostik. Münchener Medizinische Wochenschrift, 1971, 113, 577-580.

LEFF, J. International Variations in the Diagnosis of Psychiatric Illness. British Journal of Psychiatry, 1977, 131, 329-338.

LEIBBRAND, W., WETTLEY, A. Der Wahnsinn. Freiburg, München: Alber, 1961.

LEONHARD, K. Aufteilung der endogenen Psychosen (4. Aufl.). Berlin: Akademie Verlag, 1968.

LORR, M. Explorations in Typing Psychotics. Oxford, London, New York, Paris: Pergamon Press, 1966.

LORR, M., KLETT, C.J. Manual for the Inpatient Multidimensional Psychiatric Scale (revised). Palo Alto/Calif.: Consulting Psychologists Press, 1967.

LORR, M., KLETT, C.J., MCNAIR, D.M. Syndromes of Psychosis. Oxford, London, New York: Pergamon Press, 1963.

LORR, M.: Assessing Psychotic Behavior by the IMPS. In P. PICHOT, L. OLIVIER-MARTIN (Eds.) Psychological Measurements in Psychopharmacology. Modern Problems in Pharmacopsychiatry. Vol. 7. Basel: Karger, 1974.

LURIA, R.E., BERRY, R. Reliability and Descriptive Validity of PSE-Syndromes. Archives of General Psychiatry, 1979, 36, 1187-1195.

LURIA, R.E., GUZIEC, R.J. Comparative Description of the SADS and PSE. Schizophrenia Bulletin, 1981, 7, 248-257.

MAZURE, C., ELLIOT, C., GERSHON, E.S. Blindness and Reliability in Lifetime Psychiatric Diagnosis. Archives of General Psychiatry, 1979, 36, 521-525.

MENNINGER, TH. The Vital Balance: The Life Process in Mental Health and Illness. New York: Viking Press, 1963.
MEYER, A. Fundamental Conceptions of Dementia Praecox. Journal of Nervous & Mental Disease, 1907, 34, 331-336.
MEYER, A.E. Klassifikation von Neurotisch-Kranken (Taxonomien) und von Neurose-Symptomen (Nosologien). In K.P. KISKER, J.E. MEYER, M. MÜLLER, E. STRÖMGREN (Eds.) Psychiatrie der Gegenwart. Bd. II/1, 2. Aufl. Berlin, Heidelberg, New York: Springer, 1972.
MEYER, J.E. Diagnostische Einteilung und Diagnosenschemata in der Psychiatrie. In H.W. GRUHLE, R. JUNG, W. MAYER-GROSS, M. MÜLLER (Eds.) Psychiatrie der Gegenwart. Bd. III, 1. Aufl. Berlin, Göttingen, Heidelberg: Springer, 1961.
MEZZICH, J.E. Patterns and Issues in Multiaxial Psychiatric Diagnosis. Psychological Medicine, 1979, 9, 125-133.
MÖLLER, H.J. Methodische Grundprobleme der Psychiatrie. Stuttgart: Kohlhammer, 1976.
MÖLLER, H.J., PIRÉE, S., ZERSSEN, D.v. Psychiatrische Klassifikation. Nervenarzt 1978, 49, 445-455.
MÖLLER, H.J., ZERSSEN, D.v. Psychopathologische Diagnostik auf syndromaler und nosologischer Ebene. In M. BERGENER (Ed.) Mehrdimensionale Psychiatrie. Privatdruck der Fa. Janssen, Düsseldorf, 1979.
MÖLLER, H.J., ZERSSEN, D.v. Probleme und Verbesserungsmöglichkeiten der psychiatrischen Diagnostik. In S. BIEFANG (Ed.) Evaluationsforschung in der Psychiatrie: Fragestellungen und Methoden. Stuttgart: Enke, 1980.
MÖLLER, H.J., ZERSSEN, D.v. Clinical and Computerized Case-Definitions for Follow-Up Studies on Patients with Schizophrenic or Similar Functional Psychoses. In Vorb.
MÖLLER, H.J., ZERSSEN, D.v., WÜSCHNER-STOCKHEIM, M., WERNER-EILERT, K. Die prognostische Bedeutung psychopathometrischer Aufnahme- und Entlassungsbefunddaten schizophrener Patienten. Archiv für Psychiatrie und Nervenkrankheiten, 1981, 231, 13-34.
MOMBOUR, W. Verfahren zur Standardisierung des psychopathologischen Befundes. Psychiatria Clinica, 1972, 5, 73-120, 137-157.
MOMBOUR, W. Syndrome bei psychiatrischen Erkrankungen. Eine vergleichende Untersuchung mit zwei Schätzskalen (IMPS und AMP-Skala). Archiv für Psychiatrie und Nervenkrankheiten, 1974, 219, 331-350.
MOMBOUR, W. Klassifikation, Patientenstatistik, Register. In K.P. KISKER, J.E. MEYER, C. MÜLLER, E. STRÖMGREN (Eds.) Psychiatrie der Gegenwart. Bd. III, 2. Aufl. Berlin, Heidelberg, New York: Springer, 1975.
MOMBOUR, W. Systematik psychischer Störungen. In L.J. PONGRATZ (Ed.) Handbuch der Psychologie. Bd. 8/1. Göttingen: Hogrefe, 1976.
MOMBOUR, W. Die 9. Revision des Diagnoseschlüssels und Glossars psychiatrischer Erkrankungen der WHO: Unterschiede zur 8. Revision. Nervenarzt 1980, 51, 505-511.
MOMBOUR, W., GAMMEL, G., ZERSSEN, D.v., HEYSE, H. Die Objektivierung psychiatrischer Syndrome durch multifaktorielle Analyse des psychopathologischen Befundes. Nervenarzt 1973, 44, 352-358.
MOMBOUR, KOCKOTT, G., FLIEGE, K. Die Brief Psychiatric Rating Scale (BPRS) von Overall und Gorham bei akuten paranoid-halluzinatorischen Psychosen. Untersuchungen zu einer deutschen Übersetzung der BPRS. Pharmakopsychiatrie, Neuropsychopharmakologie, 1975, 8, 279-288.
MOREY, L.C., BLASHFIELD, R.K. A Symptom Analysis of the DSM-II Definition of Schizophrenia. Schizophrenia Bulletin, 1981, 7, 258-268.
OTTOSON, J.O., PERRIS, C. Multidimensional Classification of Mental Disorders. Psychological Medicine, 1973, 3, 238-243.
OVERALL, J.E., GORHAM, D.R. The Brief Psychiatric Rating Scale. Psychological Reports, 1962, 10, 799-812.

OVERALL, J.E., GORHAM, D.R. A Pattern Probability Model for the Classification of Psychiatric Patients. Behavioral Sciences Research, 1963, 8, 108–116.

OVERALL. J.E., KLETT, C.J. Applied Multivariate Analysis. New York: McGraw Hill Book Company, 1972.

PAYKEL, E.S. Response to Treatment and Depressive Classification. In BURROWS, G.D. (Ed.) Handbook of Studies on Depression. Amsterdam, London, New York: Excerpta Medica, 1977.

PICHOT, P., DEBRAY, H.R. Hospitalisation Psychiatrique, Statistique Descriptive. Paris: Sandoz, 1971.

PIETZKER, A., GEBHARDT, R., FREUDENTHAL, K., LANGER, C. Diagnostische Differenzierungsfähigkeit von psychopathologischen Symptomen bei schwierigen Differentialdiagnosen. Archiv für Psychiatrie und Nervenkrankheiten, 1981, 230, 141–257.

PRAAG, H.M.v. The Vulnerable Brain: Biological Factors in the Diagnosis and Treatment of Depression. In M.RAKOFF, H.C.STANCER, H.B.KEDWARD (Eds.) Psychiatric Diagnosis. New York: Brunner/Mazel, 1977.

PRAAG, H.M.v. The Scientific Foundation of Anti-Psychiatry. Acta Psychiatrica Scandinavica, 1978, 58, 113–141.

RAKOFF, V.M., STANCER, H.C., KEDWARD, H.B. (Eds.) Psychiatric Diagnosis. New York: Brunner/Mazel, 1977.

RENNERT, H. Zur Entstehung und Einordnung psychischer Krankheiten aus der Sicht einer Universalgenese der Psychosen. Psychiatrie, Neurologie und medizinische Psychologie, 1977, 29, 9–13.

ROBINS, L.N., HELZER, J.E., COUGHAN, J., REDCLIFF, K.S.: National Institute of Mental Health Diagnostic Interview Schedule. Its History, Characteristics, and Validity. Archives of General Psychiatry, 1981, 38, 381–389.

ROTH, M. Psychiatric Diagnosis in Clinical and Scientific Settings. In H.S.AKISKAL, W.L. WEBB (Eds.) Psychiatric Diagnosis: Exploration of Biological Predictors. London: Spectrum Publication, 1978.

ROTH, M., GARSIDE, R., GURNEY, C. Classification of Depressive Disorders. In J.ANGST (Ed.) Classification and Prediction of Outcome of Depression. Stuttgart, New York: Schattauer, 1974.

SCHARFETTER, C., MOERBT, H., WING, J.H. Diagnoses of Functional Psychoses. Comparison of Clinical and Computerized Classifications. Archiv für Psychiatrie und Nervenkrankheiten, 1976, 22, 61–67.

SCHEFF, T.J. Das Etikett «Geisteskrankheit». Frankfurt/M.: Fischer, 1973.

SCHEINBAUM, G.W. Psychiatric Diagnostic Error. Schizophrenia Bulletin, 1979, 5, 560–564.

SCHIPKOWENSKY, N. Die Antipsychiatrie in Vergangenheit und Gegenwart. Fortschritte der Neurologie, Psychiatrie und ihrer Grenzgebiete, 1974, 42, 291–311.

SCHMID, W., BRONISCH, T., ZERSSEN, D.v. A Comparative Study of PSE/Catego and DiaSiKa, a New Psychiatric Computer Diagnostic System. British Journal of Psychiatry, in press.

SCHMID, W., CASTELL, R., MOMBOUR, W., MITTELSTEN-SCHEID, D., ZERSSEN, D.v. Die diagnostische Übereinstimmung zwischen Klinikern und dem DIAL-Programm. Archiv für Psychiatrie und Nervenkrankheiten, 1974, 218, 339–351.

SCHOU, M.: Lithium-Behandlung der manisch-depressiven Krankheit. Stuttgart, New York: Thieme, 1980.

SCHUBÖ, W., HENTSCHEL, U., ZERSSEN, D.v., MOMBOUR, W. Psychiatrische Klassifikation durch diskriminanzanalytische Anwendung der Q-Faktorenanalyse. Archiv für Psychiatrie und Nervenkrankheiten, 1975, 220, 187–200.

SCHWARZ, R. Zur Diagnose der Schizophrenie. Fortschritte der Neurologie, Psychiatrie und ihrer Grenzgebiete, 1980, 48, 67–72.

Semler, G., Wittchen, H.U. Das Diagnostic Interview Schedule. Erste Ergebnisse zur Realiabilität und differentiellen Validität der deutschen Fassung. Vortrag anläßlich des Kongresses für Klinische Psychologie und Psychotherapie in Berlin 1982.

Shepherd, M., Brooke, E.M., Cooper, J.E., Lin, T. An Experimental Approach to Psychiatric Diagnoses. Acta Psychiatrica Scandinavica Supplementum, 201 ad. vol.44, 1968.

Sletten, I.W., Altmann, H., Ulett, G.A. Routine Diagnosis by Computer. American Journal of Psychiatry, 1971, 127, 1147-1152.

Spitzer, R.L., Endicott, J. Diagno II: Further Developments on a Computer Program for Psychiatric Diagnosis. American Journal of Psychiatry, 1969, 125 (Supplementum) 12-21.

Spitzer, R.L., Endicott, J. An Integrated Group of Forms for Automated Psychiatric Case Reports. Archives of General Psychiatry, 1971, 24, 540-547.

Spitzer, R.L., Endicott, J., Cohen, J., Fleiss, J.L. Constraints on the Validity of Computer Diagnosis. Archives of General Psychiatry, 1974, 31, 197-203.

Spitzer, R.L., Endicott, J., Robins, E. Preliminary Report of the Reliability of Research Diagnostic Criteria Applied to Psychiatric Case Records. In A. Sudilowski, S. Gershon, B. Beer (Eds.) Predictability in Psychopharmacology and Clinical Correlations. New York: Raven Press, 1975a.

Spitzer, R.L., Endicott, J., Robins, E. Reliability of Clinical Criteria for Psychiatric Diagnosis. American Journal of Psychiatry, 1975b, 132, 1187-1192.

Spitzer, R.L., Endicott, J., Robins, E. Research Diagnostic Criteria (RDC) for a Selected Group of Functional Disorders. 3. Ed. New York: State Psychiatric Institute, 10032, 1978a. Deutsche Bearb. von H.E. Klein: Forschungskriterien (RDC) für eine ausgewählte Gruppe von psychiatrischen Erkrankungen. Weinheim: Beltz, 1982.

Spitzer, R.L., Endicott, Robins, E. Research Diagnostic Criteria. Archives of General Psychiatry, 1978b, 35, 773-782.

Spitzer, R.L., Fleiss, J.L. A Re-Analysis of the Reliability of Psychiatric Diagnosis. British Journal of Psychiatry, 1974, 125, 341-374.

Spitzer, R.L., Forman, J.B.W. DSM-III Field Trials. II. Initial Experience with the Multiaxial System. American Journal of Psychiatry, 1979, 136, 818-820.

Spitzer, R.L., Forman, J.B.W., Nee, J. DSM-III Field Trials: Initial Interrater Diagnostic Reliability. American Journal of Psychiatry, 1979, 136, 815-817.

Spitzer, R.L., Klein, D.F. (Eds.) Critical Issues in Psychiatric Diagnosis. New York: Raven Press, 1978.

Szasz, T.S. Geisteskrankheit - ein moderner Mythos? Olten: Walter, 1973.

Tsuang, M.T., Dempsey, G.M. Long-Term Outcome of Major Psychoses. II. Schizoaffective Disorders Conpared with Schizophrenia. Affective Disorders and a Surgical Control Group. Archives of General Psychiatry, 1979, 36, 1302-1304.

Tsuang, M.T., Woolson, R.F., Fleming, J.A. Long-Term Outcome of Major Psychoses. I. Schizophrenia and Affective Disorders Compared with Psychiatrically Symptom-free Surgical Conditions. Archives of General Psychiatry, 1976, 36, 1295-1301.

Webb, L.J., DiClemente, C.C., Johnstone, E.E. et al. DSM-III Training Guide. New York: Brunner/Mazel, 1981.

Wing, J.K. The Limits of Standardisation. In M. Rakoff, H.C. Stencer, H.B. Kedward (Eds.) Psychiatric Diagnosis. New York: Brunner/Mazel, 1977.

Wing, J.K., Cooper, J.E., Sartorius, N. Instruction Manual for the Present State Examination and Catego. London: Institute of Psychiatry 1972. (Deutsche Bearbeitung des PSE «Present State Examination» durch M.v. Cranach: Standardisiertes Verfahren zur Erhebung des Psychopathologischen Befundes PSE. Weinheim: Beltz, 1978).

Wing, J.K., Cooper, J.E., Sartorius, N. Measurement and Classification of Psychiatric Symptoms. Cambridge: Cambridge University Press, 1974.

Wing, J.K., Nixon, J., Cranach, M.v., Strauss, A. Further Developments of the Present

State Examination» and CATEGO-System. Archiv für Psychiatrie und Nervenkrankheiten, 1977, 224, 151–160.
WITTENBORN, J.K. Stability of Symptom Ratings for Schizophrenic Men. Archives of General Psychiatry, 1977, 34, 437–440.
World Health Organization (WHO) The International Pilot Study of Schizophrenia (PSS). Genf: WHO, 1973.
ZERBIN-RÜDIN, E. Psychiatrische Genetik. In K.P.KISKER, J.E.MEYER, C.MÜLLER, E.STRÖMGREN (Eds.) Psychiatrie der Gegenwart. Bd.I/2. 2.Aufl. Berlin, Heidelberg, New York: Springer, 1980.
ZERSSEN, D.v. Diagnose. In CHR.MÜLLER (Ed.) Lexikon der Psychiatrie. Berlin, Heidelberg, New York: Springer, 1973a.
ZERSSEN, D.v. Nosologie. In CHR.MÜLLER (Ed.) Lexikon der Psychiatrie. Berlin, Heidelberg, New York: Springer, 1973b.
ZERSSEN, D.v. Syndrom. In CHR.MÜLLER (Ed.) Lexikon der Psychiatrie. Berlin, Heidelberg, New York: Springer, 1973c.
ZERSSEN, D.v. Typus. In CHR.MÜLLER (Ed.) Lexikon der Psychiatrie, Berlin, Heidelberg, New York: Springer, 1973d.
ZERSSEN, D.v. Methoden der Konstitutions- und Typenforschung. In M.THIEL (Ed.) Encyclopädie der geisteswissenschaftlichen Arbeitsmethoden. München: Oldenbourg, 1973e.
ZERSSEN, D.v. Psychisches Kranksein - Mythos oder Realität. In H.HIPPIUS, H.LAUTER (Eds.) Standorte der Psychiatrie. München, Wien, Baltimore: Urban & Schwarzenberg, 1976.
ZERSSEN, D.v. Konstitutionstypologische Forschung. In U.H.PETERS (Ed.) Die Psychologie des 20.Jahrhunderts. Bd.5. Zürich, Kindler, 1980a.
ZERSSEN, D.v. Die Diagnostische Sichtlochkartei (DiaSiKa) - ein einfaches Instrument zur Standardisierung der psychiatrischen Diagnostik. In Vorb.
ZERSSEN, D.v., BERGER, M., DOERR, P. Neuroendocrine Dysfunktion in Subtypes of Depression. In N.S.SHAH, G.G.DONALD (Eds.) Psychoneuroendocrine Dysfunction in Psychiatric and Neurological Illnesses: Influence of Psychopharmacological Agents. In press.
ZILBOORG, G. History of Medical Psychology. New York: Norton, 1941.
ZUBIN, J. Classification of the Behavior Disorders. Annual Review of Psychology, 1967, 18, 373–401.

D. Therapie

IV. Klientenzentrierte Einzelpsychotherapie und Personenzentrierte Gesprächsgruppen – Neuere Forschungsergebnisse und Entwicklungen

R. Schwab, S. Tönnies*

Einige Vorbemerkungen: Wir stützen uns in diesem Beitrag in erster Linie auf deutschsprachige empirische Untersuchungen aus den Jahren zwischen 1975 und 1982. Das Interesse amerikanischer Forscher an empirischen Arbeiten zur Klientenzentrierten Psychotherapie ist offensichtlich recht gering geworden. Bei Rogers (1980) findet sich in einem einführenden Artikel über seine Therapierichtung keine einzige neuere Prozeß- oder Erfolgsstudie. Was die relativ wenigen neueren amerikanischen Arbeiten hierzu betrifft, so können wir immerhin auf die Sammelreferate von Bergin und Lambert (1978), Lambert, De Julio und Stein (1978) und – bezüglich der Gruppenverfahren – Bednar und Kaul (1978) verweisen, vgl. auch Bozarth (1983) und Rachman und Wilson (1980). – Bedeutsame neuere Gesamtdarstellungen der Klientenzentrierten Psychotherapie stammen von Bommert (1977), Helm (1978), Pavel (1978), Biermann-Ratjen, Eckert und Schwartz (1979) und Tausch und Tausch (1979[7], 1981[8]). Als kürzere einführende Artikel empfehlen sich unter anderem Minsel und Bente (1980), Rogers (1980), Linster (1980) und Howe und Minsel (1981). – Da die Klientenzentrierte Psychotherapie mehr und mehr als Gruppenverfahren durchgeführt und beforscht wird, behandeln wir die «Personenzentrierten Gesprächsgruppen» etwa gleichgewichtig zur Einzeltherapie.

* Der Beitrag entstand in Zusammenarbeit der beiden Autoren, wobei für die Ausführungen zur Einzeltherapie vor allem R. Schwab verantwortlich zeichnet, für die Ausführungen zur Gruppentherapie bzw. den Gesprächsgruppen S. Tönnies.

1. Klientenzentrierte Einzelpsychotherapie (Gesprächspsychotherapie)

1.1. Ansätze zur Weiterentwicklung der Theorie

Etwas vergröbernd dargestellt lassen sich seit Jahren zwei Hauptströmungen innerhalb der Klientenzentrierten Therapie registrieren, die LINSTER (1980) die «empirisch-wissenschaftliche» und die «existentialistisch-humanistische» Orientierung nennt (vgl. auch KWIATKOWSKI 1980). Die *empirisch-wissenschaftliche Sichtweise* versucht, den Forschungsgegenstand - Therapiegeschehen, Handeln des Therapeuten usw. - nach umfassenderen psychologischen Modellvorstellungen zu erklären und so eine möglichst theoriegeleitete empirische Forschung zu ermöglichen. In diesem Bestreben wurden lerntheoretische, kognitionspsychologische, kommunikationstheoretische und andere Modelle herangezogen (MINSEL und ZIELKE 1977). Begriffe wie «Selbst», «Selbstaktualisierung», «Erfahrung» usw. werden als zu unklar und zur Hypothesenbildung und -überprüfung wenig geeignet erachtet (KROPF 1976). Eine oft nicht zu vermeidende, von manchen auch erwünschte Konsequenz hierbei ist, daß gewissermaßen Grundwerte des Klientenzentrierten Ansatzes aufgegeben werden (vgl. MINSEL und BENTE 1982).

So z.B. GRUNWALD (1976), der ein Konfliktmodell auf die Gesprächspsychotherapie anwendet, sodann aber «begründete Zweifel» anmeldet, «ob eine Änderung der A-V-Gradienten des Klienten durch non-direktives Therapieverhalten möglich ist» (S.148). Im übrigen würde er die Aufgabe dieses «Dogmas» begrüßen.

Keiner dieser Versuche hat bislang zu einer umfassenden und die Forschung und Praxis wirklich bereichernden Theorie der Gesprächspsychotherapie geführt. Alle Ansätze erfassen nur Teilbereiche. Auch mangelt es paradoxerweise gerade hier an Arbeiten zur empirischen Verifizierung.

Welcher Ansatz sich weiterentwickeln wird, ist ungewiß. HOWE (1980) konnte empirisch zeigen, daß lerntheoretische Betrachtungen zur Erklärung des gesprächstherapeutischen Prozesses nicht ausreichen. Als aussichtsreicher kann WEXLERS (1974) Ansatz gelten. Er versteht den therapeutischen Änderungsprozeß als Änderung der Informationsverarbeitung des Klienten, wozu das Einfühlende Verstehen des Therapeuten ein «äußerst wirksames Mittel» darstelle.

Den Vertretern der *existentialistisch-humanistischen Richtung* erscheint das eben skizzierte Vorgehen leicht als zu «technisch» und zergliedernd, der Person des Menschen und dem tatsächlichen Geschehen in der Therapie nicht gerecht werdend. Hauptvertreter dieser Orientierung ist der Begründer der Klintenzentrierten Therapie selbst, CARL ROGERS. Im Mittelpunkt der Betrachtung steht hier die therapeutische Beziehung als eine Begegnung zwischen Person und Person. Immer größere Bedeutung gewinnen dabei die Echtheit und das Engagement des Therapeuten. Sein Verhalten folgt nicht bestimmten Handlungsanweisungen, sondern ist Ausdruck innerer Einstellungen, wobei das «sensible, aktive Zuhören» nach wie vor eine zentrale Rolle spielt. Dem Klienten soll geholfen werden, seinen «inneren Erlebnisstrom deutlicher wahrzunehmen» und so seine «eigene Entfaltung wirksamer zu fördern» (ROGERS 1981, S.68).

ROGERS (1981) kennzeichnet den «neuen Menschen» unter anderem durch Qualitäten wie «Offenheit», «Verlangen nach Authentizität», «Skepsis in bezug auf Wissenschaft und Technologie», «Verlangen nach Ganzheit» und schließlich «Sehnsucht nach dem Spirituellen» (S.183f.). Hier handelt es sich freilich weniger um eine psychologische Theorie als um eine allgemeine Lebensphilosophie, die auch transzendente Inhalte einbezieht. Ob und wieweit andere Klientenzentrierte Therapeuten hier folgen, bleibt abzuwarten.

Eine Abschätzung der relativen Bedeutung dieser beiden Strömungen in der Praxis geht aus einer von SCHWAB, SCHULZ und ECK (1978) durchgeführten Befragung deutscher Gesprächspsychotherapeuten hervor:

Von 300 zufällig ausgewählten Therapeuten beantworteten 116 (52% männlich; Durchschnittsalter 34; durchschnittlich 5.4 Jahre lang therapeutisch tätig) einen Fragebogen zur theoretischen Orientierung, zum praktischen Vorgehen, Selbstkonzept, Therapieerfahrung usw. 70 der 116 Befragten gaben eine Selbsteinschätzung ihrer Orientierung nach «Existentialistisch vs. naturwissenschaftlich orientiert». Ergebnis: 76% schätzten sich als eher existentialistisch orientiert ein. Im Vergleich zwischen den beiden Gruppen sprechen sich die «Existentialisten» erwartungsgemäß unter anderem stärker für ein gefühlsgeleitetes therapeutisches Vorgehen aus und messen einer Eigentherapie einen höheren Wert bei als die eher naturwissenschaftlich Orientierten. Ferner haben sie eine positivere Einstellung zu Personenzentrierten Gesprächsgruppen und haben häufiger selbst daran teilgenommen.

Was die beiden aufgezeigten Positionen betrifft, so meinen wir: Die Forderung nach möglichst klaren Begriffen, präziser Theoriebildung und sorgfältiger empirischer Forschung ist für beide Seiten unabdingbar. Nur ist eine Theorie im «Personenzentrierten Ansatz» der Humanistischen Psychologie naturgemäß von etwas anderer Qualität als bei den eher naturwissenschaftlich ausgerichteten Ansätzen. Dafür liegt u.E. im Personenzentrierten Ansatz eher die Chance, wesentliche Aspekte des Menschen zu erfassen.

1.2. Neuere Erfolgs- und Vergleichsstudien

Die Arbeiten, die wir in diesem Abschnitt anführen, können als weitere empirische Belege für die Wirksamkeit der Klientenzentrierten Therapie betrachtet werden. Dabei geht es unter anderem um unterschiedliche Modalitäten der Durchführung, verschiedene Klientengruppen und Vergleiche mit anderen Therapierichtungen.

Etliche dieser Arbeiten wurden von REINHARD TAUSCH angeregt und begleitet. Sie galten vor allem der Erforschung speziellerer Therapiebedingungen im Bemühen, schädigende Effekte und Therapieabbrüche zu verringern. Wir behandeln im folgenden zunächst diese Arbeiten.

Die ersten beiden Untersuchungen stimmen unter anderem darin überein, daß die Gespräche bis zum 4. Kontakt *alternierend* von jeweils zwei Therapeuten - einem erfahreneren und einem weniger erfahrenen - durchgeführt wurden. Anschließend konnte der Klient einen der beiden Therapeuten abwählen oder auch die alternierende Form beibehalten.

RUDOLPH, LANGER und TAUSCH (1980) untersuchten 112 Klienten mit abgeschlossener Therapie im Vergleich zu 139 Warteklienten. Die Klienten waren laut Vortest «erheblich» psychoneurotisch. 63% hatten Höhere Schulbildung. Ergebnisse: Die Therapiegruppe entwickelte sich im Vergleich zur Kontrollgruppe signifikant günstiger (Persönlichkeitsmerkmale und angegebene Beeinträchtigungen). 44% der Klienten waren «sehr stark» und «stark» zufrieden, weitere 39% «etwas» zufrieden, 11% «sehr wenig oder überhaupt nicht» zufrieden. Die Autoren bezeichnen die Änderungen der Klienten als «nur mäßig befriedigend».

Die Ursache hierfür sehen sie zumindest teilweise in einem ungenügenden Ausmaß der klientenzentrierten Haltungen bei manchen Therapeuten: Klienten mit stärkeren positiven Änderungen nahmen ihre Therapeuten deutlich günstiger wahr als Klienten mit geringen Änderungen.

FEINDT (1978) widmete sich schwerpunktmäßig «Klienten geringerer Schulbildung» (60% Hauptschulabschluß, keine Abiturienten). Der Vergleich zwischen Therapiegruppe (N=52) und Wartegruppe (N=53) erbrachte für die Therapiegruppe eine signifikante Abnahme von *Neurotizismus,* ferner von *Depressivität* und *Gehemmtheit* (FPI; FAHRENBERG et al. 1970) und einen signifikanten Anstieg in *positiver Selbstkommunikation* (ISE; TÖNNIES 1982).

80% der Klienten waren mit dem Ergebnis zufrieden, 10% gaben Verschlechterungen an. Ein Vergleich zwischen den «deutlich Gebesserten» und den «Nicht Gebesserten» ergab: Der Prozentsatz der Hauptschulabsolventen war bei den Erfolgreichen nur 22%, bei den Erfolglosen jedoch 65%. Im Vortest hatten die Erfolgreichen höhere Intelligenzwerte und positivere Vorerwartungen. Die Analyse der Abbrecher ergab ein ähnliches

Bild. – Überraschenderweise unterschieden sich die Therapeuten der beiden Gruppen «Gebesserte» und «Nicht Gebesserte» hinsichtlich ihres Verhaltens (Ratings) nicht voneinander. Zur Erklärung hierfür wird von der Autorin darauf hingewiesen, daß die Therapeuten kaum «das Mindestmaß förderlicher Bedingungen» erreichten.

Boeck-Singelmann (1978) untersuchte Gespräche zwischen jeweils einem Klienten und zwei stets gleichzeitig anwesenden Therapeuten, sog. *Teamtherapie*. Jedes Therapeutenpaar war gemischtgeschlechtlich. Eine(r) war Ausbilder(in) des/der anderen. Für die Therapiegruppe (N=29) ergaben sich im Vergleich zur Kontrollgruppe (N=19) mindestens ebenso gute Resultate wie in den eben dargestellten Arbeiten, vor allem eine Verbesserung der *Selbstkommunikation* (ISE) und des *Selbstkonzepts* (SKS; Fitts 1965), dazu eine bedeutsame Verringerung körperlicher Beschwerden wie Magenschmerzen, Herzbeschwerden Kreislaufstörungen, Kopfschmerzen – wohl als psychosomatische Beschwerden einzuschätzen. Die Abbruchrate betrug nur 13%. Die Erfolgreicheren hatten signifikant längere Therapien als die weniger Erfolgreichen (16 vs. 9 Kontakte). – Uns scheint diese Vorgehensweise vor allem im Rahmen der Ausbildung sehr sinnvoll (Modell-Lernen, Entlastung des einzelnen Therapeuten). In der Praxis wird so mancher Klient froh sein, wenn er wenigstens *einen* Therapeuten findet ...

Schön (1980) erfaßte das Therapeutenverhalten (alternierende Vorgehensweise, s.o.) nicht nur anhand der Tonaufnahmen, sondern auch mittels Videoaufzeichnungen. In der Therapiegruppe (N=14) zeigten sich im Vergleich zur Kontrollgruppe (N=18) deutliche Verminderungen in FPI-Werten und in der *Problembelastung* (Selbsteinschätzung), sowie eine Zunahme an *positiver Selbstkommunikation* (ISE). Die getrennte Einschätzung von Video- und Tonausschnitten nach *Empathie, «Achtung-Wärme»* und *Echtheit* des Therapeutenverhaltens erbrachte signifikante Korrelationen zwischen den beiden Aspekten Video und Ton.

Andererseits war der Anteil gemeinsamer Varianz nicht allzu hoch: bei Echtheit nur etwa 20%, bei Empathie 42% und bei «Achtung-Wärme» 49%. Die Videoeinschätzungen führten – abgesehen von Echtheit – zu deutlicheren Korrelationen mit der Selbstexploration der Klienten als die Toneinschätzungen, was zu erwarten war (vgl. Lambert et al. 1978, S.481).

Über das letzte von R. Tausch veranlaßte Projekt zur Einzelpsychotherapie berichtet Schäfer (1982). Die Gespräche wurden in Teamtherapie (s.o.) geführt und waren auf 10 Kontakte begrenzt. Den ersten 44 Klienten wurde jeweils *ein* Therapeutenpaar zugewiesen, während die nächsten 42 Klienten jeweils die Wahl zwischen *zwei* Paaren hatten – nach einem Vorgespräch mit jedem der beiden Paare. Dadurch und auch durch ein routinemäßig nach dem 5. Kontakt geführtes «Interventionsgespräch» mit jedem Klienten sollten möglichst gute Therapiebedingungen geschaffen werden. Ergebnisse: Der Einführung der Wahlmöglichkeit folgte eine drastische Verringerung der Abbruchquote, nämlich von 32% auf 7%. – In der Praxis wird ein derartiger Aufwand wohl selten möglich sein. Auf jeden Fall aber unterstreicht dieses Ergebnis, daß es für einzelne Klienten sehr entscheidend sein kann, zum «richtigen» Therapeuten zu gelangen!

Zur Frage der Indikation der Gesprächspsychotherapie lieferte vor allem ein Projekt der Beratungsstelle des Instituts für Psychologie der TU Berlin nennenswerte Ergebnisse (SCHULZ 1981; ESPE 1980). Die 113 Klienten (60% Frauen) hatten zu 73% Mittlere Reife oder Abitur. Die Mehrzahl waren Studenten (35%) und Angehörige helfender Berufe (laut FPI vor allem neurotische Beeinträchtigungen). Die 83 Therapeuten waren etwa zur Hälfte Diplom-Psychologen, Ärzte und Sozialarbeiter, der Rest Studenten.

Während die bloße Korrelation von Persönlichkeitswerten der Klienten im Vortest mit den Therapieergebnissen bislang kaum Zusammenhänge erbrachte, wurden in dieser Untersuchung die Klienten mittels nichthierarchischer Clusteranalysen hinsichtlich ihrer FPI-Vortestwerte in fünf Gruppen unterteilt, die durchaus unterschiedliche Therapieergebnisse hatten:

Uneingeschränkt indiziert war die Gesprächspsychotherapie bei den *dysthymischen* Klienten (hohe N-, niedrige E-Werte). Nur «sehr bedingt indiziert» war die Therapie bei den «extrem introvertierten und aggressiv gehemmten Klienten» und den «Soziopathen» (Depressivität und Labilität zusammen mit Extraversion und Aggressivität), obwohl sich die Therapeuten konzeptgemäß verhielten. Bei den übrigen zwei Klientengruppen, den «Testnormalen» und den vergleichsweise am schwersten Gestörten, gelang es den Therapeuten nicht, ein hinreichendes Ausmaß an Einfühlung, Zuwendung und Beteiligung zu realisieren. Die Effekte waren hier vielfach sogar negativ.

KRACKE und VOGEL (1979) haben die *Therapieabbrecher* dieses Projekts genauer untersucht. 12% nahmen die Gespräche nach der Voruntersuchung nicht auf. 16% brachen die Therapie vor dem 5. Kt. ab («Frühabbrecher») und weitere 9% brachen zwischen dem 6. und 18. Kt. ab («Spätabbrecher»). Die drei Gruppen unterschieden sich in einer Reihe von Merkmalen (Sozialstatus, Probleme, Gesprächsverhalten usw.), so daß die Autorinnen die Forderung nach einer «differentiellen Therapieabbruchforschung» erheben. –

Auch in den meisten der oben genannten Arbeiten wurden die Abbrecher genauer erfaßt. Es zeigte sich unter anderem: Die Therapeuten wurden von den Abbrechern bedeutsam weniger günstig wahrgenommen als von den Beendern (RUDOLPH et al. 1980; FEINDT 1978; BOECK-SINGEL-

MANN 1978; SCHÖN 1980). Abbrecher äußerten weniger soziale Kontaktstörungen und mehr Verstimmungsstörungen (RUDOLPH et al. 1980). Sie stammten eher aus der Unterschicht und hatten eher normale Testwerte im Vortest (FEINDT 1978). – Nun wäre es allerdings etwas voreilig, zu behaupten, die Klientenzentrierte Therapie sei bei diesen Personengruppen nicht indiziert. Zunächst einmal sollten solche Ergebnisse Anlaß zur Frage sein, wie man als Gesprächstherapeut flexibler auf diejenigen Klienten eingehen kann, die zum vorzeitigen Therapieabbruch neigen. –

In den folgenden beiden Untersuchungen wurde die Klientenzentrierte Einzeltherapie einem Vergleich einmal mit der Verhaltenstherapie, zum andern mit psychoanalytischer Kurztherapie unterzogen.

Die auf 53 Klienten mit phobischen Ängsten beruhende Arbeit von GRAWE (1976) und PLOG (1976) verglich die Gesprächstherapie mit der Verhaltenstherapie:

Während beide Therapieformen die phobischen Symptome hochsignifikant reduzierten (verglichen mit der Kontrollgruppe), ergaben sich qualitativ unterschiedliche Wirkungen: Die Verhaltenstherapie, speziell Flooding und Habituationstraining, war besonders erfolgreich bei Menschen mit starken Phobien und ausgeprägtem Leidensdruck, wobei die Symptomreduktion von einer allgemeinen Verbesserung der Befindlichkeit begleitet wurde. Die Gesprächspsychotherapie erwies sich dagegen eher angezeigt bei Klienten, deren Leidensdruck nicht so sehr um die phobischen Symptome kreiste. Hier ergaben sich positive Veränderungen unabhängig von einer Verringerung der Phobie. Wie PLOG (1976) darlegte, sahen sich die VT-Klienten selbst mehr in Abhängigkeit von ihren Symptomen, während die GT-Klienten mehr ihre Abhängigkeit von Lebensbedingungen zu reflektieren lernten.

Den Vergleich der Gesprächspsychotherapie mit psychoanalytischer Kurztherapie lieferten A.E. MEYER et al. (MEYER und BOLZ 1981)[1]:

68 Patienten einer Psychosomatischen Ambulanz wurden nach Zufall entweder einer Gesprächspsychotherapie (durchschn. 19 Sitzungen) oder einer psychoanalytischen Kurztherapie (durchschn. 26 Sitzungen) zugeführt. Die Patienten waren deutlich psychoneurotisch beeinträchtigt (FPI). Viele hatten ausgesprochen psychosomatische Beschwerden. Die Effekte wurden unter anderem mittels zweier Nachinterviews erfaßt (Blindverfahren). Die wichtigsten Ergebnisse, soweit veröffentlicht: Beide Therapien waren erfolgreich. In einer Anzahl von Testskalen erzielte die Gesprächstherapie etwas günstigere Resultate. Gemäß einer Symptomliste konnte die GT vor allem körperliche Anzeichen von Spannung mindern.

[1] Weitere Veröffentlichungen hierzu im selben Heft wie MEYER und BOLZ (1981).

In den Nachinterviews zeigten die Analysepatienten mehr «Einsicht», während die GT-Klienten in der Tendenz günstigere Werte im Bereich «Persönlichkeit und zwischenmenschliche Beziehungen» bekamen.

Derartige Arbeiten können und sollten dazu beitragen, nicht gerechtfertigte therapeutische Alleinvertretungsansprüche abzubauen und stattdessen einerseits mehr nach den Gemeinsamkeiten zu suchen, andererseits die speziellen Möglichkeiten einzelner Therapieformen zu erforschen.

Damit wollen wir tatsächlich bestehende Unterschiede nicht verwischen. Diese lassen sich sogar im Vergleich hinsichtlich simpler sprachformaler Merkmale der Therapeuten nachweisen (O'Dell und Bahmer 1981).

1.3. Zum Prozeßgeschehen – Therapeut und Klient

Zweifellos gibt es in der gesprächspsychotherapeutischen Praxis einen starken Trend zu einer *Ausweitung und Ausdifferenzierung* des Therapeutenverhaltens. Wer unter GT die «Verwirklichung» eines begrenzten Satzes von Variablen («Basisverhalten») versteht, gelangt rasch an die Grenzen dieser so verstandenen Therapie und sucht nach zusätzlichen Möglichkeiten. Andererseits: Je bewußter man das Therapeutenverhalten als Ausdruck von Einstellungen begreift, die sich in vielfacher Weise manifestieren können (vgl. Tausch und Tausch 1979), desto weniger sieht man die Notwendigkeit zusätzlicher Interventionen, doch das Ergebnis ist auch hier eine Verbreiterung des therapeutischen Handlungsraums.

Bereits 1976 zeigte sich in einer Umfrage unter 702 Gesprächspsychotherapeuten (GwG-info Nr. 25), daß nur 8,8% der Befragten niemals «Modifikationen der ‹klassischen› GT» durchführen, während 31,5% dies häufig tun. – Die von Schwab et al. (1978) befragten 116 Gesprächstherapeuten praktizierten eine Reihe von unorthodoxen Interventionen «gelegentlich» oder «des öfteren» (hier zusammengefaßt), z.B. Rollenspiele (71%), «den Klienten auffordern, die Befindlichkeit seines Körpers stärker zu erleben» (64%), Entspannungsübungen (62%). – Howe (1980) gelangte bei der Analyse von 8 Gesprächstherapien zu dem Ergebnis: In allen Therapien zeigten die Therapeuten zu 28% bis 47% Verhaltensweisen, die nicht zum «Basisverhalten» gehören.

Während wir empirischen Arbeiten hierzu den ganzen nächsten Abschnitt widmen, hier zunächst einige mehr im traditionellen Rahmen angesiedelte Arbeiten zum Therapeutenverhalten und dessen Bedeutung für den Erfolg der Therapie.

Schwartz, Eckert, Babel und Langer (1978) verglichen 25 Klienten mit sehr deutlichen positiven Änderungen mit 24 Klienten mit geringeren bis negativen Änderungen hinsichtlich des Verhaltens der Klienten und der jeweiligen Therapeuten. Von acht neu konzipierten Skalen des Therapeutenverhaltens waren vier in den beiden Gruppen sehr unterschiedlich ausgeprägt, z.B. hatten die erfolgreichen Klienten Therapeuten mit sehr viel höheren Werten im Merkmal «Weitergehen des Psychotherapeuten» (Tpt. faßt das vom Kl. Geäußerte weiter).

SCHULZ und SILBEREISEN (1978) untersuchten verschiedene Bedeutungen des Empathiebegriffs, und zwar als Verhaltensmerkmal des Gesprächstherapeuten («Einfühlendes Verstehen»), als prosoziale Einstellung, die den anderen vor negativen Folgen des eigenen Verhaltens bewahren möchte, und als Rollenübernahme, der «Befähigung zur Bildung von Erwartungen über die Handlungsbereitschaft des Interaktionspartners». Die drei Aspekte der Empathie waren untereinander weitgehend unkorreliert. Jedoch standen das Rollenverhalten und das Einfühlende Verstehen in signifikantem Zusammenhang mit der Selbstexploration der Klienten.

In der Arbeit von HOWE (1980) hatten die Therapeuten der erfolgreichen Klienten signifikant niedrigere Werte in den Kategorien «Konfrontieren» und «Interpretieren», aber höhere Werte in «Spezifizieren» und «Reflektieren» (wobei Spezifizieren als über das Basisverhalten hinausgehend betrachtet wurde).

Diese Arbeiten unterstreichen die Bedeutung des *Einfühlenden Verstehens.* Ein neueres Übersichtsreferat von LAMBERT, DE JULIO und STEIN (1978) gelangt allerdings zu einem relativ nüchternen Ergebnis: «Only a modest relationship between the so-called facilitative conditions and therapy outcome has been found» (S.486). Es besteht dennoch kein Anlaß, an der prinzipiellen Wirksamkeit der drei «Bedingungen» zu zweifeln (ORLINSKI und HOWARD 1978). Allerdings scheinen nicht sehr viele Gesprächspsychotherapeuten die drei Bedingungen auch für hinreichend zu halten. –

Je mehr man Echtheit, Wertschätzung und Einfühlendes Verstehen als Ausdruck von Einstellungen des Therapeuten versteht, desto deutlicher steht schließlich die *Person des Therapeuten* im Zentrum des Interesses (vgl. SCHWAB 1980). SCHULZ und VOGEL (1978) errechneten bei 41 Therapeuten eine Reihe von Zusammenhängen zwischen Persönlichkeitsmerkmalen und dem Therapeutenverhalten, z.B.: je höher die Ausgeglichenheit und Entspanntheit der Therapeuten, desto größer die Fähigkeit zur Einfühlung und Emotionalen Zuwendung. – Dies hat starke Auswirkungen auf die *Ausbildung* und Supervision, ein wichtiger Trend, den wir hiermit zumindest angesprochen haben wollen. Dabei verlieren die Tonaufnahmen der Therapiegespräche an Bedeutung. –

Kommen wir nun zum *Klientenverhalten* und dem *Therapieerleben des Klienten.* Bekanntlich steht in den einschlägigen Untersuchungen oftmals weniger das Verhalten des Therapeuten als das Verhalten des Klienten, speziell dessen *Selbstexploration* (SE), in engerer Beziehung zum Therapieerfolg. Diese Bedeutung der SE zeigte sich unter anderem auch in den Arbeiten von FEINDT (1978), SCHÖN (1980) und SCHWARTZ et al. (1978).

In den letzten Jahren hat ein mit der Selbstexploration verwandtes Merkmal eine gewisse Bedeutung erlangt, das *«Experiencing»*, ein Konzept des ehemaligen ROGERS-Mitarbeiters E.T. GENDLIN (hierzu BOMMERT und DAHLHOFF 1978; s. auch LINSTER 1980, S.205ff.). Experiencing, auch «Selbsterleben», ist nach DAHLHOFF und BOMMERT (1978) «das konkrete, im Augenblick vor sich gehende Erleben des Individuums ... eine gefühlte, unmittelbar gegenwärtige, persönliche Bedeutung von Dingen und Erlebnissen» (S.65). In einer Untersuchung von DAHLHOFF und BOMMERT (1978) ergab sich: Zwischen dem Experiencing im mittleren und vorletzten Kontakt und dem Therapieerfolg (Selbsteinschätzung der 13 Klienten) bestanden bedeutsame Zusammenhänge. Allerdings korrelierte das Merkmal beträchtlich mit der SE - und durch die Kombination von SE mit Experiencing ließ sich die Vorhersage des Therapieerfolgs im Vergleich zur SE alleine nicht verbessern.

Um den Prozeß der direkten Bezugnahme des Klienten auf sein Erleben zu fördern, hat GENDLIN die Technik des *«Focusing»* (Zentrieren) entwickelt (GENDLIN 1981; s.auch BENSE 1979, 1981).

Ein wesentlicher, vor allem für die Erfolgsprognose wichtiger Aspekt des Therapieprozesses ist, wie der Klient selbst (im Unterschied zu Beurteilern der Aufzeichnungen) das Therapiegeschehen wahrnimmt. Die Erfassung dieser *Klientenwahrnehmungen* kann unter anderem durch den «Klientenerfahrungsbogen» (KEB) von ECKERT et al. (1977) erfolgen.

ZIELKE (1979) unterzog den KEB anhand einer Stichprobe von 63 Klienten einer Faktorenanalyse und ermittelte Itemkennwerte und Reliabilitäten dreier so erhaltener Skalen. Das Resultat war zufriedenstellend. Die Skala «Veränderungsoptimismus» erwies sich als besonders erfolgsrelevant. - Etwas ausführlichere Klienten- und Therapeutenerfahrungsbögen entwickelte ESPE (1980).

Zusammenhänge zwischen den Einschätzungen des Therapeutenverhaltens durch die Klienten in den Anfangskontakten mit dem Erfolg der Therapie zeigten sich auch in den Arbeiten von FEINDT (1978), BOECK-SINGELMANN (1978), RUDOLPH et al. (1980), SCHÖN (1980) und in weiteren Untersuchungen (GURMAN, 1977).

Abschließend ein Hinweis auf einen Trend im Zusammenhang mit der *Diagnostik* in der Klientenzentrierten Therapie. Die Unzulänglichkeit der herkömmlichen Meßinstrumente wie MMPI, EPI usw. zur Veränderungsmessung ist längst bekannt. Es werden zunehmend angemessenere Verfahren entwickelt. Wir verweisen hierzu auf ZIELKE (1982).

1.4. Ansätze zu integrativem Vorgehen

Die theoretische Fundierung und empirische Erforschung von integrativem Vorgehen in der Klientenzentrierten Therapie hinken der oben konstatierten praktischen Entwicklung hinterher. Eine Anzahl von Veröffentlichungen zur Methodenkombination in der Gesprächspsychotherapie sind nur subjektive, allenfalls leicht theoriegestützte Erfahrungsberichte aus der Praxis. So beschreiben etwa HEINERTH (1976) und PFEIFFER (1976) den Einsatz «erlebnisaktivierender» Verfahren (hauptsächlich aus der Gestalttherapie) und WIENAND-KRANZ (1982) befürwortet recht überzeugend den Einbezug körpertherapeutischer Vorgehensweisen. Weitere ähnliche Ansätze finden sich in HOWE (1982).

Zweifellos sind mit solcher Methodenkombination bzw. -integration theoretische und auch praktische Probleme verbunden (SCHULZ und HAUTZINGER 1980; HOWE 1982). Die Anwendung und vor allem die empirische Überprüfung zusätzlicher therapeutischer Interventionen innerhalb der Klientenzentrierten Therapie sind aber nicht abzulehnen, solange diese Interventionen in Einklang mit den klientenzentrierten Grundhaltungen stehen oder diesen gar zu besserem Ausdruck verhelfen können. Man bedenke auch, daß durch Echtheit, Wertschätzung und Einfühlung des Therapeuten nach wie vor nur ein Teil der Erfolgsvarianz aufzuklären ist (BERGIN und LAMBERT 1978; LAMBERT et al. 1978). Entsprechende Forschungsarbeiten liegen also nahe. Wie steht es damit?

HEINERTH (1982) analysierte Tausende von Therapeut-Klient-Interaktionen und Klient-Therapeut-Interaktionen aus 20 «klientenzentriert-integriert» geführten Therapien mit vier Therapeuten.

Jede Therapeutenintervention wurde einer von 18 Kategorien zugeordnet; außerdem beurteilten Rater die Selbstexploration und das Experiencing der jeweils vorhergehenden und der nachfolgenden Klientenäußerung, ferner das VEE-Niveau derjenigen Therapeutenäußerungen, die als solche kategorisiert worden waren. Mit Hilfe einer Kontingenz- und Kettenanalyse konnte eine Fülle wechselseitiger Abhängigkeiten zwischen Therapeuten- und Klientenäußerungen ermittelt werden.

Dabei bestätigte sich zunächst einmal das klientenzentrierte Konzept: «Je genauer einfühlendes Verständnis verbalisiert wird, desto eher verbessern sich Selbstexploration und Selbsterleben des Klienten». Es zeigte sich, daß der Einbezug von Interventionen wie «Alter-Ego-Dialog im Gestalt-Dialog» und «Eingehen auf Körpergefühle» innerhalb einer Gesprächstherapie möglich sind und sinnvoll sein können, allerdings nur, wenn sie sich auf die Gefühle des Klienten beziehen (bei guter SE zur Stabilisierung des Klientenverhaltens). –

Die folgenden beiden Arbeiten versuchen, die Auswirkungen jeweils einer ganz bestimmten zusätzlichen Intervention innerhalb eines GT-Kontaktes zu erforschen. SCHWAB und HAMBRECHT (1981) konnten zeigen, daß sich das Experiencing des Klienten dadurch fördern läßt, daß der Klient sich während der Therapie zeitweilig selbst auf einem Fernsehschirm wie in einem Spiegel erleben und sich - angeleitet und einfühlend begleitet vom Therapeuten - damit auseinandersetzen kann. - SCHWAB (1982) stellte dar, wie sich durch «Vorstellungserlebnisse» (nach Art des Katathymen Bilderlebens) in der Gesprächspsychotherapie die Selbstexploration des Klienten erhöht.

Dabei ergaben sich auch Zusammenhänge zwischen Persönlichkeitsmerkmalen der Klienten und ihrem Ansprechen auf die Intervention: Je älter die Klienten waren und je negativer sie sich im Giessen-Test (BECKMANN und RICHTER 1972) beschrieben, desto ausgeprägter waren ihre «Tiefe des Erlebens» und ihre «Phantasie» (Ratings) während des Vorstellungserlebnisses.

In einer Untersuchung von ESSER, BELLENDORF, GROSS, NEUENBERGER und BOMMERT (1982) wurden die Auswirkungen von fünf Techniken aus dem Umfeld der Gestalttherapie (z.B. «Wiederholung und Übersteigerung») auf das Experiencing und den Therapieerfolg ermittelt:

Von 30 Klienten erhielten 18 vom 3. bis 9. Kt. die zusätzlichen Interventionen. Im Vergleich zu den übrigen Klienten erreichten sie ein signifikant höheres durchschnittliches Experiencing-Niveau. Die Versuchsgruppe hatte allerdings nach 10 Kontakten keine besseren Therapieerfolge aufzuweisen als die Kontrollgruppe. Erwähnenswert auch, daß etwa 20% der zusätzlichen Interventionen von den Klienten abgelehnt wurden.

Abschließend eine Untersuchung von VOGEL und SCHULZ (1980). Bei Kopfschmerzpatienten (Migräne und/oder Spannungskopfschmerz) gelang durch eine Kombination von Gesprächspsychotherapie und Entspannungstraining die günstige Beeinflussung zumindest eines Teils der Klienten. Die Autoren halten «die Erweiterung der Gesprächspsychotherapie durch körperzentrierte Therapieverfahren» für eine «äußerst günstige Therapiekonzeption bei psychosomatischen Patienten», unter anderem deshalb, weil dies der körperbezogenen Hilfserwartung dieser Personen entgegenkomme (S. 234).

Wir können festhalten, daß die vorliegenden Forschungsergebnisse über den Einsatz zusätzlicher Maßnahmen innerhalb der Klientenzentrierten Einzeltherapie deutliche Hinweise dafür liefern, daß sich auf diese Weise die Selbstexploration oder das Experiencing des Klienten fördern lassen. Wieweit sich dies auch tatsächlich auf den Erfolg der Therapie auswirkt, bleibt noch zu klären. Bei alle dem sollte der andere Weg - die Ergänzung der Therapie durch Maßnahmen *außerhalb* der Gespräche - ebenso beschritten werden, vgl. unsere diesbezüglichen Hinweise im folgenden Kapitel.

2. Personenzentrierte Gesprächsgruppen

2.1. Einführung

Neben der Klientenzentrierten Einzeltherapie wurden in den letzten 10 Jahren zunehmend Personenzentrierte Gruppengespräche durchgeführt. Begründet wurde diese Entwicklung vor allem durch CARL ROGERS, der bereits 1946/1947 mit Gruppen arbeitete und schließlich 1970 neben seinen intensiven Gruppenerfahrungen auch die Ergebnisse einer Befragung ehemaliger Encountergruppen-Teilnehmer veröffentlichte (ROGERS 1970). Um die gleiche Zeit untersuchte MEADOR (1969) den Prozeß von Mitgliedern einer Encountergruppe. Die beiden Untersuchungen bestätigten nach Meinung ihrer Autoren eindeutig die Tatsache, daß Encounter-Gruppen bei ihren Teilnehmern zu konstruktiven Änderungen führen.

Ab 1973 wurden in Deutschland erste empirische Untersuchungen zu Personenzentrierten Gesprächsgruppen veröffentlicht (SANDER und PAVEL 1973; PAVEL und SANDER 1974, 1975; SPEIERER 1975; TAUSCH, A.-M. et al. 1975; FRANKE 1976; TAUSCH, R. 1976). Einen Überblick über die darüber hinaus entwickelten Gruppenpsychotherapien gibt ferner das Sammelreferat von SPEIERER (1978, Band I dieser Reihe).

Die Personenzentrierte Gesprächsgruppe stellt eine Ausweitung der intensiven und förderlichen Gespräche in der Klientenzentrierten Einzel-Psychotherapie auf hilfreiche Gruppengespräche dar. Nach TAUSCH und TAUSCH (1979) «sind die Haltungen des Psychotherapeutischen Helfers in diesen Gruppen im wesentlichen übereinstimmend mit den Haltungen des Helfers in Einzelgesprächen. Entscheidend ist das einfühlende nicht-wertende Verstehen, die Achtung-Wärme sowie das Echtsein des Helfers». Hinsichtlich der Zusammensetzung und Ziele ihrer Teilnehmer lassen sich die Gruppen unterscheiden in Personenzentrierte Gesprächsgruppen mit «psychoneurotischen Klienten», «psychiatrischen Patienten», «psychosomatischen Patienten» und «Patienten mit chronisch organischen Erkrankungen»; außerdem finden zahlreiche Begegnungsgruppen mit dem Ziel der persönlichen seelischen Weiterentwicklung ihrer Mitglieder statt. Ebenfalls bestehen Unterschiede hinsichtlich Häufigkeit und Dauer der Gruppengespräche sowie der Teilnehmerzahl. So werden Gruppengespräche einmal wöchentlich bei einer Zeitdauer von 90 Minuten über einen Zeitraum von 8–10 Wochen durchgeführt (z.B. FRANKE 1978). TAUSCH et al. (TAUSCH und TAUSCH 1979) beginnen mit Gruppengesprächen von 2½tägiger Dauer, meist am Wochenende und anschließenden häufig vier etwa vierstündigen Nachtreffen im 14tägigen Abstand. Darüber hinaus werden Kombinationen dieser Gruppengesprächsformen durchgeführt (z.B. SPEIERER 1976a). Hinsichtlich der Teilnehmerzahl liegt die untere

Grenze bei 5–7 (Franke), die obere bei 8–10 Personen (Tausch und Tausch). Bei Gruppen von seelisch nicht beeinträchtigten Personen ist die Teilnehmerzahl theoretisch unbegrenzt, in der Regel umfassen diese Gruppen 10–15 Personen. Bei größeren Gruppen, bzw. Teilnehmern mit seelischen Beeinträchtigungen wird zunehmend dazu übergegangen, die Gruppen von zwei Psychotherapeutischen Helfern zu begleiten.

2.2. Erfolgsforschung zu Personenzentrierten Gesprächsgruppen

In den letzten Jahren wurden hauptsächlich Untersuchungen zur Effektivität von Personenzentrierten Gesprächsgruppen bei Erwachsenen mit psychoneurotischen Beeinträchtigungen in der Arbeitsgruppe um Tausch durchgeführt (z.B. Bruhn et al. 1980; Westermann 1981). Außerdem wurden Personenzentrierte Gesprächsgruppen mit psychiatrischen Patienten von Eckert et al. (1980a, b, 1981) durchgeführt und im Vergleich zu anderen Gruppenpsychotherapien empirisch überprüft. Ein direkter Vergleich Klientenzentrierter Einzel- und Gruppentherapie liegt bislang allein von Franke (1978) vor. Im Gegensatz zu den folgenden Untersuchungen zeigten die Gruppenpsychotherapie-Klienten im Vergleich zu einer nicht behandelten Kontrollgruppe allerdings keine Veränderungen, so daß das gruppentherapeutische Geschehen kritisch hinterfragt werden sollte. Wir können uns außerdem aufgrund verschiedener methodischer Mängel in den statistischen Analysen nicht den Ergebnisinterpretationen der Autorin anschließen.

2.2.1. Personenzentrierte Gruppen mit psychoneurotisch Beeinträchtigten

Die Änderungen psychoneurotisch beeinträchtigter Klienten infolge Personenzentrierter Gruppengespräche im Vergleich zu einer Warte-Kontroll-Gruppe untersuchten Bruhn, Schwab und R. Tausch (1980). Von den 156 überwiegend psychoneurotisch beeinträchtigten Klienten (Durchschnittsalter 33, männlich 46%, höhere Schule 45%) litten 72% zusätzlich unter körperlichen Beschwerden. 37% nahmen nach eigenen Angaben regelmäßig Psychopharmaka und 55% hatten bereits Psychotherapieerfahrung.

Die Effekte der 2½tägigen Gesprächsgruppen (insgesamt 17 mit jeweils etwa 8–10 Teilnehmern) wurden anhand einer Prä-Testung, sowie zweier Nachuntersuchungen 4 Wochen (Post1) bzw. 6 Monaten (Post2) nach Gruppenteilnahme mit einer ebenfalls getesteten Warte-Kontrollgruppe von 31 Personen verglichen. Den Klienten wurden folgende Tests bzw. Fragebögen vorgegeben: FPI (Skala 1, 3 und 8), SKS, ISE sowie eine individuelle Beeinträchtigungsliste und zwei Fragebögen zur Erfassung der Gruppenerfahrungen.

Ergebnisse: Vollständige Beantwortungen der Tests zu Prä und Post1 lagen von 81% der Klienten vor. Sie änderten sich außer in der Skala *Selbstzufriedenheit* des ISE in allen übrigen Skalen des ISE und SKS sowie in den ausgewählten Skalen des FPI signifikant ($p \leq 1\%$) in Richtung größeres seelisches Wohlbefinden. Bei der Kontrollgruppe zeigten sich erwartungsgemäß keine signifikanten Veränderungen (10%-Niveau). Weiterhin wurde überprüft, ob die mittleren Änderungen der Gesamt-Therapiegruppe die Änderungen der Wartegruppe übersteigen. Die Gesprächsgruppen-Teilnehmer zeigten deutlich stärkere ($p \leq 5\%$) Besserungen ihrer psychischen Befindlichkeit in Form einer Abnahme an *Nervosität, Depressivität* und *Gehemmtheit* (FPI) sowie konstruktive Änderungen in den SKS-Skalen *Physisches Selbstkonzept, Persönliches Selbstkonzept, Soziales Selbstkonzept, Identität, Selbstzufriedenheit, Verhalten* und im Gesamtwert des SKS. Tendenzielle Änderungen (10%-Niveau) ergaben sich in den ISE-Skalen *Selbstermutigung* und *Psychische Befindlichkeit positiv*. Die positiven Änderungen blieben im 6-Monate-Nachtest (Post2) nicht nur bestehen, sondern vergrößerten sich noch z. T. deutlich (in 10 von 20 Testskalen signifikant).

Die Untersuchung von WESTERMANN (1981) kann in ihrem vergleichbaren Aufbau einmal als Kontrolluntersuchung zu BRUHN (1978) betrachtet werden, zum anderen geht sie mit dem Umfang der verwendeten Meßinstrumente noch über dessen Befunde hinaus. Es wurden 18 Gruppen (je 9–11 Teilnehmer) mit insgesamt 187 Klienten durchgeführt. 45 Personen bildeten eine Warte-Kontrollgruppe. Die Gesprächsgruppen-Teilnehmer (Durchschnittsalter 33, männlich 44%, höhere Schule 43%) stimmen hinsichtlich Art und Ausmaß ihrer Beeinträchtigungen, sowie Gebrauch von Psychopharmaka und Therapieerfahrung mit den von BRUHN untersuchten Klienten im wesentlichen überein.

Ergebnisse: Ähnlich wie bei BRUHN zeigten sich in 6 von 8 SKS-Skalen sowie dem Gesamtwert signifikant (5%-Niveau) größere Veränderungen der Gesprächsgruppen-Teilnehmer gegenüber den Personen der Kontrollgruppe. Abweichend ergab sich bei WESTERMANN keine signifikante Veränderung in FPI-*Depressivität.* Die darüber hinaus im großen Umfang vorgegebenen informellen Fragebögen erfaßten die Änderungen der Klienten in ihren individuellen Beeinträchtigungen und können hier nur zusammengefaßt dargestellt werden: Insgesamt haben sich bei den Psychotherapieklienten 77% der genannten Probleme «leicht bis stark gebessert», 9% waren «unverändert» und 14% «leicht bis stark verschlechtert».

BRUHN sowie WESTERMANN ließen die Klienten gemäß Art und Ausmaß aller ihrer genannten Beeinträchtigungen vor der Gruppenpsychotherapie und nach den insgesamt vier wöchentlichen Nachtreffen durch erfahrene Beurteiler ohne Kenntnis von Gruppenzugehörigkeit einer der folgenden Änderungskategorien zuordnen: «Insgesamt deutlich gebessert», «insgesamt gebessert», «insgesamt unverändert» und «insgesamt verschlechtert». Übereinstimmend kommen die Autoren in ihren Untersuchungen zum Ergebnis, daß knapp ¼ der Klienten als deutlich gebessert anzusehen ist und bei 8% sich die Beeinträchtigungen insgesamt verschlechtert haben. Die entsprechenden Prozentangaben der Wartegruppen-Klienten haben wegen der vergleichsweise geringen Stichprobengrößen nur geringe Aussagekraft. Immerhin recht ähnlich ist hier der Prozentanteil von nur 7% bzw. 5% deutlich gebesserten Personen; dagegen haben sich nach WESTERMANN die Beschwerden von 9% aus der Wartegruppe verschlechtert, nach BRUHN beträgt der Anteil 32%. In beiden Untersuchungen beurteilten ebenfalls die Gruppenteilnehmer das Ausmaß ihrer Änderung in jedem Problem hinsichtlich «stark gebessert», «gebessert», «leicht gebessert», «unverändert» sowie drei Stufen der «Verschlechterung», die aufgrund geringer Nennungen und zur übersichtlichen Darstellung hier zusammengefaßt wurden. Die Ergebnisse von BRUHN und WESTERMANN stimmen für die Psychotherapieklienten gut überein: Stark gebessert waren 8% bzw. 4% aller Beeinträchtigungen (2% bzw. 0% bei Warteklienten), gebessert 24% bzw. 20% (6% bzw. 3%), leicht gebessert 43% bzw. 53% (37% bzw. 21%), unverändert 12% bzw. 9% (22% bzw. 59%) und verschlechtert 12% bzw. 13% (17% bzw. 33%).

Die häufigsten Besserungen ergaben sich in beiden Untersuchungen bei «Kontaktschwierigkeiten» und «Störungen im Gefühlsbereich»; bei BRUHN ebenfalls häufig bei «Berufsschwierigkeiten und Arbeitsstörungen», bei WESTERMANN dagegen bei «Familien- und Partnerschaftsproblemen» sowie «Unsicherheiten im Selbst». Hinsichtlich der Verschlechterungen standen uneinheitlich im Vordergrund: «Sexuelle Schwierigkeiten» und «Psychosomatische Schwierigkeiten» (BRUHN) bzw. «Berufsschwierigkeiten und Arbeitsstörungen» sowie «Ängste und Phobien» (WESTERMANN).

Da jedoch Verschlechterungen insgesamt recht selten genannt wurden, sind die aufgeführten Unterschiede in den Problembereichen eher als zufällig zu werten. Die unterschiedlichen Ergebnisse deuten ebenfalls darauf hin, daß mögliche Problemverschlechterungen infolge Personenzentrierter Gruppengespräche nicht überwiegend einzelne Bereiche betreffen und somit auch nicht Klienten mit bestimmten Beeinträchtigungen.

2.2.2. Die Ausweitung hilfreicher Gespräche auf spezifische Gruppen psychisch Beeinträchtigter

Die Bedeutsamkeit der Personenzentrierten Haltungen in der Einzel- und Gruppenpsychotherapie für das Geschehen in Erziehung und Unterricht (TAUSCH und TAUSCH 1977) war Anlaß für die frühen Untersuchungen über Auswirkungen Kindzentrierter Gesprächsgruppen (TAUSCH, A.-M. et al. 1973; BOMMERT et al. 1975; PIXA-KETTNER et al. 1978).

Wir meinen allerdings, daß die ohnehin nicht überzeugenden Ergebnisse der drei Untersuchungen zusätzlich eingeschränkt sind, indem die Effektanteile der kombinierten Gruppen- und Einzelgespräche nicht getrennt überprüft wurden. Auch teilen wir mit ROGERS die Meinung, daß erst ab einem Alter von 10–12 Jahren ein verbaler Therapieansatz sinnvoll ist, da Kinder/Jugendliche ab diesem Alter über ausreichende Verbalisierungsfähigkeiten verfügen dürften (ROGERS 1972). Weiter halten wir Anzahl und Dauer der in den Untersuchungen geführten Gespräche für zu gering und würden bei jüngeren Kindern eher Einzelgesprächen den Vorzug geben. Schließlich sollte überprüft werden, ob Kinder/Jugendliche durch (zusätzliche) Angebote, wie Autogenes Training oder meditative Übungen (TÖNNIES und OVERBECK 1981), sowie Spiele und sportliche Aktivitäten (THIEL et al. 1978) im stärkeren Maße gefördert werden können.

Eine Ausweitung des Personenzentrierten Ansatzes auf Gruppen geschah ebenfalls bei alten Menschen, die häufig durch ihre Vereinsamung psychisch beeinträchtigt sind (BERGEEST et al. 1977). Insgesamt nahmen 83 Besucher von Altentagesstätten (Durchschnittsalter 72) an 13 je 2½tägigen Gesprächsgruppen mit zwei Psychotherapeutischen Helfern teil. Im Vergleich zur Wartezeit zeigten die Gruppenteilnehmer nach Abschluß der Gespräche keine Veränderungen gemäß FPI, wohl aber in spezifischen Bereichen: Es ergaben sich deutliche Verminderungen des «Einsamkeitsgefühls, des Sich-zu-alt-fühlens für Auseinandersetzungen mit Tod und Liebesbeziehungen im Alter und des resignativen Bildes vom Altern». Neben einer bedeutsamen Abnahme der «Unzufriedenheit mit dem eigenen Verhalten», kam es ebenfalls zur Verminderung der von Experten eingeschätzten «emotionalen Beeinträchtigungen».

Die Effekte von Gesprächsgruppen mit Gefängnisinsassen und Richtern sowie Psychotherapieklienten und Psychologen überprüften A.-M. TAUSCH, SCHIEFELBEIN-HEITMANN, SCHWAB und DOSSMANN (1975). Dabei stand im Vordergrund, die zwischenmenschlichen Beziehungen von Personen verschiedener Berufs- und Interessengruppen zu fördern, sowie deren emotionale und soziale Funktionsfähigkeit zu verstärken. Ergebnisse: Im Vergleich zu Personen der Wartegruppe zeigten die Gruppenmitglieder 6 Wochen nach den Gruppengesprächen eine signifikante Zunahme an

Selbstakzeptierung (POI), eine Verminderung *pessimistischer Selbstäußerungen* (Vorform ISE) und eine Verringerung der *Intensität von Selbstwertproblemen* (Problemliste). Gemäß den nachträglichen Selbsteinschätzungen fühlte sich etwa jedes zweite Gruppenmitglied in seinem psychischen Befinden gebessert, wobei die Gefängnisinsassen vergleichsweise die stärkeren Veränderungen angaben.

Ebenfalls eine spezifische Gruppe mit beeinträchtigten Personen untersuchte C. Tausch (1982). Sie überprüfte die Effekte von sieben 2½tägigen Personenzentrierten Gesprächsgruppen und jeweils vier Nachtreffen mit insgesamt 40 Paaren, die sich durch Partnerschwierigkeiten stark belastet fühlten. Ergebnisse: In den zur speziellen Problematik entwickelten Fragebögen gaben 68% der Klienten nach den Gruppengesprächen positive bis sehr positive Änderungen in ihrer Partnerschaft an, wobei dies bei 58% der Paare von beiden Partnern übereinstimmend so beurteilt wurde. Sie erlebten ihre Partnerschwierigkeiten im Vergleich zur Wartezeit deutlich gebessert; nur 5% gaben eine Verschlechterung an.

2.2.3. Personenzentrierte Gruppen mit psychiatrischen Patienten

Bereits 1976 stellten Mann und v. Lehmden erste empirische Ergebnisse über «klientenzentrierte Intensiv-Gruppenpsychotherapie» für stationäre psychiatrische Patienten und ambulante Klienten vor. Sie verglichen u.a. gemischte Gruppen mit insgesamt 18 stationären Patienten verschiedener Erkrankungen (Psychosen, Neurosen, Depression, Suchtkrankheiten) hinsichtlich ihrer Effekte mit 17 stationären Kontrollgruppen-Patienten. Die Therapiegruppen-Patienten trafen sich zusammen mit zwei Therapeuten zweimal wöchentlich eine Stunde über 3–4 Monate. Die Änderungen der Therapie- und Kontrollgruppen-Patienten wurden Prä und Post mit FPI, GT, Sc-Skala des MMPI-Saarbrücken (Sundberg und Spreen 1970) sowie einem informellen Fragebogen erfaßt.

Ergebnisse: Die Gruppenpatienten zeigten im Vergleich zur stationär behandelten Kontrollgruppe eine signifikante ($p \leq 1\%$) Abnahme an *Depressivität,* an *Nachgiebigkeit* bzw. *Fügsamkeit* (GT) sowie *Schizoidie* (MMPI). Im unstandardisierten Fragebogen ergab sich eine «Zunahme an einem allgemeinen Gefühl des Wohlbefindens» und eine «Zunahme an Zufriedenheit» ($p \leq 5\%$).

In der Arbeitsgruppe um Eckert und Biermann-Ratjen wurden in den letzten Jahren mehrere Untersuchungen zur Effektivität unterschiedlicher gruppenpsychotherapeutischer Behandlungsmethoden durchgeführt. Den Arbeiten liegt eine Stichprobe von über 140 Patienten zugrunde, die seit 1970 überwiegend in Fünfer- und Sechsergruppen nach dem Konzept der psychoanalytischen, klientenzentrierten oder verhaltenstherapeutischen Richtung behandelt wurden. In die Therapiegruppen wurden stationäre Patienten aufgenommen, die vor allem schwere psychoneurotische Störungen, überwiegend verbunden mit bereits versuchtem Suizid oder akuter Suizidgefahr aufwiesen.

Vorweg wollen wir erwähnen, daß die verschiedenen Behandlungsmethoden hinsichtlich ihrer Effektivität miteinander verglichen wurden, wobei alle Unterschiede zwischen den verschieden behandelten Gruppenpatienten nicht quantitativer sondern qualitativer Art waren. Da rund 80% der Patienten psychoanalytisch (n=53) oder gesprächspsychotherapeutisch (n=84) behandelt wurden, haben wir im folgenden nur Unterschiede zwischen diesen Behandlungsformen aufgeführt.

Reetz (1980) überprüfte die Änderungen von 84 psychiatrischen Patienten, die drei Monate lang viermal in der Woche an insgesamt 50 eineinhalbstündigen Klientenzentrierten Gruppensitzungen teilnahmen. Die Patienten wurden vor und nach ihrer stationären Behandlung sowie nach weiteren etwa zwei Jahren katamnestisch untersucht; ihre Änderungen wurden mit 53 Patienten aus psychoanalytisch geführten Gruppen verglichen.

Ergebnisse: Im Anschluß an die Gesprächspsychotherapeutischen Gruppensitzungen zeigten sich in den 6 ausgewählten FPI-Skalen außer in *Aggressivität* und *Neurotizismus* signifikante ($p \leq 1\%$) Änderungen in Richtung geringerer *Nervosität* und *Depressivität* sowie Zunahme an *Extraversion* und *Maskulinität*. Durchschnittlich zwei Jahre nach der Entlassung ergaben sich weitere konstruktive Änderungen in den FPI-Skalen *Nervosität* und *Depressivität* sowie eine weitere Änderung in Richtung *Maskulinität* und zusätzlich eine Verminderung an *emotionaler Labilität* (Neurotizismus). In den zusätzlichen z.T. signifikanten Varianzerweiterungen, die auf differenzielle Effekte bei den Patienten hinweisen, zeigen sich die Unterschiede zu den psychoanalytischen Gruppen: «Analytisch behandelte Patienten verändern sich während der Therapie gleichförmig, z.B. stellen sich *alle* als emotional stabiler dar, wenn sie die Station verlassen. Im Katamnesezeitraum sind dann diese Veränderungen individuell sehr unterschiedlich. Bei den Gesprächspsychotherapie-Patienten ist das genau umgekehrt: Sie reagieren sehr unterschiedlich auf die Therapie, während ihre Veränderungen im Katamnesezeitraum sehr viel einheitlicher sind» (Eckert und Biermann-Ratjen 1980a).

Von bislang 69 Klientenzentrierten Gruppen-Patienten lagen außerdem Angaben über Änderungen der sozialen Situation während des zweijährigen Katamnesezeitraumes vor (Scherzberg 1982), die mit 37 psychoanalytisch behandelten Gruppen-Patienten (Prozentangaben in Klammern) verglichen wurden. Danach gaben u.a. 44% (51%) an, ihre Wohnung (Wohnform) und 65% (46%) ihren Wohnpartner (Eltern, Freund u.a.) gewechselt zu haben. 55% (38%) bezeichneten jetzt eine andere Person als wichtigsten Menschen im Leben und 78% (58%) akzeptierten diese Beziehung jetzt stärker. Ihre Einstellung zur Sexualität gaben 55% (61%) als weniger problematisch an und 18% (16%) als problematischer. Im Vergleich vor der Behandlung waren zwei Jahre danach 58% (75%) mit der Arbeit (Beruf) zufriedener, 20% (15%) unzufriedener und 70% (74%) hatten mehr, 16% (8%) weniger Spaß an der Freizeit.

In der Bewertung dieser und weiterer Befunde kommen ECKERT und BIERMANN-RATJEN (1980a) zu der vorsichtigen Unterscheidung: «Analytisch behandelte Patienten beachten und erwerben Autonomie, Selbständigkeit und Durchstehungsvermögen. Sie erwerben und bewerten Eigenständigkeit sehr hoch. Gesprächspsychotherapeutisch behandelte Patienten beachten und erwerben Selbstachtung, verstärkte Beziehungsfähigkeit und Kooperationsmöglichkeiten. Sie erwerben und bewerten Beziehungsfähigkeit sehr hoch».

Im Rahmen eines größeren Projektes verglichen ECKERT, BIERMANN-RATJEN, MÜLLER und SCHACHER (1980b) 20 Borderline-Patienten und 20 neurotische Patienten hinsichtlich unterschiedlicher Änderungen infolge etwa fünfzigstündiger Klientenzentrierter Gruppenbehandlung im stationären Rahmen. Gemäß FPI-Prä-Test waren die Borderline-Patienten deutlich *introvertierter* und wiesen ebenso wie die psychoneurotischen Klienten extreme Ausprägungen in *Nervosität, Depressivität, Gehemmtheit* und *Ungeselligkeit* sowie *typisch weiblicher Selbstschilderung* (FPI) auf. Nach der Behandlung war das Profil von Borderline- und psychoneurotischen Patienten weitgehend ähnlich, verbunden mit einer Annäherung an den Normbereich. Die deutliche Zunahme an *Geselligkeit* und *Extraversion* ging bei den «Borderlinern» mit einer verstärkten *emotionalen Labilität* einher. In einer vorsichtigen Vermutung der Autoren «erscheint es so, als seien die Borderliner durch die Behandlung ‹neurotisiert› worden, indem sie ihre Abwehr durch Rückzug z.T. aufgegeben haben und ihre Konflikte nun als emotionale Beeinträchtigung wahrnehmen» (siehe auch SCHACHER et al. 1982).

2.2.4. Personenzentrierte Gruppen mit psychosomatischen Patienten und chronisch organisch Erkrankten

Wir wollen an dieser Stelle nicht diskutieren, inwieweit psychische Faktoren Ursache oder mitauslösende Faktoren für bestimmte organische Erkrankungen sind. Uns erscheint es vielmehr wichtig, daß Personen, die infolge ihrer Erkrankung unter zusätzlichen starken psychischen und psychosozialen Beeinträchtigungen leiden, durch geeignete psychotherapeutische Hilfe eine seelische Stützung erfahren. In diesem Sinne werden Klientenzentrierte Einzel- und Gruppengespräche bei Patienten mit psychosomatischen Störungen überwiegend in Rehabilitationskliniken durchgeführt, so z. B. bei Herz-Kreislauf-Erkrankten, Patienten mit rheumatischen Erkrankungen u. a. Allerdings gibt es derzeit keine uns bekannte kontrollierte Studie über die Effektivität von Personenzentrierten Gruppengesprächen bei psychosomatisch erkrankten Patienten. Dies erscheint uns um so bedauerlicher, da nach FRANKE (1981) «alle bisherigen Erfahrungen und Erkenntnisse dafür sprechen, daß psychosomatische Patienten mit emotionsauslösenden Situationen nicht angemessen umgehen können» und sich «die klientenzentrierte Psychotherapie geradezu anbietet, da es ihr Ziel ist, daß der Klient lernt, seine Gefühle, sein inneres Erleben wahrzunehmen und auszudrücken und Kongruenz herzustellen zwischen den verschiedenen Ebenen des Erfahrens». Allerdings wird ebenso als Problem im Umgang mit psychosomatisch Erkrankten gesehen, daß «sie keine Gefühle äußern» und «nichts von ihrem Erleben mitteilen; dagegen schildern sie ausführlich ihre körperlichen Zustände und Symptome» (FRANKE).

In diesem Sinne formulierte SCHMITT (1980) seine Fragestellungen an die Klientenzentrierte Gruppenpsychotherapie in der Behandlung der Pubertätsmagersucht: «Können magersüchtige Jugendliche in einer therapeutischen Gruppe über ihre Probleme sprechen (Frage der Selbstexploration)? Können sich magersüchtige Jugendliche in einer Gruppe partnerschaftlich und akzeptierend den anderen gegenüber verhalten (Frage des Gruppenklimas)? Bestärken sich magersüchtige Jugendliche in einer Gruppe bezüglich ihrer mangelnden Krankheitseinsicht und Therapiemotivation, ihres unrealistischen Körperbildes u. ä. (Frage nach antitherapeutischen Gruppenprozessen)?»

Zur Beantwortung der Fragen wurden die ersten 30 Gruppensitzungen (zweimal pro Woche 1 bis 1½ Stunden mit 4–5 magersüchtigen Patienten), an denen insgesamt acht Mädchen und ein Junge teilnahmen, deskriptiv ausgewertet.

Die Ergebnisse zeigten, daß die Jugendlichen sehr wohl bereit und in der Lage waren, über sich, ihre pubertären Schwierigkeiten und Möglichkeiten für ihre Gesundung zu sprechen. In dem überwiegend partnerschaftlichen und akzeptierenden Gruppenklima bestätigte sich nicht «die Befürchtung des Therapeuten, daß Magersüchtige sich in ihrer unrealistischen Körperwahrnehmung gegenseitig unterstützen» (SCHMITT). Die Jugendlichen beurteilten dagegen ihre Körperlichkeit realistisch, entwickelten ein starkes gegenseitiges Vertrauen und äußerten ebenfalls kein Mißtrauen gegenüber Therapeuten und Erwachsenen.

In zwei weiteren Untersuchungen konnte gezeigt werden, daß psychoneurotisch beeinträchtigte Klienten infolge Personenzentrierter Gruppengespräche eine Verminderung ihrer zusätzlich vorhandenen psychosomatischen Beeinträchtigungen erfuhren: BRUHN et al. (1980) berichten, daß von 156 psychoneurotisch beeinträchtigten Klienten 25% auch psychosomatische Störungen angaben. Infolge der Gruppenpsychotherapie traten in 26% aller genannten psychosomatischen Beschwerden Besserungen ein, allerdings in 21% auch leichte bis starke Verschlechterungen. Demgegenüber ergaben sich in der Wartezeit keine Besserungen, jedoch in 34% der genannten psychosomatischen Beschwerden Verschlechterungen.

Bei WESTERMANN (1981) lag der Prozentsatz zusätzlich genannter psychosomatischer Beschwerden deutlich niedriger, ebenfalls wesentlich geringer war der Anteil deutlich gebesserter aber auch verschlechterter Beeinträchtigungen. Aus diesen unterschiedlichen Angaben kann gefolgert werden, daß etwaigen zusätzlichen psychosomatischen Beschwerden von psychoneurotisch Beeinträchtigten bislang nur wenig Aufmerksamkeit in der therapiebegleitenden Diagnostik und dem therapeutischen Vorgehen gewidmet wurde.

Eine hinsichtlich des therapeutischen Einsatzes sehr anspruchsvolle Untersuchung führten DIRCKS, GRIMM, A.-M. TAUSCH und WITTERN (1982) zur Förderung der seelischen Gesundheit von Krebspatienten durch. Obwohl u. E. bislang keinerlei empirische Untersuchungsergebnisse eindeutig für eine psychische Mitverursachung bei der Krebsentstehung sprechen, und eine Krebserkrankung ebenfalls nicht notwendig chronisch verläuft, vermindert sie bei vielen Betroffenen in einem großen Ausmaß die seelische Lebensqualität, was sich wiederum ungünstig auf den Krankheits- bzw. Gesundungsprozeß auswirken kann. Ziel der Gruppengespräche war es somit, die seelischen Beeinträchtigungen Krebsbetroffener rückgängig zu machen, oder wenigstens zu mindern. Insgesamt nahmen 30 Personen mit verschiedenen Krebserkrankungen verteilt auf vier Gesprächsgruppen (je 7–11 Krebspatienten und 1–2 Angehörige) an 11 wöchentlichen mehrstündigen und auch ganztägigen Gesprächen mit zwei Psychotherapeutischen Helfern und einem Arzt teil; weitere 28 Krebspatienten bildeten die Kontrollgruppe.

Zur Erfassung der Veränderungen bei den Krebspatienten wurden vor und nach Abschluß der Gespräche sowie drei Monate später neben einer Liste für individuelle Beeinträchtigungen 5 ausgewählte FPI-Skalen und 3 Skalen der Kurzform des SKS vorgegeben. Zusätzlich wurden speziell erstellte Nachbefragungsbögen benutzt und zusätzlich Interviews durchgeführt.

Ergebnisse: Im Vergleich zur Kontrollgruppe, die sich in den Testwerten nicht veränderte, zeigten die Gesprächsgruppenmitglieder signifikante ($p \leq 5\%$) Verminderung ihrer *Nervosität,* verstärktes Ausmaß an *Extraver-*

sion (FPI), größere *Selbstzufriedenheit* und ein verbessertes *Familienselbstkonzept* (SKS). Die Patienten fühlten sich nach den Gruppengesprächen deutlich entlastet von «Problemen der medizinischen Versorgung, von körperlichen Folgebeschwerden und von den Beeinträchtigungen durch reduzierte körperlich-seelische Leistungsfähigkeit». Nach Abschluß der Gespräche und drei Monate später verringerten sich zusätzlich ihre «unterschiedlichen Schwierigkeiten in den zwischenmenschlichen Beziehungen». Langfristig fühlten sie sich ebenfalls deutlich entlastet von «mit Krebsangst zusammenhängenden Problemen».

2.3. Prozeßforschung in Personenzentrierten Gesprächsgruppen

Im Gegensatz zur Erfolgsforschung wurden bislang nur wenige Arbeiten zur Erfassung der Gruppenprozesse durchgeführt. Derartige Untersuchungen sollen klären, inwieweit die Änderungen der Gruppenteilnehmer auf das Verhalten der Psychotherapeutischen Helfer sowie persönliche Erfahrungen und Empfindungen während der Gruppengespräche zurückzuführen sind.

BRUHN (1978) fand signifikante aber durchweg relativ geringe korrelative Zusammenhänge (.24–.41) zwischen positiver Einschätzung des ersten Helfers in *Empathie, Selbstöffnung, Echtheit* und *Emotionaler Anteilnahme* durch die Klienten und ihren selbsteingeschätzten «konstruktiven Änderungen». In ähnlichem Zusammenhang stand die «Wahrnehmung des eigenen Verhaltens in der Gruppe» mit den erlebten Änderungen. Hohe Werte in *Emotionaler Anteilnahme, Echtheit* und *Selbstöffnung* standen überwiegend im Zusammenhang (.24–.48) mit positiv beurteilten Änderungen «der Probleme insgesamt, des Verhaltens, der Gefühlswelt und mit hohen Werten in globaler Änderung». In keinem Zusammenhang stand dabei die *Empathie* der Gruppenteilnehmer sowie das Ausmaß an *Nicht-Lenkung* sowohl der Teilnehmer wie auch des ersten Helfers. Außerdem wurden die Änderungen gemäß Tests (Prä-Post Differenzen in Skalen des SKS, ISE, FPI) mit den Einschätzungen des eigenen Verhaltens und des ersten Helfers in Zusammenhang gebracht. Positive Einschätzungen korrelierten durchweg nur mit einer Abnahme an *Nervosität* und *Depressivität* (FPI1 und 3; –.18 bis –.32). Allein die *Echtheit* der Gruppenmitglieder stand durchgängig mit positiven Änderungen in allen Testskalen im Zusammenhang (mindestens 10%-Niveau), wobei sich die höchsten Korrelationen mit einem positiveren *Selbstkonzept* (SKS; .27, $p \leqslant 1\%$), positivere Wahrnehmung des eigenen *Verhaltens* (SKS; .31, $p \leqslant 1\%$) und Abnahme an *Nervosität* (FPI; –.29, $p \leqslant 1\%$) ergaben.

WESTERMANN (1982) teilte die Gruppenklienten hinsichtlich ihrer von

Experten eingeschätzten Änderungen (gemäß Problemlisten u.a.; keine Berücksichtigung von Testwertveränderungen) in «deutlich gebesserte» und «unveränderte» ein. Die deutlich gebesserten unterschieden sich von den unveränderten in der Beurteilung der Therapeutenmerkmale: Sie erlebten sowohl den ersten als auch zweiten Helfer signifikant ($p \leqslant 5\%$) *wertschätzender, einfühlender, echter* und im stärkeren Maße *hilfreich-aktiv*. Da die deutlich gebesserten Klienten sich von den unveränderten ebenfalls in fast allen Angaben zum Gruppenprozeß unterschieden, ist zu vermuten, daß ihre rückblickend positivere Einschätzung des Geschehens auch wesentlich auf dem «überstrahlenden Effekt des sich gebessert fühlens» beruht.

Zur Untersuchung der wirksamen Faktoren im gruppenpsychotherapeutischen Prozeß wählten ECKERT, BIERMANN-RATJEN, TÖNNIES und WAGNER (1981) einen methodisch anderen Weg. Sie befragten psychiatrische Patienten vor und zum Abschluß der dreimonatigen Behandlung (50 1½stündige Sitzungen) nach der Bedeutungszumessung unterschiedlicher «Heilfaktoren» (YALOM 1974) anhand von 60 Fragen, die nach dem Q-Sort-Verfahren vorgegeben wurden. Die faktorenanalytischen Ergebnisse bestätigten vier der zwölf YALOM-Faktoren eindeutig, und zwar die Faktoren «Einflößen von Hoffnung», «Altruismus», «Existenzielle Faktoren» und «Interpersonales Lernen». Weiterhin recht ähnlich waren die Ergebnisse mit den Faktoren «Anleitung» und «Kohäsion», die übrigen Faktoren erfaßten weitere wesentliche Prozeßvorgänge. Ein Vergleich des Q-Sort vor und nach der Behandlung zeigte eine nur geringe faktorielle Ähnlichkeit zwischen den erwarteten und tatsächlichen Gruppenerfahrungen, woraus die Autoren folgern, «daß die aufgrund der Einschätzung der Patienten nach der Behandlung gefundenen Heilfaktoren weitgehend reale Gruppenerfahrungen spiegeln und nicht als überwiegend methodenspezifische Faktoren zu verstehen sind». Die relative Bedeutung der Heilfaktoren wurde für psychoanalytische und klientenzentriert behandelte Psychiatriepatienten getrennt erfaßt, es zeigten sich jedoch keine bedeutsamen Unterschiede. Am hilfreichsten erlebt wurde die «Erfahrung von Offenheit», das «Lernen von anderen durch Feedback», die allgemeine «Gruppenkohäsion» und das «Akzeptieren von Eigenverantwortlichkeit».

SPEIERER (1976a) entwickelte außerdem einen Fragebogen (GRP_{50} bzw. Kurzform GRP_{20}) zur fortlaufenden Beschreibung des Gruppenprozesses. Beide Stundenbögen wurden u.a. von SPEIERER und WEIDELT (1979) in einer Untersuchung über «Entwicklung und Stellenwert von Angst- und Streßerleben in klientenzentrierten Gruppen» eingesetzt. Sie erfassen in der Reihenfolge ihrer Varianzbeiträge die folgenden fünf Faktoren «Sympathie, Vertrauen, Verständnis und Hilfe», «Freiheit von Angst und

Streß», «Erfahrung von Offenheit, Auseinandersetzung und Feedback» und das «Transparentwerden eigenen und fremden Erlebens» sowie «die Erfahrung des Gruppenleiters als verständnisvoll, hilfreich und nah». Die ersten vier Faktoren lassen sich in zum Teil anderer Benennung ebenfalls bei ECKERT et al. wiederfinden. Der die Haltungen des Gruppenleiters charakterisierende Faktor wird besonders in den Untersuchungsansätzen und Ergebnissen der Arbeitsgruppe um TAUSCH betont (vgl. BRUHN, WESTERMANN).

Obwohl die verschiedenen Untersuchungen zu teilweise ähnlichen Ergebnissen kommen, wollen wir nicht über den bislang unzureichenden Erkenntnisstand in der Prozeßforschung bei Personenzentrierten Gruppen hinwegtäuschen. Bei den Arbeiten von BRUHN bzw. WESTERMANN wären zusätzlich unabhängige Experteneinschätzungen des Verhaltens der Helfer und Klienten wünschenswert. An die Untersuchungen von ECKERT et al. sowie SPEIERER schließt sich die Frage nach der Validität der Prozeßmerkmale an; es steht also bislang aus, ob und inwieweit die Faktoren für konstruktive Änderungen der Klienten bedeutsam sind.

2.4. Personenzentrierte Gruppen mit psychisch Nicht-Beeinträchtigten

Zum Abschluß wollen wir einen kurzen Überblick über Effekte und Prozesse bei Gesprächsgruppen mit psychisch Nicht-Beeinträchtigten (Nicht-Klienten) geben und damit einen wesentlichen Trend in der personenzentrierten Vorgehensweise betonen. Derartige Gruppen haben eine allgemeine Persönlichkeitsförderung zum Ziel und wurden anfänglich zumeist mit Psychologiestudenten durchgeführt. Heute haben sie als Selbsterfahrungsgruppen einen festen Platz in der Psychotherapieausbildung, wobei nach SPEIERER (1976b) «der Nutzen von Selbsterfahrungselementen in der klientenzentrierten Ausbildung als empirisch nachgewiesen gelten kann».

In einer Untersuchung über Gesprächsinhalte und Prozeßvorgänge bei insgesamt 90 Teilnehmern von neun 2½tägigen Gesprächsgruppen fanden BERGEEST, STEINBACH und A.-M. TAUSCH (1980), daß Nicht-Klienten der unterschiedlichsten Berufe die häufigste Zeit über Schwierigkeiten in ihren zwischenmenschlichen Beziehungen sprachen. Ebenso wie in Klienten-Gruppen begünstigten die personenzentrierten Haltungen der Helfer die Selbstöffnung der Gruppenmitglieder. Nach den Gruppenerfahrungen verminderte sich gemäß Selbstbeurteilung die «Unzufriedenheit mit dem eigenen Verhalten» und deutlich auch «Emotionale Schwierigkeiten» der Teilnehmer. Unverändert blieben dagegen «Schwierigkeiten in zwischenmenschlichen Beziehungen», «Schwierigkeiten mit äußeren Lebensumständen» und «Körperliche Schwierigkeiten».

Zusätzlich wurde die Bedeutung für Personen aus verschiedenen sozialen Berufen (Lehrer, Erzieher, Krankenpfleger) erkannt. Durch eine «Persönlichkeitsförderung in Gruppen» wurde eine Verbesserung des mitmenschlichen Verhaltens gegenüber den ihnen anvertrauten Personen erwartet und damit verbunden eine konstruktive Auswirkung bei den Betroffenen. Nachdem mehrere Untersuchungen (HÖDER et al. 1979; JOOST 1978; KLYNE 1977; SPANHEL et al. 1975) die Auswirkungen personenzentrierter Haltungen von Lehrern auf das emotionale Verhalten der Schüler und die Qualität ihrer Unterrichtsbeiträge zeigen konnten, überprüften WITTERN und A. M. TAUSCH (1979) die Auswirkungen Personenzentrierter Gesprächsgruppen auf das Erleben und Verhalten von Lehrern im Unterricht. An den 2½tägigen Gruppengesprächen nahmen insgesamt 26 Lehrer teil, deren kurzfristige Änderungen mit Kontrollgruppen-Lehrern verglichen und vier Monate danach erneut untersucht wurden. Längerfristig verminderten sich bei den Lehrern ihre «außerschulischen Probleme, ihre negative Selbstkommunikation», und es besserte sich ihr «Selbstkonzept» sowie ihre «persönliche Beziehung zu anderen». Unmittelbar nach den Gruppengesprächen und längerfristig zeigten sie konstruktive Änderungen ihres Unterrichtsverhaltens und wurden ebenso von ihren Schülern in einigen Bereichen positiver wahrgenommen.

Weiterhin wurden Personenzentrierte Erzieher-Kurse mit Kindergärtnerinnen (MEFFERT et al. 1976) und Müttern (RIECKHOFF et al. 1977) durchgeführt und ergaben längerfristig konstruktive Änderungen im Verhalten der Kinder.

Obwohl in allen Untersuchungen die Auswirkungen auf die Schüler und Kinder relativ gering waren, halten wir Personenzentrierte Gruppen mit Angehörigen sozialer Berufe und anderen «Multiplikatoren» für günstig auf dem Weg zur Entprofessionalisierung hilfreichen Verhaltens. Wie wichtig dies auch für psychisch stark beeinträchtigte Personen ist, wiesen GRONAU et al. (1978) nach: «Der Umgang der (freiwillig an der Untersuchung teilnehmenden) Pflegekräfte mit psychiatrischen Patienten war deutlich unpersönlicher Art und durch fast völliges Fehlen von einfühlendem nicht wertenden Verstehen der inneren Welt der Patienten gekennzeichnet».

2.5. Ausblick auf personenzentrierte Selbsthilfegruppen

Aus der Notlage heraus, daß wirkliche Hilfe durch erfahrene Psychotherapeuten nur selten und im begrenzten Ausmaß zu erhalten ist, sind in den letzten 10 Jahren die verschiedensten Selbsthilfegruppen entstanden, die vielleicht den Weg weisen, mitmenschliche Hilfe auf eine breite Basis zu stellen. Wir meinen allerdings, daß derartige Gruppen bislang noch die «Hilfe zu Selbsthilfe» benötigen, ohne die es u. E. zu schweren psychischen Schäden einzelner Teilnehmer kommen kann. So besteht in der Abkehr von professioneller Hilfe und einer «pauschalen Idealisierung der Selbsthilfegruppen» (Moeller 1981) die Gefahr, daß Personen mit schweren seelischen Erkrankungen nicht rechtzeitig die entscheidende und sachkundige Behandlung erfahren, die sie zur Wiedererlangung ihrer seelischen Stabilität benötigen. Daneben kann es in nichtangeleiteten Gruppen durch ungünstige Haltungen und Maßnahmen einzelner zu schweren persönlichen Schädigungen anderer Mitglieder kommen. Wenn auch nach Moeller (1980) «eine Selbsthilfegruppe, die z.B. aufgrund einer ungünstigen Zusammensetzung oder eines bestimmten rigiden oder lähmenden Abwehrverhaltens oder aus welchen Gründen auch immer ihren Mitgliedern nicht hilft, von selbst zerfällt», die Verbreitung konstruktiver Selbsthilfegruppen sich demnach selbst reguliert, geht jedoch jede gescheiterte Gruppe zu Lasten ihrer hilfesuchenden Teilnehmer. Wir sehen in diesem Problem eine Aufgabe für Personenzentrierte Helfer, indem sie ihre Kenntnisse, Erfahrungen und Haltungen den Gruppen zum selbstverantwortlichen Handeln zur Verfügung stellen. Ein Modell hierfür sind u. E. Personenzentrierte Gruppen, in denen die Teilnehmer ihre ersten intensiven Erfahrungen unter Anleitung qualifizierter Helfer machen, die den Gruppenprozeß über mehrere Wochen begleiten und schließlich die Teilnehmer in ihrer gestärkten Eigenverantwortlichkeit einer autonomen Gruppenselbsthilfe zuführen. Schließlich halten wir es für günstig, wenn ehemalige Gruppenteilnehmer mit konstruktivem Helferverhalten in Zusammenarbeit mit psychotherapeutisch ausgebildeten Helfern weitere Gruppen in dieser Form betreuen.

3. Zusammenfassung und Schlußfolgerungen

Die Klientenzentrierte Einzelpsychotherapie konnte ihre Effektivität zur Minderung vor allem psychoneurotischer Probleme weiterhin empirisch darlegen, auch im Vergleich zur Verhaltenstherapie und psychoanalytischer Kurztherapie. Dabei ergaben sich Belege dafür, daß diese Therapieform auch zur Verringerung psychosomatischer Begleitsymptome führen kann, vermutlich insbesondere in Kombination mit zusätzlichen körperorientierten Maßnahmen.

Viele Untersuchungen widmeten sich spezielleren Fragen wie der Verbesserung der Durchführungsbedingungen der Therapie und den Ursachen für vorzeitigen Therapieabbruch. Die Durchführung der Therapie im Team zweier Therapeuten mit zusätzlicher Wahlmöglichkeit des Klienten zwischen zwei Therapeutenpaaren bewirkte eine entscheidende Senkung der Abbruchquote.

Nachdem für die Gesprächspsychotherapie die Phase des Sich-Beweisen-Müssens vergangen ist, gibt es nun auch Ansätze zur genaueren Erforschung ihrer Indizierbarkeit und ihrer speziellen Wirksamkeit im Vergleich zu anderen Therapieformen. Hier erscheint weitere Forschung sinnvoll.

Eine Reihe vorliegender theoretischer Ansätze hat bislang nicht zu einer wirklich befriedigenden, umfassenden Theorie der Klientenzentrierten Psychotherapie geführt. Es besteht seit Jahren – besonders bei Praktikern – ein starker Trend weg von einer mehr naturwissenschaftlich geprägten Sichtweise hin zu einem «existentialistisch-humanistischen» Verständnis des Therapiegeschehens. Dabei gewinnen die Person des Therapeuten (Echtheit) und die therapeutische Beziehung zunehmend an Bedeutung.

So wird denn auch das Verhalten des Therapeuten flexibler – bei den einen, weil sie das bisherige «Basisverhalten» oft nicht als hinreichend erachten, bei den anderen, weil sie sich dem Klienten gegenüber mehr aus inneren Einstellungen heraus verhalten wollen und nicht gemäß irgendwelcher Handlungsanweisungen. – Die vorliegenden Forschungsergebnisse über den Einsatz zusätzlicher Interventionen innerhalb der Einzeltherapie liefern deutliche Hinweise darauf, daß sich dadurch Selbstexploration und Experiencing des Klienten fördern lassen. Zu beweisen bleibt noch, ob sich solch integratives Handeln auch auf den Therapieerfolg auswirkt. – Gewiß wird dieser Trend noch zunehmen. –

Ein richtungsweisender Trend in der Gesprächspsychotherapie besteht in der Ausweitung der Klientenzentrierten Einzelgespräche auf die Gesprächsgruppen. Dies ist zum einen dadurch begründet, daß die Institutionen aus einer Versorgungsnotlage heraus ihre therapeutischen Angebote ökonomisch einsetzen müssen. Zum anderen besteht in der Gruppe die Möglichkeit des «sozialen Lernens», was in Selbsthilfegruppen weiter erfahren werden kann und schließlich einen konstruktiven Wandel im alltäglichen mitmenschlichen Umgang bewirkt.

Die Effektivität und somit die Berechtigung von Personenzentrierten Gesprächsgruppen konnte durch mehrere Untersuchungen belegt werden: Personen mit psychoneurotischen und zusätzlichen psychosomatischen Beeinträchtigungen sowie psychiatrische Patienten erfuhren infolge derartiger Gruppengespräche eine bedeutsame Minderung ihrer persönlichen Probleme. Ebenso konnte nachgewiesen werden, daß psychisch nicht beeinträchtigte Personen in ihrer Persönlichkeit derart gefördert werden, daß sich dies auch im Umgang mit anderen günstig auswirkt. Eine bislang von der Gesprächspsychotherapie vernachlässigte Gruppe sind Personen mit psychosomatischen Erkrankungen. Erst in letzter Zeit wird begonnen, psychosomatisch Erkrankte in zumeist homogenen Patientengruppen seelisch zu stützen und eine Minderung ihrer körperlichen Beschwerden zu erzielen.

Insgesamt wäre für die Personenzentrierte Gruppenpsychotherapie - wie auch für die Einzelpsychotherapie - zu wünschen, daß sich durch zusätzliche Maßnahmen der Anteil deutlich geholfener Personen wesentlich erhöht. Diese zusätzlichen Maßnahmen bestehen für uns weniger in einer Modifikation des Gruppengeschehens, da es bereits konzeptgemäß durch seine weitgehende Unstrukturiertheit im hohen Maße offen für die verschiedensten förderlichen Erfahrungen ist. Wir halten vielmehr stützende Angebote außerhalb der Therapie für sinnvoll, die zur seelischen und körperlichen Gesundheit der Klienten beitragen und nach Anleitung selbständig durchgeführt werden können (z.B. Entspannungsübungen, sportliche Aktivitäten und bewußte Ernährung). Weiterhin halten wir es für günstig, wenn sich Personen für derartige förderliche Aktivitäten zu Gruppen zusammenfinden und befürworten, daß solche durch qualifizierte Helfer angeleitete Personenzentrierte Gesprächsgruppen schließlich als Selbsthilfegruppen weitergeführt werden.

Literatur

Beckmann, D., Richter, H.E. Der Gießen-Test (GT). Bern: Huber, 1972.

Bednar, R.L., Kaul, T.J. Experimental group research: Current perspectives. In S.L. Garfield, A.E. Bergin (Eds.) Handbook of psychotherapy and behavior change: an empirical analysis. New York: John Wiley, 1978, 2nd ed., 769-815.

Bense, A. Focusing (Zentrieren). In W. Grunwald (Ed.) Kritische Stichwörter zur Gesprächspsychotherapie. München: Wilhelm Fink, 1979, 104-110.

Bense, A. Klinische Handlungstheorie. Weinheim: Beltz, 1981.

Bergeest, H.-G., Steinbach, I., Tausch, A.-M. Psychische Hilfe für Besucher von Altentagesstätten durch Teilnahme an personenzentrierten Encounter-Gruppen. Aktuelle Gerontologie, 1977, 7, 305-313.

Bergeest, H.-G., Steinbach, I., Tausch, A.-M. Gesprächsinhalte in personenzentrierten Gesprächsgruppen und ihr Zusammenhang mit Prozeßvorgängen bei Nicht-Klienten. Z.f. Klin. Psychol. Psychother., 1980, 28, 259-266.

Bergin, A.-E., Lambert, M.J. The evaluation of therapeutic outcomes. In S.L. Garfield, A.E. Bergin (Eds.) Handbook of psychotherapy and behavior change: an empirical analysis. New York: John Wiley, 1978, 2nd ed., 139-189.

Biermann-Ratjen, E.-M., Eckert, J., Schwartz, H.-J. Gesprächspsychotherapie. Verändern durch Verstehen. Stuttgart: Kohlhammer, 1979.

Boeck-Singelmann, C. Personenzentrierte Gesprächspsychotherapie in Form von Teamtherapie. Eine Untersuchung der Wirksamkeit und Prozesse. Diss. Hamburg: Hartmut Lüdke Verlag, 1978.

Bommert, H. Grundlagen der Gesprächspsychotherapie. Theorie - Praxis - Forschung (2. Aufl.). Stuttgart: Kohlhammer, 1977.

Bommert, H., Busen, A., Gogolla, H., Klein, D., Lütgemeier, P., Plessen, U. Untersuchung zur Förderung lernbehinderter Sonderschüler durch klientenzentrierte Verhaltensmodifikation. Psychol. in Erz. u. Unterricht, 1975, 22, 129-136.

Bommert, H., Dahlhoff, H.-D. Das Selbsterleben (Experiencing) in der Psychotherapie. München: Urban & Schwarzenberg, 1978.

BOZARTH, J. Gegenwärtige Forschung zur klientenzentrierten Psychotherapie in den USA. GwG-info 51, 1983, 38-51.

BRUHN, M. Kurz- und längerfristige Auswirkungen personenzentrierter Gesprächsgruppen (Encounter) bei Klienten einer Psychotherapeutischen Beratungsstelle. Diss. Univ. Hamburg, Fachbereich Psychologie, 1978.

BRUHN, M., SCHWAB, R., TAUSCH, R. Die Auswirkungen intensiver personenzentrierter Gesprächsgruppen bei Klienten mit seelischen Beeinträchtigungen. Z. f. Klin. Psychol., 1980, 9, 266-280.

DAHLHOFF, H.-D., BOMMERT, H. Forschungs- und Trainingsmanual zur deutschen Fassung der Experiencing-Skala. In H. BOMMERT, H.-D. DAHLHOFF (Eds.) Das Selbsterleben (Experiencing) in der Psychotherapie. München: Urban & Schwarzenberg, 1978, 63-128.

DIRCKS, P., GRIMM, F., TAUSCH, A.-M., WITTERN, J.-O. Förderung der seelischen Gesundheit von Krebspatienten durch personenzentrierte Gruppengespräche. Z. f. Klin. Psychol., 1982, 11, 241-252.

ECKERT, J., SCHWARTZ, H.-J., TAUSCH, R. Klienten-Erfahrungen und Zusammenhang mit psychischen Änderungen in personenzentrierter Gesprächspsychotherapie. Z. f. Klin. Psychol., 1977, 6, 177-184.

ECKERT, J., BIERMANN-RATJEN, E.-M. Allgemeine und differentielle Effekte von stationärer Psychotherapie. Vortrag auf dem Kongreß der Deutschen Gesellschaft für Psychiatrie und Nervenheilkunde (DGPN), Berlin, 27.-29.11.1980a.

ECKERT, J., BIERMANN-RATJEN, E.-M., MÜLLER, K., SCHACHER, G. Diagnostik und Therapie von Borderline-Patienten. In M. HAUTZINGER, W. SCHULZ (Eds.) Klinische Psychologie und Psychotherapie, Bd. 4. Tübingen/Köln: DGVT u. GwG, 1980b, 15-29.

ECKERT, J., BIERMANN-RATJEN, E.-M., TÖNNIES, S., WAGNER, W. Heilfaktoren in der Gruppenpsychotherapie. Empirische Untersuchungen über wirksame Faktoren im gruppenpsychotherapeutischen Prozeß. Gruppenpsychoth. Gruppendynamik, 1981, 17, 142-162.

ESPE, H. Zusammenhänge zwischen Prozeßerfahrungen und Therapieerfolg in der Gesprächspsychotherapie. In W. SCHULZ, M. HAUTZINGER (Eds.) Klinische Psychologie und Psychotherapie, Bd. 2. Tübingen/Köln: DGVT u. GwG, 1980, 111-123.

ESSER, P., BELLENDORF, E., GROSS, A., NEUDENBERGER, W., BOMMERT, H. Auswirkungen einer erlebnisorientierten Psychotherapie auf Prozeß- und Erfolgsmerkmale unter besonderer Berücksichtigung der Klientenvariable ‹Experiencing›. Manuskript 1982.

FAHRENBERG, J., SELG, H., HAMPEL, R. Das Freiburger Persönlichkeitsinventar FPI-Handanweisung. Göttingen: Hogrefe, 1978.

FEINDT, K. Überprüfung des Therapieerfolgs und Untersuchung der Prozesse von Gesprächspsychotherapien mit Klienten geringer Schulbildung. Diss. Univ. Hamburg, Fachbereich Psychologie, 1978.

FITTS, W. H. Tennessee Self Concept Scale. Nashville: Counselor Recordings and Tests, 1965.

FRANKE, A. Vergleich von Gesprächspsychotherapie als Einzel- und Gruppentherapie. In P. JANKOWSKI et al. (Eds.) Klientenzentrierte Psychotherapie heute. Göttingen, 1976.

FRANKE, A. Klientenzentrierte Gruppenpsychotherapie. Stuttgart: Kohlhammer, 1978.

FRANKE, A. Psychosomatische Störungen: Theorien und Versorgung. Stuttgart: Kohlhammer, 1981.

GENDLIN, E. T. Focusing. Technik der Selbsthilfe bei der Lösung persönlicher Probleme. Salzburg: Otto Müller, 1981.

GRAWE, K. Differentielle Psychotherapie I. Indikation und spezifische Wirkung von Verhaltenstherapie und Gesprächspsychotherapie. Bern: Huber, 1976.

GRONAU, H., OSTERMANN, R., SCHULZ VON THUN, F., TAUSCH, A.-M. Mitmenschlicher Umgang von Krankenpflegekräften mit psychiatrischen Patienten. Z. f. Klin. Psychol., 7, 1978, 155-161.

GRUNWALD, W. Psychotherapie und experimentelle Konfliktforschung. Entwurf einer kon-

flikttheoretischen Fundierung der Gesprächspsychotherapie. München: Ernst Reinhardt, 1976.
GURMANN, A.S. The patient's perception of the therapeutic relationship. In A.S. GURMAN, A.M. RAZIN (Eds.) Effective psychotherapy. A handbook of research. Oxford: Pergamon Press, 1977, 503-543.
GwG-info Informationsblätter der Gesellschaft für wissenschaftliche Gesprächspsychotherapie. Nr.25, Juli 1976.
HEINERTH, K. Erlebnisaktivierende Methoden in der Klientenzentrierten Gesprächspsychotherapie. In P. JANKOWSKI et al. (Eds.) Klientenzentrierte Psychotherapie heute. Göttingen: Hogrefe, 1976, 135-140.
HEINERTH, K. Effektivität unterschiedlichen Therapeutenverhaltens: Die Auswirkungen einzelner Interventionen auf Selbstexploration und Selbsterleben (experiencing) von Klienten. In J. HOWE (Ed.) Therapieform im Dialog. München: Kösel, 1982, 55-91.
HELM, J. Gesprächspsychotherapie. Forschung - Praxis - Ausbildung. Berlin: Deutscher Verlag der Wissenschaften, 1978.
HÖDER, J., TAUSCH, R., WEBER, A. Die Qualität der Schülerbeiträge im Unterricht und ihr Zusammenhang mit personenzentrierten Haltungen ihrer Lehrer. Z. f. Entwicklungspsychol. u. Päd. Psychol., 1979, 11, 101-112.
HOWE, J. Prozeßgeschehen in der Gesprächspsychotherapie. Versuch einer Klärung. Frankfurt a.M.: P.D. Lang, 1980.
HOWE, J. (Ed.) Integratives Handeln in der Gesprächstherapie. Ein Kompendium zur Kombination therapeutischer Verfahren. Weinheim: Beltz, 1982.
HOWE, J., MINSEL, W.-R. Gesprächspsychotherapie. In M. HOCKEL, F.J. FELDHEGE (Eds.) Handbuch der angewandten Psychologie. Bd.2, Behandlung und Gesundheit. Landsberg a. Lech: Verlag moderne Industrie, 1981, 171-194.
JOERGER, K. Gruppentest für die soziale Einstellung (SET). Göttingen: Hogrefe, 1968.
JOOST, H. Förderliche Dimensionen des Lehrerverhaltens im Zusammenhang mit emotionalen und kognitiven Prozessen bei Schülern. Psychol. in Erz. u. Unterricht, 1978, 25, 69-74.
KLYNE, P. Personenzentrierte Haltungen von Lehrern im Unterricht und ihre Zusammenhänge mit wesentlichen Vorgängen bei älteren Schülern. Diss. Univ. Hamburg, Fachbereich Psychologie, 1977.
KRACKE, D., VOGEL, M. Untersuchung zum Therapieabbruch in der Klientenzentrierten Gesprächspsychotherapie. Ein Beitrag zur Indikationsfrage. Diss. Technische Universität Berlin, 1979.
KROPF, D. Grundprobleme der Gesprächspsychotherapie. Göttingen: Hogrefe, 1976.
KWIATKOWSKI, E. Psychotherapie als subjektiver Prozeß. Für eine sozialwissenschaftliche Konzeption der Gesprächspsychotherapieforschung. Weinheim: Beltz, 1980.
LAMBERT, M.J., DE JULIO, S.S., STEIN, D.M. Therapist interpersonal skills: Process, outcome, methodolocigal considerations, and recommendations for future research. Psychological Bulletin, 1978, 85, 467-489.
LINSTER, H.W. Gesprächspsychotherapie. In H.W. LINSTER, H. WETZEL (Eds.) Veränderung und Entwicklung der Person. Grenzen und Möglichkeiten psychologischer Therapie. Hamburg: Hoffmann und Campe, 1980, 170-229.
MANN, F., v. LEHMDEN, F. Kurzbericht über eine klientenzentrierte Intensiv-Gruppenpsychotherapie. Konzept und erste empirische Ergebnisse. In P. JANKOWSKI et al. (Eds.) Klientenzentrierte Psychotherapie heute. Göttingen: Hogrefe, 1976, 291-299.
MEADOR, B. An Analysis of Process Movement in a Basic Encounter Group, unveröff. Diss., United States International University, 1969.
MEFFERT, H.-J., STEINBACH, I., TAUSCH, A.-M. Änderungen bei Kindergärtnerinnen und deren Kindergruppen durch einen Erzieher-Kurs in psychologisch hilfreichen Verhalten. Psychol. Erz. u. Unterricht, 23, 1976, 328-336.

MEYER, A.-E., BOLZ, W. The Hamburg short psychotherapy comparison experiment. Foreword and introduction. Psychoth. Psychosom. 1981, 35, 81-84.
MINSEL, W.-R., BENTE, G. Gesprächspsychotherapie. In W. WITTLING (Ed.) Handbuch der Klinischen Psychologie. Bd. 2: Psychotherapeutische Interventionsmethoden. Hamburg: Hoffmann und Campe, 1980, 139-164.
MINSEL, W.-R., BENTE, G. Entwicklung der Gesprächspsychotherapie und ihr neuester Stand. In HOWE, J. (Ed.) Therapieformen im Dialog. München: Kösel, 1982, 23-54.
MINSEL, W.-R., ZIELKE, M. Theoretische Grundlagen der CCT. In PONGRATZ, L.J. (Ed.) Handbuch der Psychologie. Bd. 8: Klinische Psychologie (1. Halbband). Göttingen: Hogrefe, 1977, 953-980.
MOELLER, M.L. Zur Bedeutung der Selbsthilfegruppen in der Medizin. Deutscher Ärztekalender 1981, 1980, 332-339.
MOELLER, M.L. Gesundheit, die ansteckt. Selbsthilfe am Arbeitsplatz, in Familie und Schule. Psychologie heute, 1981, H. 5, 45-53.
O'DELL, J.W., BAHMER, A.J. Rogers, Lazarus and Shostrom in content analysis. J. Clin. Psychol. 1981, 37, 507-510.
ORLINSKI, D.E., HOWARD, K.I. The relation of process to outcome in psychotherapy. In S.L. GARFIELD, A.E. BERGIN (Eds.) Handbook of psychotherapy and behavior change: An empirial analysis. New York: John Wiley, 1978, 2nd. ed., 283-329.
PAVEL, F.-G. Die klientenzentrierte Psychotherapie. Entwicklung - gegenwärtiger Stand - Fallbeispiele. München: Pfeiffer, 1978.
PAVEL, F.-G., SANDER, K. Erste Ergebnisse zur Langzeitwirkung von psychotherapeutischen klientenzentrierten Selbsterfahrungsgruppen (KSE-Gruppen). GwG-info, 17, 1974, 1-10.
PAVEL, F.-G., SANDER, K. Psychotherapeutische klientenzentrierte Selbsterfahrungsgruppen. Gruppendynamik, 1975, 5, 237-250.
PFEIFFER, W.M. Erlebnisaktivierendes Vorgehen in der Gesprächspsychotherapie und seine Erfassung durch die Erlebens-Intensitäts-Skala. In P. JANKOWSKI et al. (Eds.) Klientenzentrierte Psychotherapie heute. Göttingen: Hogrefe, 1976, 127-134.
PIXA-KETTNER, U., AHRBECK, B., SCHEIBEL, B., TAUSCH, A.-M. Personenzentrierte Gruppen- und Einzelgespräche mit psychisch beeinträchtigten Hauptschülern aus 5./6. Klassen. Z. f. Klin. Psychol., 1978, 7, 28-40.
PLOG, U. Differentielle Psychotherapie II. Der Zusammenhang von Lebensbedingungen und spezifischen Therapieeffekten im Vergleich von Gesprächspsychotherapie und Verhaltenstherapie. Bern: Huber, 1976.
RACHMAN, S.J., WILSON, G.T. The effects of psychological therapy. 2nd ed. Oxford: Pergamon Press, 1980.
REETZ, K.-D. Untersuchung von kurz- und langfristigen Veränderungen in relevanten Persönlichkeitsmerkmalen im Anschluß an eine stationäre Gesprächspsychotherapeutische/Psychoanalytische Gruppentherapie. Unveröff. Dipl.-Arb., Univ. Hamburg, Fachbereich Psychologie, 1980.
RIECKHOFF, A., STEINBACH, I., TAUSCH, A.-M. Mutter-Kind-Interaktion in häuslichen Situationen vor und nach einem personenzentrierten Erzieher-Kurs. Psychol. in Erz. u. Unterricht, 1977, 24, 220-230.
ROGERS, C.R. Carl Rogers on encountergroups. New York: Harper u. Row., 1970.
ROGERS, C.R. Die nicht-direktive Beratung. München: Kindler, 1972.
ROGERS, C.R. Client-centered psychotherapy. In H.I. KAPLAN, B.J. SADOCK, A.M. FREEDMAN (Eds.) Comprehensive textbook of psychiatry, III. Baltimore: Williams & Wilkens Co., 1980, 2153-2168.
ROGERS, C.R.: Der neue Mensch. Stuttgart: Klett-Cotta, 1981. (Orig.: A Way of Being. Boston: Houghton Mifflin, 1980.)
RUDOLPH, J., LANGER, I., TAUSCH, R. Prüfung der psychischen Auswirkungen und Be-

dingungen von personenzentrierter Einzel-Psychotherapie. Z. f. Klin. Psychol., 1980, 23-33.

SANDER, K., PAVEL, F.-G. Einige Ergebnisse zur unterschiedlichen Wirksamkeit von Einzelbehandlungen und GT-Gruppenbehandlung. GwG-info. 11, 1973, 1-7.

SCHACHER, G., ECKERT, J., BIERMANN-RATJEN, E.-M. Gesprächspsychotherapeutische Gruppen bei Patienten mit Borderline-Entwicklungen. In P.A.FIEDLER et al. (Eds.) Herausforderung und Grenzen der Klinischen Psychologie. Tübingen/Köln: DGVT u. GwG, 1982, 38-42..

SCHÄFER, H. Erleben und Auswirkungen psychotherapeutischer Einzelgespräche unter besonderer Berücksichtigung von Personen mit geringen oder ausbleibenden seelischen Änderungen. Diss. Univ. Hamburg, Fachbereich Psychologie, 1982.

SCHERZBERG, A. Psychotherapie und Sozialwahrnehmung: Ein Vergleich der spezifischen Wirkung analytischer und klientenzentrierter Gruppentherapie auf die Wahrnehmung psychosozialer Zusammenhänge. Diss. Univ. Hamburg, Fachbereich Medizin, 1982.

SCHMITT, G.M. Klientenzentrierte Gruppenpsychotherapie in der Behandlung der Pubertätsmagersucht. Praxis der Kinderpsychol. u. Kinderpsychiatrie 1980, 29, 247-251.

SCHÖN, H. Ergebnisse und Prozesse der Gesprächspsychotherapie unter Berücksichtigung des nichtsprachlichen Psychotherapieverhaltens. Diss., Hamburg: Hartmut Lüdke Verlag, 1980.

SCHULZ, W. Klassifikation und Indikation in der Gesprächspsychotherapie. In W.-R.MINSEL, R.SCHELLER (Eds.) Psychotherapie. München: Kösel, 1981, 184-207.

SCHULZ, W., HAUTZINGER, M. (Eds.) Klinische Psychologie und Psychotherapie, Bd.1. Methodenintegration, Therapeut-Klient-Beziehung, Handlungstheorie. Tübingen/Köln: DGTV u. GwG, 1980.

SCHULZ, W., SILBEREISEN, R. Zum dreifachen Verständnis von Empathie in der Gesprächspsychotherapie. Z. f. Klin. Psychol., 1978, 7, 60-64.

SCHULZ, W., VOGEL, M. Untersuchung zur Bedeutung der Persönlichkeit des Therapeuten in der klientenzentrierten Gesprächspsychotherapie. Z. f. Klin. Psychol. u. Psychotherapie. 1978, 26, 331-334.

SCHWAB, R. Die Rolle des Therapeuten und die therapeutische Beziehung in der Gesprächspsychotherapie. In H.PETZHOLD (Ed.) Die Rolle des Therapeuten und die therapeutische Beziehung. Paderborn: Junfermann Verlag, 1980.

SCHWAB, R. Vorstellungserlebnisse in der Gesprächspsychotherapie. In J.HOWE (Ed.) Integratives Handeln in der Gesprächstherapie. Weinheim: Beltz, 1982, 173-190.

SCHWAB, R., HAMBRECHT, M. Erlebnisaktivierung in der Gesprächspsychotherapie durch simultanes Video-Feedback. Praxis Psychother. Psychosom., 1981, 26, 111-120.

SCHWAB, R., SCHULZ, S., ECK, C. Empirische Befragung von Gesprächspsychotherapeuten in der GwG. Theoretische Orientierungen und therapeutische Vorgehensweisen. Manuskript 1978.

SCHWARTZ, H.-J., ECKERT, J., BABEL, M., LANGER, I. Prozeßmerkmale in psychotherapeutischen Anfangsgesprächen: Eine Analyse neuer Merkmalskonzepte in der Gesprächspsychotherapie. Z. f. Klin. Psychol., 1978, 7, 65-71.

SHOSTROM, E. Personal Orientation Inventory, Testmanual. Educational Testing Service, San Diego 1966.

SPANHEL, D., TAUSCH, R., TÖNNIES, S. Hauptdimensionen des Lehrerverhaltens und ihr Zusammenhang mit konstruktiven Schülerverhalten in 41 Unterrichtsstunden. Psychol. in Erz. u. Unterricht, 1975, 22, 343-350.

SPEIERER, G.-W. Einige Determinanten empirisch validierter Prozeßmerkmale der klientenzentrierten Selbsterfahrungsgruppe, Gruppendynamik, 1975, 5, 270-275.

SPEIERER, G.-W. Dimensionen des Erlebens in Selbsterfahrungsgruppen. Verlag für Med. Psychologie im Verl. Vandenhoeck u. Ruprecht, 1976a.

Speierer, G.-W. Über die Auswirkungen von Selbsterfahrungseinheiten auf die Ausbildungsbeurteilung und die Persönlichkeitsstruktur von Studenten mit Ausbildung in klientenzentrierter Gesprächsführung. Z. f. Klin. Psychol., 5, 1976b, 307-317.

Speierer, G.-W. Gruppenpsychotherapie. In U. Baumann, H. Berbalk, G. Seidenstücker (Eds.) Klinische Psychologie - Trends in Forschung und Praxis, Bd. 1. Bern: Huber, 1978, 184-273.

Speierer, G.-W., Weidelt, J. Entwicklung und Stellenwert von Angst- und Streßerleben in klientenzentrierten Selbsterfahrungsgruppen. Z. f. Klin. Psychol. Psychother., 27, 1979, 135-145.

Sundberg, D., Spreen, O. Der MMPI-Saarbrücken. Bern: Huber, 1970.

Tausch, A.-M., Kettner, U., Steinbach, I., Tönnies, S. Effekte kindzentrierter Einzel- und Gruppengespräche mit unterprivilegierten Kindergarten- und Grundschulkindern. Psychol. in Erz. u. Unterricht, 1973, 20, 77-88.

Tausch, A.-M., Schiefelbein-Heitmann, M., Schwab, R., Dossmann, A. Psychische Änderungen und Gesprächsverhalten in personenzentrierten Encounter-Gruppen mit Gefängnisinsassen, Richtern, Psychotherapieklienten und Psychologen. Psychol. in Erz. und Unterricht, 1975, 22, 161-171.

Tausch, C. Personenzentrierte Gruppengespräche: Seelische Vorgänge und Änderungen bei Paaren mit Partnerschwierigkeiten. Diss., Univ. Hamburg, Fachbereich Psychologie, 1982.

Tausch, R. Klientenzentrierte Gesprächspsychotherapie und personenzentrierte Encounter-Gruppen. In P. Jankowski et al. (Eds.) Klientenzentrierte Psychotherapie heute. Göttingen: Hogrefe, 1976, 52-59.

Tausch, R., Tausch, A.-M. Erziehungspsychologie. Begegnung von Person zu Person, 8. Aufl. Göttingen: Hogrefe, 1977.

Tausch, R., Tausch, A.M. Gesprächspsychotherapie. Einfühlsame hilfreiche Gruppen- und Einzelgespräche in Psychotherapie und alltäglichem Leben. Göttingen: Hogrefe, 1979.

Thiel, G., Steinbach, I., Tausch, A.-M. Schüler führen hilfreiche Gespräche mit Schülern. Psychol. in Erz. u. Unterricht, 1978, 25, 75-81.

Tönnies, S. Inventar zur Selbstkommunkation für Erwachsene, ISE. Handanweisung. Weinheim: Beltz Test Gesellschaft 1982.

Tönnies, S., Overbeck, K.-D. Einige Effekte meditativer Übungen bei lernbehinderten Sonderschülern. In U. Stocksmeier, G. Hermes (Eds.) Psychologie in der Rehabilitation. Rheinstätten: Schindele, 1981.

Volger, I., Schulz, W. Bericht über ein Projekt zur psychotherapeutischen Behandlung von Kopfschmerzpatienten: Erste Erfahrungen und Ergebnisse. In M. Hautzinger, W. Schulz (Eds.) Klinische Psychologie und Psychotherapie. Bd. 3: Depression, Psychosomatik. Tübingen/Köln: DGTV u. GwG, 1980, 223-236.

Westermann, B. Personenzentrierte Gesprächsgruppen - Auswirkungen und Prozesse bei Klienten einer Psychotherapeutischen Beratungsstelle. Diss., Univ. Hamburg, Fachbereich Psychologie, 1981.

Wexler, D.A. A cognitive theory of experiencing, self-actualization, and therapeutic process. In D. A. Wexler, L. N. Rice (Eds.) Innovations in client-centered therapy. New York: John Wiley, 1974, 49-116.

Wienand-Kranz, D. Kombination von Gesprächspsychotherapy mit Körpertherapie. In J. Howe (Ed.) Integratives Handeln in der Gesprächstherapie. Weinheim: Beltz, 1982, 203-220.

Wittern, J.-O., Tausch, A.-M. Auswirkungen personenzentrierter Gesprächsgruppen auf die Person von Lehrern, ihr Erleben und Verhalten im Unterricht. Psychol. in Erz. u. Unterricht, 1979, 26, 330-340.

YALOM, I.D. Gruppenpsychotherapie, Grundlagen und Methoden. München: Kindler, 1974.
ZIELKE, M. Indikation zur Gesprächspsychotherapie. Stuttgart: Kohlhammer, 1979.
ZIELKE, M. Diagnostik in der klientenzentrierten Psychotherapie (Einzeltherapie). In M. ZIELKE (Ed.) Diagnostik in der Psychotherapie. Stuttgart: Kohlhammer, 1982, 106–127.

V. Körperarbeit in der Psychotherapie: Bioenergetik und Gestalttherapie

K. MÜNZEL, W. TUNNER

1. Einleitung

Psychotherapie bedeutet, mit psychologischen Mitteln Einfluß auf seelisch-körperliche Störungen zu nehmen. Im Unterschied zur Quacksalberei gehört zur Psychotherapie ihre wissenschaftliche Begründung. Es muß geklärt werden, was sich in der Therapie wie und wodurch verändert.

Der Weg vom ersten Versuch, intuitiv richtig zu therapieren, bis zur Begründung ist beschwerlich. Er fordert Erfahrung und Wissen sowohl in der der Klinischen als auch in der Allgemeinen Psychologie. Dies mag der Grund dafür sein, daß es verhältnismäßig wenige Fachleute gibt, die in diesem Sinne Psychotherapie betreiben. Demgegenüber bestehen aber viele Vereine und Schulen, die den Anspruch erheben, Psychotherapie zu lehren, ohne daß sie prüfen, was ihre Lehrsätze praktisch bewirken.

Auf solche Beispiele trifft, wer sich mit der Frage nach der Bedeutung des Körpers in der Psychotherapie beschäftigt und nach Therapien sucht, die den Körper als Ansatzpunkt für psychotherapeutische Veränderung ansehen. Geht man davon aus, daß im Erleben und Verhalten eines Menschen stets ein Zusammenspiel von Leib und Seele stattfindet, dann spielt der Körper in jeder Psychotherapie eine Rolle. Nur wenige Therapieschulen beziehen den Körper jedoch in der Form von Körperübungen in die Therapie mit ein. Ein solches Vorgehen führt zu methodischen und theoretischen Fragen, wobei das Theoretische sich vor allem auf das Verhältnis von Leib und Seele richtet. Und obwohl die Antworten darauf hypothetisch sind, muß man doch davon ausgehen, daß sie einen starken Einfluß auf das Interesse und die Methodik der Körpertherapie ausüben. Der Großteil der Therapeuten vertritt zwar die Auffassung von der Einheit von Leib und Seele, aber was diese Einheit ist und wie sich die Vielfalt der Erscheinungen zur Einheit bildet, bleibt unklar. Und so wie SPIEGELBERG (1962) der psychosomatischen Medizin vorwerfen konnte, daß sie zwar die Einheit von Leib und Seele postuliert, die psychogene Verursachung körperlicher Symptome aber dennoch für wahrscheinlich hält, wird in der Körpertherapie diese Inkonsequenz in umgekehrter Richtung vor Augen geführt. Dem Einheitsbegriff im Sinne allseitiger Berücksichtigung körperlicher wie psychischer Phänomene gerecht zu werden, ist ein Ideal, dem jene Therapien am nächsten kommen, welche die genauesten Vorstellungen von der Theorie dieser Einheit besitzen. Da eine Theorie sich bekanntlich nicht nur aus der Logik der Begriffe, sondern vor allem auch durch die empirische Prüfung ihrer Aussagen entwickelt, ist die Forschungsarbeit, die Psychotherapie hier zu leisten hat, klar gekennzeichnet. FEIGL (1958, 1971) hat in seinem Versuch einer Identitätstheorie des Leib-Seele-Problems die notwendigen Konsequenzen einer Zusammenschau von introspektiver Psychologie, Verhaltensforschung und Neuropsychologie herausgestellt; und FAHRENBERG hat 1979 in seiner Abhandlung über das Komplementaritätsprinzip in der psychophysiologischen Forschung und psychosomatischen Medizin die Doppelbetrachtung unter Berücksichtigung der beiden komplementären Bezugssysteme der Physiologie/Verhaltenspsychologie und Erlebnis/Bewußtseins-Psychologie mit einer Reihe von Argumenten dargestellt. Das Konzept einer vielseitigen Betrachtung im Sinne der Leib-Seele-Einheit findet sich auch in der Verhaltenstherapie. Nach Überwindung ihrer ersten und behavioralen Phase hat eine Forschungstätigkeit eingesetzt, in der die direkt beobachtbaren Informationen über das Verhalten sowie vegetativer Erregungen durch introspektive Daten ergänzt werden. Klare Ergebnisse über die Wirkung spezifischer Körperübungen auf die therapeutische Veränderung im Verhalten und Erleben der Patienten sind in der Verhaltenstherapie jedoch selten. Zwar liegen Ergebnisse zur Wirkung von Methoden des Biofeedback vegetativer Erregungen vor (vgl. BIRBAUMER und KIMMEL 1979; OLTON und NOONBERG 1980) und Studien zur muskulären Entspannung haben viele der klinischen Erfahrungen, die bereits mit dem autogenen Training gemacht wurden, experimentell bestätigt (vgl. VAITL 1978), aber alle diese auf den Körper direkt gerichteten Vorgehensweisen werden in der Praxis gewöhnlich in Kombination mit anderen Übungen eingesetzt. Dies gilt auch für Methoden, die beim Selbstsicherheitstraining und anderen Spielarten des Probehandelns ausgeführt werden. Sie umfassen vor allem den Ausdruck von Gestik und Mimik und haben das Ziel, Übereinstimmung erlebter und körperlicher Merkmale der Emotionen zu erreichen. Hierzu gibt es experimentelle Arbeiten, in denen der expressive Ausdruck im Rahmen der allgemeinen Gefühlspsychologie untersucht wurde. LEVENTHAL und MARCE (1970) konnten beispielsweise bei Kindern zeigen, daß expressives Lachen, bei dem der mimische Ausdruck voll zur Geltung gelangt, das Erleben der Heiterkeit erhöht. Außerdem gibt es Untersuchungen, die eine negative Korrelation zwischen autonomer Erregung und offenem Ausdruck des emotionalen Zustandes festgestellt haben (LANZETTA und KLECK 1970; BUCK, MILLER und CAUL 1974). Solche Beobachtungen dienen zur Anregung, die Ergebnisse der Ausdruckspsychologie stärker als bisher in die klinisch-psychologische Forschung einzubeziehen und sie mit neurophysiologischen Theorien über die Bedeutung körperlicher Veränderungen für das Gefühlsleben zu verbinden (vgl. TOMKINS 1962; GELLHORN 1964). Im Sinne der in der Verhaltenstherapie üblichen Auffassung vom menschlichen Verhalten als komplexem Zusammenwirken verbal-subjektiver, motorischer und somatischer Variablen wird körperlichen Abläufen entsprechende Bedeutung für die Therapie zugeschrieben. Eine Zusammenschau ihrer Untersuchungen führt jedoch zu dem bereits erwähnten Schluß, daß Entspannungsübungen, Biofeedback oder körperliche Ausdrucksübungen allein gewöhnlich noch keine Therapie klinischer Symptome ausmachen, sondern daß sie erst als Teil in der Methodik eines therapeutischen Lernprozesses Bedeutung erlangen. In ähnlicher Weise wird z.T. die Funktion der körperorientierten Übung in der Bioenergetik und Gestalttherapie angesehen. Diese beiden Therapieschulen werden allerdings bisweilen explizit den sog. Körpertherapien zugeordnet; eine Bezeichnung, unter der eine Vielzahl von Verfahren zusammengefaßt wird, bei denen körperliche Übungen verschiedenster Art einen wesentlichen Bestandteil des Therapiegeschehens ausmachen. Dabei laßt sich eine Unterteilung in mehr *funktionale* und mehr *konfliktorientierte* Verfahren vornehmen (vgl. HEINERTH 1981; PETZOLD 1977). Während die funktionalen Vorgehensweisen - Atemtherapien, Meditationsverfahren, Bewegungsmethoden, Wahrnehmungs- und Entspannungsübungen, Massageverfahren - primär auf die Förderung und Verbesserung psychophysischer Funktionen ausgerichtet sind, wird bei den konfliktorientierten Vorgehensweisen Aktivierung und Durcharbeitung traumatischer Erfahrungen über den Leib zu erreichen versucht. Zu diesen im engeren Sinne psychotherapeutischen Verfahren werden neben den verschiedenen reichianischen und neoreichianischen Schulen, der Gestalttherapie und ihren Kombinationen mit anderen Methoden, auch Primär-, Gefühls- und Schreitherapie gezählt (vgl. PETZOLD 1977). Die Vielzahl der zum Teil ausgefallenen Therapienamen - z.B. Core-Therapie, Radix-Gefühlserziehung, Thymopraktik, Lomi-Methode - kann dabei leicht über die Tatsache hinwegtäuschen, daß viele dieser Ansätze teilweise nur geringfügige theoretische und/oder technische Unterschiede aufweisen. Die Auswahl von bioenergetischer Analyse und Gestalttherapie bot sich uns aus verschiedenen Gründen an: Beide können auf ein nunmehr etwa 30jähriges Bestehen zurückblicken; sie sind damit in einem z.B. der Gesprächstherapie oder Verhaltenstherapie vergleichbaren «Alter». Beide haben wesentlichen Einfluß auf jüngere und jüngste körpertherapeutische Verfahren ausgeübt. Schließlich sind beide im deutschen Sprachraum in den letzten Jahren durch zahlreiche Buchveröffentlichungen, Ausbildungs-, Selbsterfahrungs- und Therapieangebote hervorgetreten.

Im folgenden werden theoretische Aussagen und praktische Hinweise dieser beiden Schulen dargestellt, um Anschauungen von der Bedeutung des Leiblichen für diese Therapien verdeutlichen zu können. Es sei zu Beginn gleich vorweggenommen, daß die Vertreter beider Schulen bisher wenig Interesse an der systematischen Untersuchung ihrer diagnostischen und therapeutischen Aussagen zeigten und daß es sich bei ihren theoretischen Konzepten mehr um lebensanschauliche Meinungen als um Modelle oder Theorien handelt, die mit den Ergebnissen experimenteller Psychologie in einen direkten Zusammenhang gebracht werden könnten.

2. Bioenergetische Analyse

2.1. Theoretische Positionen und Praxis

LOWEN, der Begründer dieser Schule, umschreibt Bioenergetik als «das Studium der menschlichen Persönlichkeit unter dem Blickwinkel der energetischen Prozesse des Körpers» (LOWEN 1976, S. 33). «Die Bioenergetische Analyse ist mehr als nur eine Technik, mit der man emotionelle Störungen behandelt. Sie ist eine ganzheitliche Stellungnahme zur Realität des Individuums: zu seinen psychischen Prozessen, seinen zwischenmenschlichen Beziehungen und seinem Körper samt psychischen Funktionen» (LEWIS und LOWEN 1977, S. 217). Diese beiden Zitate vermitteln einen Eindruck vom weitgefaßten Selbstverständnis der bioenergetischen Analyse und ihrer Betonung des Körpers als Ansatzpunkt der Therapie. Von ihrer Entstehung her gilt sie als Erweiterung und Systematisierung der von REICH (1973) erdachten charakteranalytischen Seele-Körperkonzeptionen. Aspekte des REICHschen Therapieansatzes sind: (a) Die Annahme der funktionellen Gleichheit von Muskulatur und jenem Gefüge seelischer Erscheinungen, welche die Psychoanalyse als Ich-Struktur bezeichnet; (b) die Wirkung von Muskulatur und Ich-Struktur als Abwehrmechanismen; (c) die Beobachtung eines Zusammenhanges von Hemmung emotionaler Erregbarkeit und Behinderung des Atmens sowie (d) die bedeutsame Rolle, die der sexuellen Erfüllung für die Regulierung des Energiehaushalts des Körpers und der seelischen Gesundheit zugesprochen wird (REICH 1973). Von diesen Annahmen ausgehend werden als Grundlage von Theorie und Praxis der bioenergetischen Analyse fünf Anschauungen über das menschliche Leben angeführt (LEWIS und LOWEN 1977). Zum besseren Verständnis werden sie im folgenden durch Einarbeitung weiterer Literatur (LOWEN 1971, 1976) in ausführlicherer Form dargestellt.

(1) Die Einheit ist ein Phänomen jedes Organismus. Unabhängig von der

Komplexität seines Aufbaues funktioniert er in Relation zu seiner Umwelt wie eine einzelne Zelle. Die Grundfunktionen des Lebens - Ausdehnung und Kontraktion, Ausgreifen und Zurückziehen, Einverleiben und Abgeben - werden durch das Lustprinzip reguliert. Es sind Funktionen des gesamten Organismus, jede spezifische Störung wirkt sich auf die gesamte Funktion aus.

(2) Jeder Mensch ist sein Körper; Verstand, Geist und Seele sind Aspekte des lebenden Körpers. «Die Bioenergetische Analyse arbeitet mit der Charakterstruktur einer Person, wie sie sich in der Form und der Bewegungsfähigkeit des Körpers ausdrückt ... Die Art, in der ein Patient seinen Körper hält und bewegt, wird mit der Art des Verhaltens in Verbindung gebracht, das er mit anderen Personen oder bei von ihm entwickelten Ideen und Phantasien zeigt» (LEWIS und LOWEN 1977, S.217).

(3) Das Leben ist wesensmäßig ein Erregungsprozeß. Für alle Lebensprozesse - Bewegung, Gefühl, Denken - wird Energie benötigt. Es wird angenommen, daß es eine fundamentale Energie im menschlichen Körper gibt, die als Bioenergie bezeichnet wird. Sowohl psychische als auch somatische Prozesse werden von der Wirkung dieser Bioenergie bestimmt. Der Körper wird als ein System betrachtet, das sich ständig rhythmisch ausdehnt und kontrahiert; diese unwillentlichen Bewegungen seien Ausdruck der Bioenergie und werden in Abgrenzung von den unter willentlicher Kontrolle stehenden Körperbewegungen als Motilität des Körpers bezeichnet. Das emotionale Leben eines Menschen ist abhängig von dieser Motilität, die wiederum eine Funktion der Quantität und Qualität des Energieflusses durch den Körper ist. Behinderungen des Energieflusses treten an Stellen auf, an denen die Körpermotilität herabgesetzt ist und werden als Blockierungen oder chronische Muskelspannungen bezeichnet. Das Atmen stellt den Schlüssel zum Energiestoffwechsel des Körpers dar. Eingeschränktes Atmen reduziert seinen Energiestoffwechsel und hat gleichzeitig eine restriktive Wirkung auf seine Motilität.

(4) Die Summe aller Spannungsmuster einer Person ergibt deren Charakterstruktur. Die Energiedynamik einer Person ist nur im Zusammenhang mit dem Konzept der Charakterstruktur verständlich.

Es werden fünf Grundtypen von Charakterstrukturen unterschieden - schizoid, oral, psychopathisch, masochistisch, rigide - die sich durch Art der Energiehandhabung auf muskulärer und psychischer Ebene unterscheiden. Die Annahmen über Entstehung und Funktion von Charakterstrukturen folgen der Psychoanalyse, wobei zu den dem Ich zugeordneten psychischen Abwehrreaktionen körperliche Abwehrmechanismen in Form von unbewußten chronischen Muskelanspannungen hinzutreten (vgl. LOWEN 1975, S.135ff. und LOWEN 1971). Die Beschreibung der Charakterstrukturen, die als Klassifikation von Abwehrhaltungen und nicht als Klassifikation von Personen verstanden werden, erfolgt auf drei Ebenen: in Form von energetischen Gesichtspunkten (Quantität und Verteilung der Energie im Körper), in Form der dazugehörigen physischen Aspekte (z.B. Körperbau und -ausdruck, muskuläres Erscheinungsbild, Atmung) und in Form der dazugehörigen psychischen Funktionen (z.B. Einstellungen, Bedürfnisse, Gefühle, Verhaltensweisen); die Entwicklung der einzelnen Charakterstrukturen wird aus spezifischen frühkindlichen Erfahrungsmustern - Deprivation, Frustration, Ablehnung, «Verführung» usw. - erklärt, wobei die Rolle der Mutter im Vordergrund steht.

(5) Das Konzept des «festen Grund-Fassens» beinhaltet die Beziehung eines Menschen zur Erde, zu seinem Körper und zur Sexualität.

«Die Bezogenheit zur Erde bedeutet, daß Energie und Gefühl durch die Beine in den Boden frei fließen kann, was dem Menschen die Sicherheit über seinen Stand, seine Stellung und seine Balance vermittelt» (LEWIS und LOWEN, 1977, S.210). Im übertragenen Sinne ist damit auch die Beziehung eines Menschen zur Realität gemeint. Und da der Boden als Symbol für die Mutter interpretiert wird, wird die Art und Weise, wie ein Mensch steht, als Hinweis auf seine frühe Beziehung zur Mutter betrachtet. «Grundfassen» im Körper meint die volle Bewegungs- und Empfindungsfähigkeit des Körpers, die Fähigkeit, sich körperlich auszudrücken und beeinflussen zu lassen bzw. das Gefühl für die vorhandene Beschränkung dieser Fähigkeiten. Der animalische Körperbezug ist dabei die Leitvorstellung: «Ein Tier ist gänzlich auf seinen Körper bezogen, da es vollständig und natürlich mit jedem Teil seines Körpers in Berührung steht. Diese Beschaffenheit gibt seinem Körper die Anmut und Koordination, die für tierische Bewegungen so typisch sind» (LEWIS und LOWEN, 1977, S.220).

«Grundfassen» in der Sexualität ist das Äquivalent zu REICHS Vorstellung der orgastischen Potenz. REICH betrachtete die seelische Gesundheit als abhängig vom Orgasmus. Er verstand darunter das Ausmaß «der Hingabe- und der Erlebnisfähigkeit im natürlichen Geschlechtsakt» (REICH, 1969, S.17).

Als Ziel der bioenergetischen Analyse wird die Fähigkeit des Patienten zum bewußten Selbstausdruck und ein vertieftes Selbstverständnis genannt. Um dieses Ziel zu erreichen, werden drei therapeutische Schritte als notwendig erachtet (vgl. LOWEN 1972): Erstens müsse der Patient sich seiner Verspannungen bewußt werden, d.h. zum einen die Verspannung wahrnehmen, zum anderen auch den dazugehörigen gefühlsmäßigen Impuls, dessen Ausdruck durch die Verspannung blockiert ist. Dies beruht auf der Annahme, daß jede chronische Muskelverspannung eine Ausdruckshemmung bestimmter Gefühle repräsentierte, z.B. ein zusammengepreßter Kiefer Beißimpulse zurückhalte oder angespannte Schultern aggressives Schlagen. Damit sich der Patient jedoch seiner (Charakter-)Haltung bewußt werden kann und der Art, wie diese sein Verhalten bestimmt, müsse er das Gesamtmuster seiner Verspannungen erleben. Zweitens müsse der Ursprung und die Entstehungsgeschichte der Verspannung oder Hemmung geklärt werden. Es wird angenommen, daß ohne diese Verbindung mit der Vergangenheit der der Verspannung zugrundeliegende Konflikt nicht wirklich gelöst werden kann. Auch dabei wird, ausgehend von einzelnen Muskelgruppen, die Entstehungsgeschichte des Verspannungsmusters bearbeitet. Drittens müsse durch Bewegung die als blockiert erachteten Impulse gelöst und abgebaut werden.

Auf dem Hintergrund dieser therapeutischen Zielsetzungen kommen Übungen zur Anwendung, die sich vorwiegend im direkten Bezug auf das körperliche Geschehen vollziehen. So gibt es eine Reihe relativ einfacher Haltungen, sog. Streßpositionen, die der Patient z.B. stehend, in vorgebeugter Haltung oder kniend einnimmt und die in Abhängigkeit von der muskulären Verspannung bestimmter Körperregionen nach kurzer Zeit Anstrengung hervorrufen. Andere Übungen, wie Schlagen und Treten werden unter kathartischen Gesichtspunkten durchgeführt. Massage und punktuelle Druckausübung werden teilweise zur Unterstützung eingesetzt. Schreien und das Ausstoßen bestimmter Worte sind bisweilen Bestandteil der Übungen. Von den oben umrissenen Grundkonzepten stehen die energetische Annahme und das Konzept des «Grundfassens» bei Art und Anwendungsweise der Übungen implizit oder explizit im Hintergrund. Die Übungen dienen auch dem Therapeuten zu diagnostischen Zwecken, dem sog. Körperlesen. Der Therapeut orientiert sich sowohl zur Eingangsdiagnostik wie auch zur Verlaufsbeurteilung an Körperbau, Körperhaltung, Bewegungen, Muskelverspannungen, Atmung und anderen körperlichen Phänomenen. Ein wichtiges Prinzip dabei ist die Einfühlung in das, was der Patient körperlich zum Ausdruck bringt, z.B. mit dem Gesicht, mit der Stimme, den Schultern, dem Stand usw. Von Bedeutung sind dabei häufig Unstimmigkeiten im körperlichen Ausdruck, aber auch Unstimmigkeiten zwischen körperlichem Ausdruck und verbaler Aussage.

Zu den Phänomenen, die den Patienten ein neuartiges Körpererleben vermitteln sollen und gleichzeitig als diagnostische Hinweise gelten, gehören sog. Vibrationen, die sich, meist von den Beinen ausgehend, über den ganzen Körper ausdehnen können. Sie treten in Verbindung mit vertiefter Atmung auf und können in starke spontane Bewegungen übergehen, wie z.B. Ausschlagen der Beine, aber auch in Schluchzen und Weinen. Die bioenergetische Erklärung für dieses Phänomen ist, daß durch die tiefere Atmung dem Körper mehr Energie zugeführt wird und dadurch die respiratorische Welle an Schwung gewinnt und Spannungen durchbricht. Auf diese Weise soll die Körpermotilität erhöht werden. In einem relativ spannungsfreien Körper seien diese Vibrationen zarter und koordinierter und werden als Ausdruck einer gesunden Persönlichkeit betrachtet (LEWIS und LOWEN 1977, S.225). Zu den körperlichen Erscheinungen, die als Hinweis für einen relativ anspannungsfreien Zustand und als Teilziel der Therapie gelten, gehört der sog. Orgasmusreflex, eine in einer bestimmten liegenden Position mit dem Atemzyklus gekoppelte, unwillkürliche Bewegung des Beckens.

Zum Abschluß der Skizzierung von Theorie und Praxis der bioenergetischen Analyse seien noch einige formale Aspekte angemerkt. Gemäß des Selbstverständnisses der bioenergetischen Therapie als eines im Prinzip nicht endenden Prozesses bleibt die Frage nach der Therapiedauer vage beantwortet, z.B. begrenzt durch die Bereitschaft des Patienten, Zeit, Geld und Mühe zu investieren (LOWEN 1976, S.91). Man kann jedoch davon ausgehen, daß sich Therapie durchschnittlich über Jahre erstreckt. Dabei finden meist wöchentlich ein bis zwei Einzelsitzungen statt, die durch Gruppenübungen zur Vertiefung der bioenergetischen Körperübungen ergänzt werden. Zudem werden die Patienten aufgefordert, bestimmte Übungen täglich zu Hause durchzuführen.

Zusammenfassend ist für die Bioenergetik festzuhalten:

(1) Störungen des Erlebens und Verhaltens werden als Störungen energetischer Körperprozesse verstanden, die die Körpermotilität beeinträchtigen und Wahrnehmungs- und Ausdruckshemmung von Gefühlen zur Folge haben.
(2) Reduzierte Atmung und muskuläre Anspannung gelten als die wesentlichen körperlichen Vorgänge bei der Entstehung und Aufrechterhaltung von Störungen.
(3) Die diagnostischen Kategorien werden durch eine Typologie von Charakterstrukturen gebildet, die als Muster unbewußter körperlicher und psychischer Abwehrmechanismen verstanden werden. Zuordnung zu diesen Kategorien erfolgt im wesentlichen aufgrund des Körperausdrucks.
(4) Eine Vielzahl körperlicher Übungen zur Wahrnehmung und zum Abbau muskulärer Spannungen und Vertiefung der Atmung sowie als kathartisch verstandene Ausdrucksübungen bilden die wesentlichen Bestandteile der Therapie. Außerdem wird Einsicht in die Entstehungsgeschichte der körperlichen und psychischen Haltungen angestrebt.
(5) Es liegen keine Ergebnisse hinsichtlich der Wirksamkeit der bioenerge-

tischen Analyse vor, noch wurden die Annahmen, die ihrer Theorie und Praxis zugrundeliegen, systematisch überprüft.

2.2. Kritik an der bioenergetischen Analyse

In einer Reihe von Büchern hat LOWEN engagiert und rasch lesbar Annahmen zur Entstehung einer Vielzahl von Störungen entwickelt und den körpernahen Behandlungsansatz dargestellt. Seine theoretischen Grundgedanken, die zuweilen wie volkstümliche Ausgaben gewisser Ideen aus der Tonuslehre der Philosophie anmuten, sind so allgemein, daß es müßig wäre, sie theoretisch widerlegen zu wollen. Seine Beweisführung erfolgt aufgrund klinischer Eindrücke und anhand anekdotischer Fallbeispiele. Es fehlt jedoch nicht nur an der empirischen Überprüfung des Theoretischen, sondern auch der Nachweis der Wirkung der Therapie überhaupt. Vom eigenen Anspruch her ist die Bioenergetische Analyse für die Behandlung sämtlicher Neurosen wie auch eines Teils psychotischer Störungen geeignet. Die Skepsis, die ein solcher Anspruch zunächst einmal hervorruft, wird durch keine wie auch immer geartete Statistik gemildert. Wir sind uns der Schwierigkeiten, die sich einer systematischen empirischen Überprüfung der Wirkung der Psychotherapie im allgemeinen entgegenstellen, durchaus bewußt; sie scheinen uns jedoch kein hinreichender Grund, darauf zu verzichten. Daß die Beobachtungen des Therapeuten im Rahmen der Therapie allein keine ausreichende Überprüfungsmethode ist, läßt sich am Beispiel unterschiedlicher Vorgehensweisen innerhalb der körpertherapeutischen Schulen aufzeigen. Ob beispielsweise die sog. Muskelpanzerung, die REICH in der Form von sieben Segmenten von Kopf bis Becken angeordnet sah, von oben nach unten aufzulösen ist, ob dem bioenergetischen Konzept des Grundfassens zufolge die Lösung der Blockierungen in der Bein- und Fußmuskulatur besonders zu beachten sind, ob es den Anweisungen von BROWN (1973) gemäß richtig wäre, die Aufmerksamkeit auf die visceralen Zentren zu richten oder ob es schließlich überhaupt nötig ist, einem dieser körperbezogenen Vorschläge Bedeutung für die Behandlung der Neurose beizumessen, läßt sich letztlich nur durch empirische Untersuchungen entscheiden.

In diesem Zusammenhang lassen sich eine Reihe von Problemen aufzeigen, die sicherlich eine Rolle dabei spielen, daß es bisher zu keinerlei systematischer Überprüfung dieser Therapieform gekommen ist. Die Frage nach der Wirksamkeit einer Therapie zieht sofort die Frage hinsichtlich der Beurteilungskriterien dafür nach sich. Für die bioenergetische Diagnose ist der Körperausdruck im weitesten Sinne die Beurteilungsgrundlage. Zunächst einmal gälte es festzustellen, ob und inwieweit Therapeuten der bioenergetischen Analyse zu einer übereinstimmenden Diagnose aufgrund des sog. «Körperlesens» kommen. Nach all den Erfahrungen, die wir aus der zweitausendjährigen Geschichte der Physiognomik kennen (vgl. BÜHLER 1933), ist eine solche Übereinstimmung unwahrscheinlich. Weitere Fragen über den Einfluß von Zeit und Situation auf die Diagnose würden nach der Prüfung einer grundsätzlichen Übereinstimmung folgen, wobei sowohl qualitative wie auch quantitative Angaben nötig wären. Damit ist aber nur ein erster Hinweis auf Themen gegeben, die unter dem Gesichtspunkt der Stabilität und Zuverlässigkeit der Diagnose zu bearbeiten wären. Darüberhinaus sind Fragen, welche die Gültigkeit der Diagnose betreffen, für eine Beurteilung der bioenergetischen Therapie deshalb von besonderer Bedeutung, weil vom Körperausdruck auf andere Bereiche wie z.B. Befindlichkeit des Patienten, Ich-Struktur und auf Persönlichkeitsmerkmale geschlossen wird.

Schon für eine einfache Beurteilung des Therapiefortschritts wären diese Fragen grundlegend. Geht man nun einen Schritt weiter und fragt nach der empirischen Begründung der theoretischen Konzepte, so stößt man auch dabei auf eine Menge von Problemen. Zunächst einmal sei angemerkt, daß die Darstellung der Theorie der bioenergetischen Analyse bisher nur in recht verstreuter Form vorliegt. LEWIS und LOWEN (1977) unternehmen zwar den Versuch, die Grundvorstellungen zusammenzufassen und kurz zu umreißen, aber auch in dieser Arbeit folgen dann eine Reihe von Meinungen über die Natur des Menschen, über Richtung und Ausbreitung der Energie des Körpers, über die Zuordnung von Körperhälften und -teilen und Tätigkeiten zu Energieaufnahme und Energieabfuhr usw. (vgl. LEWIS und LOWEN 1971, S.220ff.), die nicht direkt aus den Grundkonzepten abgeleitet werden, jedoch mit ihnen im Zusammenhang zu stehen scheinen. Aus diesem Grunde ist die Beurteilung der inneren Konsistenz und Vollständigkeit der Theorie nicht möglich. Was an Begründung vorgebracht wird, beruht auf unsystematischen klinischen und entwicklungspsychologischen Beobachtungen. Es fehlen Untersuchungen zu allen theoretischen Annahmen, z.B. der Nachweis vom Bestehen eines Zusammenhangs zwischen Charakterstruktur und muskulärem Spannungsmuster, die empirische Fundierung des gesamten energetischen Konzepts, der empirische Nachweis zum Konzept des «Grundfassens», d.h. der Nachweis des Zusammenhangs von Stand und früher Mutterbeziehung, von Stand und Realitätsbezug, von Stand und Energieaustausch mit dem Boden, um nur einige Beispiele zu nennen. Wie problematisch die Aussagen einer Therapieschule werden können, sei abschließend noch an einem spezifischen Beispiel aufgezeigt: Zurückgehend auf Beobachtungen, die REICH über den Zusammenhang von Charakterstrukturen und Muskulatur und deren Veränderung im Laufe der Therapie formuliert hatte (REICH 1973), erweiterte LOWEN diese zu Aussagen über den Neurotiker, den oralen Charakter, den gesunden Menschen und die sie jeweils kennzeichnende Charakter- und Körperstruktur. Dabei kommt er zu der Feststellung, daß ein Mensch mit einem schiefen Rückgrat weniger Ich-Stärke habe, als ein Mensch mit einem geraden Rückgrat (LOWEN 1971, S.102). Solche Feststellungen fördern die dualistische Aufspaltung des Menschen in einen Körper und in eine Psyche in dem Maße, wie es in jenen Schulen der Therapie geschieht, die nur beachten, was verbal gegeben ist.

3. Gestalttherapie

3.1. Theoretische Positionen und Praxis

Die Gestalttherapie wird im allgemeinen den existentiell-humanistischen Psychotherapieformen zugerechnet (vgl. BASTINE 1982; DAVISON und NEALE 1979; PONGRATZ 1978); wegen ihres körperbezogenen Ansatzes gehört sie - im Gegensatz zur Gesprächstherapie - gleichzeitig auch zu den sog. Körpertherapien (vgl. BROWN 1973; HEINERTH 1981; PETZOLD 1977). Aufgrund des ganzheitlichen Anspruchs der Gestalttherapie kann man sie mit vielen Namen nennen. Ihre Vertreter bezeichnen sie als «existenzialistisches holistisches Psychotherapiesystem mit einem phänomenologischen, gegenwarts- und personzentrierten Ansatz», wobei «gestörtes Verhalten als eine Unterbrechung selbstregulatorisch organismischer Prozesse psychologischer und physiologischer Art innerhalb eines Individuums oder zwischen Individuum und Umwelt» verstanden wird (SÜSS und MARTIN 1978, S.2725). Die Bedeutung, die der Körper für diese Therapieschule besitzt, kann nur einsichtig werden, wenn man - so wie es bei der Bioenergetischen Analyse der Fall war - Einblick in ihre Grundkonzepte gewonnen hat.

Von der Vielzahl der Einflüsse, die ihre Entwicklung gefördert haben, werden die Psychoanalyse FREUDS, die Charakteranalyse REICHS, die Gestaltpsychologie, die Existentialphilosophie und östliche Philosophien - vor allem Taoismus und Buddhismus - genannt (vgl. LOEW, GRAYSON und LOEW 1975). In welcher Weise diese und andere Quellen - in Form von Abgrenzungen und Übernahmen - die Theorie und Praxis der Gestalttherapie beeinflußten, wird bei der Lektüre der beiden grundlegenden Arbeiten von PERLS und Mitarbeitern (PERLS 1947; PERLS, HEFFERLINE und GOODMAN 1951) deutlich und wurde an anderer Stelle dargestellt (SÜSS und MARTIN 1978; WALTER 1977).

Grundlegend für die Gestalttherapie ist die Prämisse einer dem menschlichen Organismus innewohnenden Tendenz zu Wachstum und Befriedigung von Bedürfnissen, die als homöostatisches organismisches Selbstregulationsprinzip bezeichnet wird. Der Organismus wird als ein «interdependentes Organismus-Umwelt-Feld» gesehen, in welchem sich Erfahrung an der «Kontaktgrenze» zwischen Organismus und Umwelt durch Vermittlung des sensorischen und/oder motorischen Systems ereignet. Nach gestalttherapeutischer Auffassung formieren sich aus der Menge aller möglichen organismischen Bedürfnisse in ständigem Wechsel wahrnehmbare «Bedürfnis-Gestalten». Das dominante Bedürfnis tritt dann als Figur hervor, wird durch Befriedigung zerstört und tritt wieder in den Hintergrund. Der nachfolgende Zustand der Bedürfnislosigkeit wird als «Ort der kreativen Indifferenz» (Süss und Martin 1978) bezeichnet. Menschliches Leben besteht nach dieser Auffassung aus einer beständigen Abfolge von Bildung und Zerstörung von (Bedürfnis-)Gestalten.

Gewahrsein und Mobilisierung aggressiver Energien sind wesentliche Gesichtspunkte des ungestörten Ablaufs dieses selbstregulatorischen Prozesses. Gewahrsein, verstanden als aktueller sensorischer Kontakt mit Ereignissen innerhalb und/oder außerhalb der Person, ist notwendig für die Wahrnehmung vorherrschender Bedürfnisse. Aggressive Energien sind notwendig für den Prozeß der Gestaltbildung und Zerstörung (Perls, Hefferline, Goodman 1951).

Ich, Es und Persönlichkeit werden als Aspekte des Selbst definiert, das wiederum als Begriff für die gesamte Seele-Körpereinheit steht. Während Ich und Es als Funktionsweisen des Selbst verstanden werden, die in Abhängigkeit von der jeweiligen Situation im Vordergrund stehen, wird die Persönlichkeit als das System der in interpersonalen Situationen angenommenen Einstellungen gesehen. Entwicklung und Wachstum werden als das Selbst erweiternde Assimilationsprozesse betrachtet, die vom Beispiel der physischen Nahrungsaufnahme auf die psychische «Nahrungsaufnahme» übertragen werden. Gefühle werden als erlebnismäßige Korrelate körperlicher Energie angesehen, die um eine auftauchende Gestalt organisiert sind oder als eine «vereinigende Gestalt von Exteroceptionen und Propriceptionen» (Perls, Hefferline und Goodman 1951, S. 79). Sie gelten als Funktionen der Überlebensbedürfnisse des Organismus.

In der Gestalttherapie wird Neurose als Zustand der Entfremdung betrachtet, in dem die Selbstregulation des Organismus unterbrochen ist, so daß der Prozeß der Bildung und Zerstörung klarer (Bedürfnis-)Gestalten nicht mehr oder nur noch unvollkommen abläuft. Nach Wallen (1970) zeigt sich die Störung des Organismus/Umwelt-Kontaktes in dreierlei Form: (1) Der perzeptuelle Kontakt mit der Umwelt und mit dem eigenen Körper ist vermindert oder völlig blockiert. (2) Der Ausdruck von Bedürfnissen ist blockiert. (3) Aufsteigende Impulse und Bedürfnisse werden durch unbewußte muskuläre Prozesse abgewehrt.

Die Behandlung, die auf diese Störungsbereiche gerichtet ist, besteht idealerweise in der Durcharbeitung der von PERLS (1970, 1975) angenommenen fünf Schichten der Neurose[1]. Durch sie wird die Bedeutung des Leiblichen und der Körperübung annäherungsweise verständlich. Die erste oder äußerste Schicht bezeichnete er als Klischeeschicht, bestehend aus bedeutungslosen, unpersönlichen Symbolen und Redewendungen, z.B. Grußformeln, Händeschütteln. Die zweite Schicht, die Rollenspielschicht, ist gekennzeichnet durch geringe Spontaneität, den Versuch, sich gemäß bestimmter (irriger) Konzepte und Wunschbilder von sich selbst zu verhalten und den dadurch entstehenden Schwierigkeiten. Diese beiden Schichten faßt PERLS auch als soziale oder als-ob-Schichten zusammen. Dahinter wird die phobische Schicht gesehen, gekennzeichnet durch Blockierung, Vermeidung, Katastrophenphantasien und Angst. Die vierte Schicht ist die Implosionsschicht oder Todesschicht, charakterisiert durch das Gefühl, tot zu sein oder durch Todesangst. Sie wird mit einem katatonen Zustand verglichen, einer gefühlsmäßigen Erstarrung durch stärkste muskuläre Anspannung. Als fünfte und letzte neurotische Schicht wird eine Explosionsschicht angenommen, in der die in der Implosionsphase festgehaltenen Energien als Wut, Trauer, Freude oder Orgasmus zum Ausdruck kommen.

In der praktischen therapeutischen Arbeit werden viele Methoden angewandt, um dadurch jene irrigen Konzepte, Blockierungen, Todesängste, katatonen Erstarrungen, muskuläre «Verspannungen» und Gefühls- und Affekthemmungen abzubauen und neue Erfahrungen zu ermöglichen. LEVITSKY und PERLS (1970) bezeichnen sie als Regeln und Spiele der Therapie. Im Sinne eines verstärkten Bezugs auf gegenwärtige Ereignisse werden die den Empfindungen, Gefühlen und Stimmungen zugrundeliegenden körperlichen Vorgänge ins Bewußtsein gerufen. Dialoge des Patienten mit dem eigenen Körper sollen das Wahrnehmen des Leiblichen fördern. Einfühlung und Identifikation mit einem Körperteil sollen auf die Spur von Symbolen führen, welche für das Bedürfnis der Person angenommen werden. Im Spiel der Übertreibung werden Körperbewegungen in verstärkter Form vielfach so lange wiederholt, bis ihre vermutete symbolische Bedeutung zutage tritt. Viele andere Vorgehensweisen werden genannt, in denen der direkte Bezug auf das Körperliche eine Rolle spielt.

Über Anzahl und Verteilung der Theapiesitzungen sind in der Literatur keine direkten Aussagen zu finden. Es sind jedoch Gruppen- und Einzelsitzungen üblich, die sich über längere Zeit mit zwei bis drei Sitzungen pro

[1] Wir folgen in der Bezeichnung und Beschreibung der Schichten den – allerdings ziemlich verwirrenden – Darstellungen von PERLS. SÜSS und MARTIN (1978, S. 2733) scheinen dabei etwas «verrutscht» zu sein.

Woche erstrecken (vgl. LOEW, GRAYSON und LOEW 1975). Die viel propagierte Anwendung der Gestalttherapie in massierter einwöchiger Form oder als Wochenendveranstaltung sind wohl eher als Selbsterfahrung und nicht als Therapie im klinischen Sinne zu verstehen. In jüngster Zeit scheinen sie zu einem Teil der Vergnügungsindustrie geworden zu sein.

Da in der Gestalttherapie nicht symptomzentriert vorgegangen wird, werden keine spezifischen Kriterien für die Beendigung der Therapie angegeben. Die Frage nach dem Ziel und Dauer der Behandlung wird ausdrücklich im Bereich der Selbstverantwortlichkeit des Patienten gesehen (z.B. ENRIGHT 1970; FAGAN 1970) und kann in diesem Sinne Thema der Therapie sein. Die Frage nach dem Indikationsbereich der Gestalttherapie ist schwer zu beantworten, da die Verwendung diagnostischer Kategorien prinzipiell abgelehnt und auch keine Eingangsdiagnose gestellt wird. Einschränkende Hinweise auf Neurosen finden sich jedoch bei ENRIGHT (1970) und SHEPERD (1970). SHEPERD vertritt die Ansicht, daß Gestalttherapie am effektivsten bei sog. übersozialisierten, gehemmten und eingeengten Personen sei.

Zusammenfassend läßt sich festhalten:

(1) Störungen des Erlebens und Verhaltens werden als Störung der organismischen Selbstregulation verstanden und als Störung der Formation und Destruktion von (Bedürfnis-)Gestalten und ihren Folgen beschrieben.
(2) Unbewußte muskuläre Anspannung und Verminderung der Körper- und Umweltwahrnehmung gelten als wesentliche Aufrechterhaltungsmechanismen der Störung.
(3) Es werden verschiedene Formen unbewußten Vermeidungsverhaltens angenommen und beschrieben. Die Verwendung diagnostischer Kategorien wird jedoch aus prinzipiellen Gründen abgelehnt.
(4) Prinzipien und Übungen der Therapie sind auf die Erfahrung gegenwärtigen psychischen und physischen Erlebens gerichtet. Dabei steht die psycho-physische Wahrnehmung und Verbalisierung des Erlebens mit adäquatem Gefühlsausdruck im Vordergrund, es kommen jedoch auch direkte Bewegungsübungen zur Anwendung.
(5) Es liegen keine Ergebnisse zur Wirksamkeit der Gestalttherapie vor, noch wurden die Annahmen, die ihrer Theorie und Praxis zugrundeliegen, systematisch überprüft.

3.2. Kritik an der Gestalttherapie

In der Überblicksarbeit von SMITH, GLASS und MILLER (1980) werden 68 Effektmasse aus gestalttherapeutischen Studien berichtet, die in ihre Meta-Analyse von Psychotherapiestudien eingingen. Bei durchschnittlich 3,7 Effektmaßen pro Studie läßt dies auf etwa 18 empirische gestalttherapeutische Studien schließen, die bestimmten methodischen Mindestkriterien entsprachen. ANDREWS und HARVEY (1981) kommen bei einer Re-Analyse der SMITH et al. Daten - wobei sie nur Studien von Patienten mit Neurosen, echten Phobien und emotional-somatischen Störungen einschlossen, nur noch auf 5 Effektmaße, d.h. 2 Studien für die Therapiekategorie «Kognitive - und Gestalttherapie».

Bei der Durchsicht der Psychological Abstracts von 1980 fanden wir 48 Abstracts unter dem Stichwort «Gestalttherapie». In nur 6 dieser Arbeiten werden überhaupt Untersuchungsergebnisse berichtet; eine der Untersuchungen kann als Therapieanalogstudie bezeichnet werden (NICHOLS und FINE 1980). Dabei handelt es sich um eine nach 7 Jahren (!) veröffentlichte Dissertation, die bereits von SMITH et al. berücksichtigt wurde.

Wir haben also auch bei der Gestalttherapie einen Mangel an empirischen Arbeiten zu beklagen. Für das Defizit an empirischen Ergebnissen zur Gestalttherapie werden von Vertretern dieser Richtung drei Begründungen gegeben: (1) Die Gestalttherapie sei ein relativ neues psychotherapeutisches Verfahren (SÜSS und MARTIN 1978). (2) Die meisten Gestalttherapeuten seien eher Praktiker als Theoretiker («tend to be doers rather than sayers»; FAGAN und SHEPERD 1970, S.25). (3) Die Gestalttherapie habe sich außerhalb der Hochschulen und wissenschaftlicher Institutionen entwickelt, wo sie auch heute noch zum größten Teil gelehrt und praktiziert werde. Erst mit dem Einzug in den akademischen Bereich werde Notwendigkeit und Interesse an wissenschaftlicher Begründung über das Therapiegeschehen und über die Wirksamkeit zunehmen (SÜSS und MARTIN 1978, S.2741). Keine dieser drei Aussagen kann jedoch überzeugen. Eine Therapieschule, die über 30 Jahre alt ist, ist nicht mehr als neu zu bezeichnen. Was die Ausrichtung auf die Praxis betrifft, so muß man feststellen, daß dies wohl für die Mehrzahl der Therapeuten aller Schulen zutrifft und kein Spezifikum der Gestalttherapie sein kann. Zum Argument Entwicklung der Gestalttherapie außerhalb der Hochschulen schließlich ist zu sagen, daß der Versuch eines Nachweises ihrer klinischen Wirksamkeit nicht vom akademischen Anspruch abhängt, sondern vor allem von der ethischen Einstellung zum Patienten. Es geht nicht an, eine Therapie zu propagieren, ohne sich auch um ihre klinische Zuverlässigkeit zu kümmern. Außerdem ist zu fragen, ob nicht gerade der Mangel an empirischen Ergebnissen den Eingang der Gestalttherapie in den akademischen Bereich lange

Zeit hindurch verhindert hat. SINGER (1978) weist darauf hin, daß PERLS selbst erkannt hatte, daß bei den durch gestalttherapeutische Methoden hervorgerufenen dramatischen Gefühlsausbrüchen häufig der schauspielerische Anteil überwiege und langfristig gesehen wenig am Verhalten des Individuums geändert werde. Aus körpertherapeutischer Sicht bezweifelt BROWN (1973), daß die Methoden der Gestalttherapie dazu geeignet sind, Abwehrverhalten bewußt werden zu lassen oder es zu verändern. Die Tatsache, daß Gestalttherapie häufig mit Methoden anderer Therapieschulen kombiniert wird (vgl. SÜSS und MARTIN 1978), kann als Hinweis dafür gelten, daß die gestalttherapeutischen Vorgehensweisen allein nicht zu den gewünschten Ergebnissen führen. Wie sinnvoll und effizient eine solche Kombination verschiedener Therapieformen ist, kann jedoch wiederum nur durch empirische Untersuchungen festgestellt werden. KAMM (1977) weist darauf hin, daß z.B. Bioenergetik und Gestalttherapie ein so unterschiedliches Verständnis vom therapeutischen Vorgehen zugrundeliegt, daß eine Kombination beider Vorgehensweisen widersprüchlich sei. Vielleicht ist das Ganze einer solchen Kombination dann weniger als die Summe seiner Teile oder gar weniger als ein Teil allein.

Hinsichtlich der Beurteilung der Praxis der Gestalttherapie können wir der Aussage von SINGER (1978) nichts hinzufügen: «Da man sich auf diesem Gebiet nicht damit beschäftigt hat, Grundregeln zur wissenschaftlichen Verifikation oder der Evaluation von Ergebnissen aufzustellen, kann man keine Angaben darüber machen, ob diese Methoden die Symptome zum Verschwinden bringen oder eine Persönlichkeitsveränderung bewirken. Vielleicht besteht ihre Hauptfunktion darin, neue Wege der Sozialisation zu erkunden und auf viele interessante neue Wege der Selbsterfahrung hinzuweisen» (S.132).

4. Schlußbemerkungen

In den Ausführungen über Bioenergetik und Gestalttherapie ist die Bedeutung des Körpers in diesen Therapien herausgearbeitet worden. Beide Richtungen gehen zwar von der Annahme einer prinzipiellen Einheit von Leib und Seele aus, die theoretischen Vorstellungen über diese Einheit werden jedoch unklar geäußert. Und da kaum Versuche gemacht werden, die eigenen Annahmen experimentell zu prüfen, ist eine sachliche Beurteilung der beiden Therapien schwierig. Streng genommen lassen sich zu den bisherigen Vermutungen über den Nutzen der Methoden nur noch weitere Vermutungen hinzufügen. Aus diesem Grunde werden die nächsten Schritte, die für das Verständnis dieser körperorientierten Vorgehensweisen nötig sind, in die Richtung einer genauen Beschreibung ihrer theoretischen Begriffe und empirischer Untersuchungen führen müssen. Wie in der Einleitung erwähnt, verlangt die Diskussion über das Zusammenwirken somatischer und psychischer Variablen Vorstellungen über die introspektiven, behavioralen und neurophysiologischen begrifflichen Konzepte. Denn je verschwommener die Begriffe umschrieben werden, desto größer ist die Gefahr, die Erscheinungen des einen Bereichs durch Vorgänge des anderen erklären zu wollen und sie dadurch auf die Stufe von Epiphänomenen herabzusetzen. Wird von der Einheit der Erscheinungen ausgegangen, dann wäre es in der Psychotherapie inkonsequent, Somatologie ohne Psychologie und Psychologie ohne Somatologie zu betreiben. Es wäre daher auch unlogisch, körperorientierte Übungen von der Psychotherapie auszuschließen oder sie auch nur auf Entspannung durch verbale Instruktion oder Biofeedback zu begrenzen. Vor allem die Ausdruckspsychologie bietet hier ein durch Theorie und Experiment bereits erprobtes Feld zur Erforschung nosologischer und therapeutischer Fragestellungen. Es wäre aber auch naiv, den körperlichen Ausdruckserscheinungen voreilig jenen symbolischen Wert zuzuschreiben, der ihnen in der Methode des «Körperlesens» der Bioenergetik und Gestalttherapie gegeben wird. Einer solchen «Symbolik der menschlichen Gestalt» (Carus 1853) liegt die falsche Überzeugung zugrunde, daß Ausdruck und Eindruck miteinander korrespondieren müssen und daß ihre physiognomischen sowie pathognomischen Merkmale zuverlässig verstanden werden. Genau diese Handhabung der Diagnostik erinnert an die vielen vergeblichen Versuche der Ausdruckspsychologie, die körperlichen Erscheinungsweisen charakterologisch zu interpretieren. Noch ist es unklar, ob das introspektiv Gegebene gleichbleibend und spezifisch im Ausdruck körperlicher Merkmale in Erscheinung tritt. Und wir wissen nicht, ob bestimmte Erlebnisweisen ihre spezifischen physiologischen Reaktionen aufweisen. Denn nur wenn dieser Zusammenhang zuverlässig gegeben wäre, könnte von den körperlichen Erscheinungen auf das introspektiv Gegebene geschlossen werden. Auch wenn die Theorie von der Identität von Leib und Seele die richtige wäre, so würde dies nicht bedeuten müssen, daß die erlebbaren und die sichtbaren Erscheinungen für uns erkennbare identische Formen aufweisen.

Zum Schluß möchten wir noch einmal auf den Anfang unserer Darstellung zurückkommen: Psychotherapie als Methodik, mit psychologischen Mitteln Einfluß auf seelisch-körperliche Störungen zu nehmen, verlangt im Sinne unserer Überlegungen einen Begriff von Psychologie, der den Leib von der Seele nicht zu trennen vermag, auch wenn wir nicht immer wissen, wie diese Einheit logisch zu begründen ist.

Literatur

BASTINE, R. Psychotherapie. In R. BASTINE et al. (Eds.) Grundbegriffe der Psychotherapie. Weinheim: Edition Psychologie, 1982.

BIRBAUMER, N., KIMMEL, H.D. (Eds.) Biofeedback and self-regulation, New Jersey: Erlenbaum, 1979.

BROWN, M. The new body psychotherapies. Psychotherapy: Theory, Research and Practice, 1973, 10, 98-116.

BUCK, R., MILLER, R.F., CAUL, W.F. Sex, personality and physiological variables in the communication of affect via facial expression. Journal of Personality and Social Psychology, 1974, 30, 587-596.

BÜHLER, K. Ausdruckstheorie. Jena: Fischer, 1933.

CARUS, C.G. Symbolik der menschlichen Gestalt; ein Handbuch zur Menschenkenntnis. Leipzig: Brockhaus, 1853.

DAVISON, G.C., NEALE, J.M. Klinische Psychologie. München: Urban & Schwarzenberg, 1979.

ENRIGHT, J.B. An introduction to gestalt techniques. In J. FAGAN, I.L. SHEPERD (Eds.) Gestalt therapy now. Palo Alto: Science and Behavior Books, 1970.

FAGAN, J. The task of the therapist. In J. FAGAN, I.L. SHEPERD (Eds.) Gestalt therapy now. Palo Alto: Science and Behavior Books, 1970.

FAGAN, J., SHEPERD, I.L. (Eds.) Gestalt therapy now. Palo Alto: Science and Behavior Books, 1970.

FAHRENBERG, J. Das Komplementaritätsprinzip in der psychophysiologischen Forschung und psychosomatischen Medizin. Zeitschrift für Klinische Psychologie und Psychotherapie, 1979, 2, 151-167.

FEIGL, H. Some crucial issues of mind-body monism. Synthese, 1971, 22, 295-312.

FEIGL, H. Leib-Seele, kein Scheinproblem. In H.G. GADAMER, P. VOGLER (Eds.) Psychologische Anthropologie. Stuttgart: Thieme, 1973.

GELLHORN, E. Motion and emotions: The role of proprioception in the physiology and pathology of the emotions. Psychological Review, 1964, 71, 457-472.

HEINERTH, K. Neuere psychotherapeutische Verfahren und ihre Indikation. In W.-R. MINSEL, R. SCHELLER (Eds.) Psychotherapie. München: Kösel, 1981.

KAMM, J.A. Gestalttherapie und Körperarbeit. In H. PETZOLD (Ed.) Die neuen Körpertherapien. Paderborn: Junfermann, 1977.

LANDMAN, J.T., DAWES, R.M. Psychotherapy outcome. Smith and Glass' conclusions stand up under scrutiny. American Psychologist, 1982, 37, 504-516.

LANZETTA, J.T., KLECK, R. Encoding and decoding of facial affect in humans. Journal of Personality and Social Psychology, 1970, 16, 12-19.

LEVENTHAL, H., MARCE, W. The effect of laughter on evaluation of a slapstick movie. Journal of Personality, 1970, 38, 16-30.

LEVITSKY, H., PERLS, F.S. The rules and games of gestalt therapy. In J. FAGAN, I.L. SHEPERD (Eds.) Gesalttherapy now. Palo Alto: Science and Behavior Books, 1970.

LEWIS, P., LOWEN, A. Bioenergetische Analyse. In H. PETZOLD (Ed.) Psychotherapie und Körperdynamik. Paderborn: Junfermann, 1979.

LOEW, C.A., GRAYSON, H., HEIMAN LOEW, G. Three psychotherapies. A clinical comparison. New York: Brunner/Mazel, 1975.

LOWEN, A. The language of the body. New York: Collier, 1971.

LOWEN, A. Bioenergetic Analysis: A development of Reichian therapy. In G. GOLDMAN, D.S. MILMAN (Eds.) Innovations in psychotherapy. Springfield, Ill.: Charles C. Thomas, 1972.

LOWEN, A. Bioenergetik. München: Scherz, 1976. (Originalausgabe: Bioenergetics. New York: Coward, McCann & Geoghan, 1975.)

NICHOLS, R.C., FINE, H.J. Gestalt therapy: Some aspects of self-support, independence and responsibility. Psychotherapy: Theory, Research and Practice, 1980, 17, 124-135.
OLTON, D.S., NOONBERG, A.R. Biofeedback: Clinical applications in behavioral medicine. Englewood Cliffs: Prentice-Hall, 1980.
PERLS, F.S. Ego, hunger and aggression. London: George Allen & Unwin, 1947.
PERLS, F.S., HEFFERLINE, R.F., GOODMAN, P. Gestalt therapy: Excitement and growth in the human personality. New York: Julian Press, 1951.
PERLS, F.S. Four lectures. In J. FAGAN, I.L. SHEPERD (Eds.) Gestalt therapy now. Palo Alto: Science and Behavior Books, 1970.
PERLS, F.S. Gestalt-Therapie in Aktion. Stuttgart: Klett, 1974.
PERLS, F.S. Grundlagen der Gestalttherapie. Einführung und Sitzungsprotokolle. München: Pfeiffer, 1976.
PETZOLD, H. Psychotherapie und Körperdynamik. Paderborn: Junfermann, 1974.
PETZOLD, H. Die neuen Körpertherapien. Paderborn: Junfermann, 1977.
PONGRATZ, L.J. (Ed.) Handbuch der Psychologie, Bd. VIII, 2. Göttingen: Hogrefe, 1978.
REICH, W. Die Funktion des Orgasmus. Köln: Kiepenheuer & Witsch, 1969.
REICH, W. Charakteranalyse. Frankfurt a.M.: Fischer, TB, 1973.
SINGER, J.L. Phantasie und Tagtraum. Imaginative Methoden in der Psychotherapie. München: Pfeiffer, 1978.
SHEPERD, I.L. Limitations and cautions in the gestalt approach. In J. FAGAN, I.L. SHEPERD (Eds.) Gestalt therapy now. Palo Alto: Science and Behavior Books, 1970.
SMITH, M.L., GLASS, G.V., MILLER, T.I. The benefits of psychotherapy. Baltimore, Md.: John Hopkins University Press, 1980.
SPIEGELBERG, U. Psychosomatische Probleme in psychiatrischer Sicht. Medizinische Welt, 1962, 1681-1684.
SÜSS, H.J., MARTIN, K. Gestalttherapie. In L.J. PONGRATZ (Ed.) Handbuch der Psychologie, Bd. VIII, 2. Göttingen: Hogrefe, 1978.
TOMKINS, S.S. Affect, imagery, consciousness. Vol. I. The positive affects. New York: Springer, 1962.
VAITL, D. Entspannungstechniken. In L.J. PONGRATZ (Ed.) Handbuch der Psychologie, Bd. VIII, 2. Göttingen: Hogrefe, 1978.
WALLEN, R. Gestalt therapy and gestalt psychology. In J. FAGAN, I.L. SHEPERD (Eds.) Gestalt therapy now. Palo Alto: Science and Behavior Books, 1970.
WALTER, H.-J. Gestalt Therapie: ein psychoanalytischer und gestalttheoretischer Ansatz. Gruppendynamik, 1977, 8, 3-27.

VI. Kombination von Pharmakotherapie und Psychotherapie in der Behandlung depressiver Störungen

W. Gaebel, M. Linden

1. Problemstellung

Die Dichotomie zwischen Psyche einerseits und Soma andererseits, zwischen körperlichen Erkrankungen und psychischen Störungen ist bis auf den heutigen Tag Ausgangspunkt vieler Diskussionen um ein angemessenes Verständnis psychischer Störungen. Vorurteile vor allem über die Verursachung und damit auch über die erforderlichen Therapiemaßnahmen bei psychiatrischen Erkrankungen, die sich aus philosophischen und professionellen Reduktionismen herleiten, bestimmen auch noch in neuerer Zeit die medizinische Entwicklung (Tourney 1978). In der ersten Hälfte dieses Jahrhunderts standen mehr psychologische, psychodynamische und philosophische Betrachtungsweisen im Mittelpunkt des Interesses. Prägende Namen dieser Epoche sind beispielsweise Paul Dubois (1848 bis 1918) mit seiner Darstellung der Psychoneurosen und seinem System der sittlichen Überredung, Emil Kraepelin (1855 bis 1926), ein Schüler Wundts, mit seinem experimental-psychologischen Arbeitsansatz, Sigmund Freud (1856–1939), Morton Prince (1854–1929), Eugen Bleuler (1857–1939) und sein Assistent C. G. Jung (1875–1961), die mit verschiedener Schwerpunktbildung den psychodynamischen Ansatz in die Betrachtung psychiatrischer Erkrankungen einführten, oder Ludwig Binswanger (1881–1966), der Schöpfer der existential-philosophisch und phänomenologisch inspirierten Daseinsanalyse. In den USA beispielsweise waren in den 40er Jahren unter dem Einfluß psychoanalytisch orientierter Immigranten aus Europa psychiatrische Lehrstühle nahezu ausschließlich von Psychoanalytikern besetzt.

Mit der erfolgreichen klinischen Einführung der Elektrokrampftherapie Anfang der 40er Jahre, der Neuroleptika Anfang der 50er Jahre, der Antidepressiva Ende der 50er Jahre, der Tranquilizer Anfang der 60er Jahre, der Lithiumprophylaxe Anfang der 70er Jahre bekam ein biomedizinisches Krankheitskonzept starken Auftrieb. Diese moderne Entwicklung führte zu einer stärkeren Berücksichtigung phänomenologisch-deskriptiver Kriterien für differentielle Therapieindikationen und zu einer inzwischen kaum mehr ernsthaft infrage gestellten mehrdimensionalen Betrachtungsweise psychischer Störungen mit dem Postulat einer multikonditionalen Verursachung und einer mehrachsialen Diagnostik, die deskriptive Syndrome, Persönlichkeit, körperlichen Zustand, psychosoziale Stressoren, und adaptives Funktionsniveau gleichermaßen berücksichtigt (Helmchen im Druck, American Psychiatric Association 1981).

Dieser mehrdimensionale Denkansatz führte in der Praxis zur Entwicklung mehrdimensionaler Behandlungsstrategien, in denen pharmakotherapeutische, psychotherapeutische und soziotherapeutische Maßnahmen gleichzeitig zum Einsatz kommen.

Diese begrüßenswerte Entwicklung hat neben vielen Vorteilen jedoch auch neue Probleme aufgeworfen. Komplexe mehrdimensionale Therapieansätze beinhalten immer auch die Kombination sehr unterschiedlicher Verfahren mit der Möglichkeit von unerwünschten und teilweise unvorhersehbaren Interaktionen. Die damit aufgeworfenen Fragen sind deshalb so schwierig zu beantworten, weil beim gegenwärtigen Stand der therapeutischen Wissenschaften häufig nur begrenzte Kenntnisse über die Wirkmechanismen einzelner Verfahren und oft auch ungenügende Kenntnisse über ihre Wirksamkeit sowie Indikationsregeln vorliegen. Wissenschaftlich begründete Kombinationsregeln sind seltene Ausnahmen. Der «Praktiker» steht demgegenüber jedoch oft unter Handlungszwängen, die ihn verleiten, die Auswahl und Kombination von Therapieverfahren auf dem Hintergrund subjektiver Erfahrungen und Überzeugungen zu treffen.

In der folgenden Darstellung sollen die methodologischen Probleme einer derartigen Kombinationsbehandlung und bisher vorliegende Studienergebnisse am Beispiel der Behandlung depressiver Störungen dargestellt werden. Soweit möglich sollen daraus ableitbare vorläufige Handlungsregeln diskutiert werden (vgl. auch Hollon und Beck 1978).

2. Methodologische Vorbemerkungen

2.1. Allgemeine Interaktionsregeln zur Kombinationsbehandlung

Unter dem Primat der Psychoanalyse in den USA bis zu Anfang der 60er Jahre wurde die Frage nach Kombination zwischen Psychotherapie und Pharmakotherapie nur unter dem Blickwinkel gestellt, inwieweit Medikamente den psychotherapeutischen Prozeß beeinflussen bzw. genauer gesagt behindern. Mit zunehmender Entwicklung der Psychopharmakotherapie und der Entwicklung neuerer Psychotherapieverfahren kam es jedoch zu einer Gleichstellung beider Behandlungsansätze, wenn nicht sogar zu einer Dominanz pharmakotherapeutischer Verfahren (Weissman

1978). Heute werden eine Reihe sehr verschiedener Interaktionsmodelle diskutiert. Hierbei lassen sich effektorientierte Interaktionsmodelle von prozeßorientierten trennen.

Einen Überblick über effektorientierte Interaktionsmodelle gibt Abbildung 1. Gegeben sei eine Therapie A und eine Therapie B mit je eigener Wirkung. Kommt es zu einer Addition, dann entspricht die gemeinsame Wirkung der Summe der Einzelwirkungen. Bei Potenzierung bzw. Supraaddition entspricht die gemeinsame Wirkung einem mehrfachen der rein additiven Wirkung. Bei Inhibition bzw. Inversion kommt es durch die gleichzeitige Anwendung beider Verfahren zu einer Minderung der Wirkung bzw. eventuell sogar zu einer Verschlechterung des Ausgangszustandes. Reziprozität bezeichnet die Möglichkeit, daß auch bei Einsatz zweier für sich allein wirksamer Verfahren dennoch der Wirkungsgrad nicht den des bestwirksamen Verfahrens überschreitet. In einem solchen Fall wäre die zusätzliche Anwendung des zweiten Therapieverfahrens überflüssig bzw. wegen des zusätzlichen Aufwandes bzw. zusätzlicher Nebenwirkungen kontraindiziert. Eine weitere Interaktionsmöglichkeit ist die der Dependenz. Hierbei ist ein Verfahren nur dann wirksam, wenn gleichzeitig

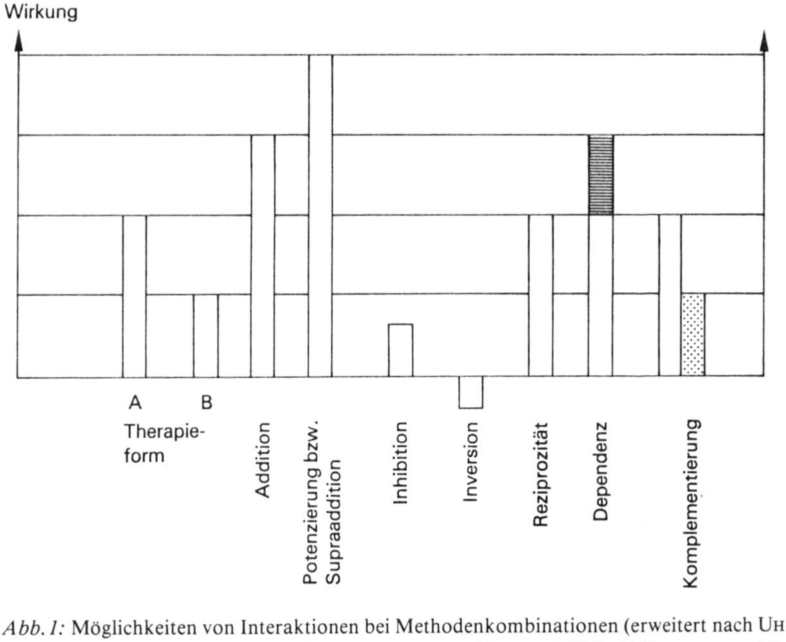

Abb. 1: Möglichkeiten von Interaktionen bei Methodenkombinationen (erweitert nach Uhlenhuth et al. 1969 und Müller-Oerlinghausen und Linden 1981). Erläuterungen siehe Text.

das zweite Verfahren zur Anwendung kommt, während es keine Wirkung hat, wenn es für sich allein eingesetzt wird.

Die bisher diskutierten Interaktionsmodelle zwischen verschiedenen Therapieverfahren hatten ein mehrfaktorielles univariates Modell zur Grundlage. Selbstverständlich müssen auch multivariate Ansätze bedacht werden. Am wichtigsten ist hierbei die Komplementarität zweier Verfahren. In einem solchen Fall entfalten zwei Verfahren im Hinblick auf zwei verschiedene Ergebnisvariablen unabhängig voneinander differentielle Effekte.

Prozeßorientierte Interaktionsmodelle versuchen ergänzend oder unabhängig von den effektorientierten Interaktionsmodellen die Beschreibung von Wirkmechanismen in den Vordergrund zu stellen und dabei vor allem das Ineinandergreifen verschiedener Therapieverfahren zu beschreiben (LINDEN und MANNS 1977). So beschreibt beispielsweise BEITMAN (1981) die psychodynamische Bedeutung der Verabreichung von Psychopharmaka und das Ineinandergreifen psychodynamischer und pharmakodynamischer Prozesse. Aus einem lerntheoretischen Blickwinkel heraus geben WHITEHEAD und BLACKWELL (1979) einen Überblick über Pharmako-Psychotherapieinteraktionen, wobei sie die Rolle von Medikamenten als diskriminative Reize, als Verstärker, als aversive Konsequenzen und als Verstärker-potenzierende Faktoren herausarbeiten. Ein weiteres Beispiel einer prozeßorientierten Interaktionsforschung zwischen Pharmakotherapie und Psychotherapie ist das Feld der Compliance-Modifikation (LINDEN 1980), in der beispielsweise Wirkungserwartungen von Patienten, Patientenverhalten und schließlich wieder Medikamentenwirkungen in ihren Wechselwirkungen untersucht werden.

2.2. Hypothesen zum Interaktionsmodus

Unter Berücksichtigung der verschiedenen Interaktionsmöglichkeiten lassen sich für den Sonderfall einer Kombination von Pharmakotherapie und Psychotherapie in erweiterter Anlehnung an KLERMAN (1975) mehrere konkrete Hypothesen formulieren, die durch empirische Untersuchungen bestätigt oder infrage gestellt werden können:

1. Pharmakotherapie hat einen negativen Effekt auf Psychotherapie, z. B. über einen negativen Placeboeffekt, Demotivierung des Patienten gegenüber Psychotherapie durch medikamenteninduzierte Symptomreduktion, pharmakotherapeutisches Unterlaufen notwendiger Abwehrmechanismen sowie negative Einflüsse auf Psychotherapieerwartungen des Patienten.

2. Pharmakotherapie kann günstige Voraussetzungen für Psychotherapie schaffen und Psychotherapie unterstützen, z.B. durch Erleichterung des psychotherapeutischen Zuganges, durch Stärkung der Ich-Funktionen, durch einen kathartischen Effekt sowie durch einen positiven Placeboeffekt.
3. Psychotherapie kann Pharmakotherapie behindern z.B. durch Verstärkung von Spannung und psychischem Streß, Minderung von Abwehr, Veränderungen der Therapieerwartungen der Patienten und Verschlechterung der Compliance, oder Verstärkung des Krankheitsprozesses durch psychotherapeutische Nebenwirkungen.
4. Psychotherapie kann die Wirksamkeit von Pharmakotherapie verbessern z.B. durch Entspannung und Entlastung des Patienten, Minderung von Streß, Verbesserung der Einnahmegenauigkeit, oder bessere Ausnutzung von pharmakotherapeutisch angestoßenen Zustandsverbesserungen.
5. Psychotherapie und Pharmakotherapie sind unterschiedliche Verfahren mit unterschiedlicher Indikation und unterschiedlichen Wirkungen, die zwar parallel angewendet werden können, jedoch unabhängig voneinander wirken und keine gegenseitige Beeinflussung zeigen.

2.3. Effizienzprüfung

Wegen der beschriebenen Interaktionsmöglichkeiten sollte jede Methodenkombination zunächst einmal als eine eigenständige neue Methode gelten. «Bevor nicht auch die Methodenkombination entsprechend auf ihre Wirksamkeit überprüft ist, erscheint eine Monotherapie mit nur einem, aber dafür geprüften Verfahren eher der Vorrang einzuräumen zu sein» (Müller-Oerlinghausen und Linden 1981, S.220). Entsprechend forderte Klerman (1975), daß vor Verordnung von Kombinationsbehandlungen vier Evidenzstadien durchlaufen werden müssen:

1. Evidenz für die Effizienz beider Verfahren allein sowie im Vergleich.
2. Kenntnisse über den Wirkungsmechanismus beider Verfahren.
3. Verifizierte Konzepte, die die beiden Behandlungen miteinander verbinden und damit die Kombination begründen.
4. Evidenz für die Effizienz der Kombinationsbehandlung.

Man muß hinzufügen, daß es natürlich nicht mit der Überprüfung der Effizienz getan sein kann, sondern daß die geforderten Untersuchungen sich auch auf die Beobachtung von unerwünschten Nebenwirkungen und Interaktionseffekten erstrecken müssen. Des weiteren muß mit May (1971) auch noch gefordert werden, daß außer der Prüfung der Einzelverfahren gegeneinander die Prüfung des Kombinationsverfahrens gegen jedes der Einzelverfahren durchgeführt werden sollte, denn unter Kosten-Nutzen-Aspekten ist eine Kombinationsbehandlung natürlich nur bei nachgewiesener Überlegenheit angezeigt.

Die oben genannten Forderungen 1 und 4 betreffen Aspekte der Wirksamkeit, 2 und 3 Aspekte der Wirkungsweise. Vom klinisch-pragmatischen Standpunkt her ist das Problem des Wirksamkeitsnachweises vorrangig vor dem Problem, die Wirkungsweise zu verstehen. Im folgenden soll deshalb auch die Wirksamkeit von Therapieverfahren vorrangige Beachtung finden und erst, wenn genügend Hinweise auf die Wirksamkeit eines Verfahrens oder einer Verfahrenskombination vorliegen, auch die Wirkungsweise diskutiert werden, soweit dazu verläßliche Befunde vorliegen. Ein Überblick über die einschlägige Literatur erbringt trotz der Praxisrelevanz des Themas nur eine enttäuschend geringe Anzahl von brauchbaren Untersuchungen. Das liegt einmal am Stand der Wirkungsforschung betreffs der Einzelverfahren, wie auch an zusätzlichen Problemen, die sich bei der Überprüfung von Kombinationsbehandlungen ergeben.

Bezüglich der Einzelverfahren sind es vor allem psychotherapeutische Interventionen, für die ein verläßlicher Wirksamkeitsnachweis im Bereich der Depressionsbehandlung noch weitgehend fehlt. In einer Übersicht von LIEBERMAN (1975), in der für den Zeitraum von 1967 bis 1974 über 200 Arbeiten zur Psychotherapie bei Depressionen gesichtet wurden, konnte nicht eine Arbeit gefunden werden, in der ein angemessen kontrollierter Therapieversuch beschrieben worden wäre, d.h. in der die behandelten depressiven Patienten ausreichend beschrieben worden wären, bei der ein Minimum an wissenschaftlichen Standards für klinische Untersuchungen eingehalten worden wäre oder die eine halbwegs zureichende Stichprobengröße, d.h. mehr als 10 Patienten eingeschlossen hätte. Ähnliche Ergebnisse zur Psychotherapie depressiver Störungen erbrachten Übersichten von CRISTOL (1972) und LUBORSKI et al. (1975). Dieser eher entmutigende Zustand hat sich in den letzten 5 Jahren etwas gebessert, nachdem neuere, speziell auf depressive Erkrankungen abgestellte Psychotherapieverfahren entwickelt wurden bzw. ältere Therapieansätze problembezogen modifiziert wurden (RUSH 1982a, b; RÜGER 1982; HELMCHEN und LINDEN 1980).

Im Bereich der Pharmakotherapie sind seit Entwicklung des ersten Antidepressivums durch KUHN (1957) unter dem Druck der staatlichen Zulassungsbehörden, die heute nicht mehr nur den Nachweis der Sicherheit, sondern auch einen Wirksamkeitsnachweis als Voraussetzung für die Zulassung eines Medikamentes verlangen, eine nicht mehr überschaubare Fülle von Einzeluntersuchungen zur kurzzeitigen wie auch längerfristigen Wirksamkeit durchgeführt worden (LIPTON et al. 1978). Nachdem damit

Therapie-Alternativen vorliegen, die alle bei bestimmten Depressionsformen therapeutische Wirkungen zeigen, ist die Frage nach den Vor- und Nachteilen einer Kombination beider Ansätze erstmals wissenschaftlich zugänglich.

Damit stellen sich zugleich aber auch eine Fülle neuer Probleme, die bei der Untersuchung der Einzelstrategien nicht ohne weiteres sichtbar wurden. So sind im Rahmen einer derzeit vom National Institute of Mental Health der USA durchgeführten Vergleichsstudie zwischen kognitiver Psychotherapie, interpersonaler Therapie und Pharmakotherapie bei depressiven Erkrankungen erhebliche Designänderungen im Vergleich zu vorausgegangenen Pilotuntersuchungen nötig geworden (Waskow 1982). Neue Probleme sind beispielsweise Präferenzen von Patienten für die eine oder andere Therapieform, Dosierungsfragen sowohl bezüglich der Pharmakotherapie wie auch bezüglich der Frequenz der psychotherapeutischen Kontakte, Auswahl von Meßinstrumenten um die möglicherweise unterschiedlichen Wirkungsspektren beider Therapieverfahren abzudecken, Wahl vergleichbarer Meßzeitpunkte, Suche nach Meßinstrumenten, die unsensibel gegen unspezifische Effekte sind, d.h. keine Besserung anzeigen, wenn der Patient noch genauso depressiv wie zu Beginn der Behandlung ist, jedoch inzwischen eine andere Sprache zur Benennung seiner Erlebnisse gelernt hat, oder schließlich Entscheidungen darüber, ob ein enger Arzt-Patient-Kontakt integraler Bestandteil einer Pharmakotherapie ist oder nicht. Für Probleme dieser Art gibt es derzeit noch keine verbindlichen Lösungswege, so daß ein Vergleich verschiedener Studien nur bedingt und mit Vorsicht geschehen kann. Das Gleiche gilt dann auch für die Generalisierung entsprechender Untersuchungsergebnisse auf die Praxis.

3. Kontrollierte Studien zur kombinierten Akutbehandlung

Derzeit sind uns nur wenige Untersuchungen bekannt, in denen eine Kombinationsbehandlung im Rahmen einer kontrollierten Studie durchgeführt wurde. In den nächsten Jahren wird man sicher mit weiteren Arbeiten rechnen können, da derzeit an mehreren Orten entsprechende Untersuchungen durchgeführt werden.

In einer Studie von Weissman et al. (1979) wurden nach sorgfältiger diagnostischer Vorauswahl 81 Patienten in eine 16wöchige Behandlung aufgenommen. Es handelte sich um neurotische und endogene Depressionen unter Ausschluß bipolarer und wahnhafter Erkrankungen. Ein Teil der Patienten wurde pharmakotherapeutisch, d.h. mit Amitriptylin behandelt, ein zweiter Teil mit Psychotherapie, d.h. mit der von dieser Arbeitsgruppe entwickelten, speziell auf Depression abgestellten interpersonalen Psychotherapie (IPT) (Neu et al. 1978). Dabei handelt es sich um eine Therapieform, bei der vor allem zwischenmenschliche und soziale Konflikte des Depressiven im Mittelpunkt des Interesses stehen und unmittelbar problemzentriert angegangen werden. Eine dritte Untergruppe von Patienten wurde mit Amitriptylin plus IPT behandelt und eine vierte Untergruppe bekam die Möglichkeit, sich nach Bedarf an einen behandelnden Arzt zu wenden, wobei diese Kontakte kurzfristig zu halten waren und eine Stunde pro Monat nicht überschreiten durften. Die Ergebnisse lassen sich wie folgt zusammenfassen:

Gemessen an Therapieversagern, wie auch an der Besserung der depressiven Symptomatik, zeigte sich die Kombinationsbehandlung den beiden aktiven Einzelverfahren leicht überlegen, beide Einzelverfahren zeigten etwa gleich gute Ergebnisse und alle drei aktiven Behandlungsgruppen waren deutlich besser in ihrer Wirksamkeit als die nur notfallmäßig behandelte Kontrollgruppe. Pharmakotherapie zeigte vor allem frühe Wirkungen auf vegetative Symptomatik und Schlafstörungen zu Beginn der Behandlung, Besserung von Stimmung und Apathie dagegen erst nach mehreren Wochen, während psychotherapeutische Wirkungen sich zunächst vor allem im Stimmungs- und Apathiebereich zeigten (DiMascio et al. 1979). Interessant ist, daß die Diagnose wenig zur Vorhersage des Therapieerfolges beitrug. Die Autoren folgern insbesondere, daß auch neurotische Verstimmungszustände durchaus pharmakotherapeutisch behandelt werden können (Rounsaville et al. 1980). Die Entscheidung inwieweit im europäischen Sinne endogen depressive Patienten auf IPT ansprechen, kann aus den Daten nicht abgelesen werden und bleibt Untersuchungen mit einer speziell selegierten Population vorbehalten. Gute psychotherapeutische Wirkungen fanden sich vor allem bei Patienten, die vor Aufnahme der Behandlung insgesamt gesünder und besser funktionsfähig waren. In der Behandlung dieser Patienten fand sich auch die beste Therapeuten-Compliance, d.h. bei diesen Patienten konnten die Therapeuten die vorgegebene Technik am besten umsetzen (Rounsaville et al. 1981). Bezüglich der Akzeptanz der einzelnen Therapieverfahren durch die Patienten zeigten sich eindrucksvolle Unterschiede. Bezogen auf die jeweilige Therapiestrategie lehnten nur 4% der Patienten eine Kombinationsbehandlung ab, 9% lehnten die Notfallbehandlung ab, 17% lehnten die Pharmakotherapie ab und 32% der Patienten lehnten ab, sich psychotherapeutisch behandeln zu lassen (Herceg-Baron et al. 1979). Betrachtet man die Zahl der Patienten, die wie vorgesehen 16 Wochen in der vorgesehenen Behandlung blieben, dann waren das 67% in der Kombinationsbehandlung, 48% in der Psychotherapie, 33% in der Pharmakotherapie und 30% in der Notfalltherapie (Weissman et al. 1979). Hieraus folgern die Autoren, daß in dieser Patientengruppe bei analog gleicher Wirksamkeit von Amitriptylin und IPT die

Präferenz des Patienten für die eine oder andere Behandlung ein wichtiges Therapieauswahlkriterium sein sollte und daß zu überlegen ist, ob ein Patient, der Psychotherapie nicht haben möchte, möglicherweise gut auf Medikamente anspricht und umgekehrt. Beispielsweise könnten unterschiedliche Nebenwirkungen der verschiedenen Therapieverfahren hierbei eine Rolle spielen, d.h. bei Antidepressiva beispielsweise die bekannten anticholinergen Nebenwirkungen wie z.B. Mundtrockenheit und bei Psychotherapie beispielsweise der Zeitaufwand, der in beiden Psychotherapiegruppen ungefähr dreimal so hoch war wie in der Pharmakotherapiegruppe oder der Notfallgruppe (DiMascio et al. 1979). Patienten in der Kombinationsgruppe haben natürlich alle Nebenwirkungen zu erdulden.

Die Autoren haben auch untersucht, ob es irgendeine Art von negativen Wechselwirkungen zwischen den beiden Behandlungsverfahren gibt (Rounsaville et al. 1981). Sie haben die Daten daraufhin analysiert, ob sie einen Anhalt für einen negativen Placeboeffekt, für eine medikamenteninduzierte Demotivierung für Psychotherapie, für eine Schwächung der psychodynamischen Abwehr oder für eine negative Veränderung der Erwartungen an die Psychotherapie finden. Des weiteren haben sie untersucht, ob Psychotherapie den Pharmakotherapieverlauf durch Symptomprovokation behindert oder Pharmakotherapie dadurch erschwert, daß die Patienten sich einer ordnungsgemäßen medikamentösen Behandlung unter Psychotherapie entziehen. Keine dieser Hypothesen konnte bestätigt werden. Statt dessen schienen sich beide Verfahren eher zu ergänzen. Eine Vielzahl von Früh-Drop-Outs im Rahmen der Psychotherapie konnte durch eine Pharmakotherapie verhindert werden, während andererseits durch Psychotherapie Patienten im weiteren Verlauf besser gehalten werden konnten als unter Pharmakotherapie allein.

Bei einer Ein-Jahres-Nachuntersuchung konnten 77% der ursprünglich 81 Patienten erneut untersucht werden (Weissman et al. 1981). In dem Jahr nach Beendigung der Behandlung waren 28% aller Patienten ohne Beschwerden, 35% waren anfangs noch etwas depressiv aber besserten sich im Laufe des Jahres, 15% hatten wechselnd Zeiten, in denen sie depressiv waren und Zeiten in denen es ihnen gut ging, wobei letztere den größeren Teil ausmachten, 10% waren den größten Teil der Zeit depressiv, 3% schließlich wurden im Verlauf des Jahres zunehmend depressiver und 8% blieben unverändert depressiv. Insgesamt hatten etwa ⅓ der Patienten keinerlei weitere Therapie in Anspruch genommen. Es ließ sich kein Unterschied zwischen den ursprünglichen Behandlungsgruppen feststellen. Da die IPT eine speziell am Sozialverhalten ansetzende Behandlungsmethode ist, haben die Autoren auch diesem Bereich besondere Aufmerksamkeit gewidmet. Unmittelbar im Anschluß an die Behandlung nach 16 Wochen waren in diesem Bereich zwischen den aktiven Therapiegruppen keine wesentlichen Unterschiede erkennbar. Bei der Nachuntersuchung zeigten allerdings beide Gruppen, die mit Psychotherapie behandelt worden waren, ein größeres Ausmaß an sozialen und Freizeit-Aktivitäten, eine bessere Integration in der Familie und eine insgesamt bessere Anpassung an die Umwelt.

Eine weitere Untersuchung von Bellack, Hersen und Himmelhoch (1981) berichtete über eine Kombinationsbehandlung an 72 Patienten, die entweder mit Amitriptylin oder mit einem Training sozialer Kompetenz plus Amitriptylin oder mit einem Training sozialer Kompetenz plus Placebo oder mit einer zeitbegrenzten psychodynamischen Einzeltherapie mit vorrangiger Bearbeitung gegenwärtiger Probleme plus Placebogabe behandelt wurden. Auch in dieser Arbeit finden sich interessante Drop-Out-Raten. Im Verlauf einer 12wöchigen Behandlung beendeten 56% der Medikamentengruppe vorzeitig die Behandlung, 30% der Trainingsgruppe mit Medikamenten, 15% der Trainingsgruppe mit Placebo und 24% der Psychotherapiegruppe. In diesem Zusammenhang muß kritisch angemerkt werden, daß die Patienten in der Amitriptylingruppe mit durchschnittlich 270 mg/Tag behandelt wurden, während es in der Trainingsgruppe mit Amitriptylin nur noch durchschnittlich 204 mg/Tag waren, beides Dosierungen, die für ambulante Patienten als extrem hoch angesehen werden müssen. Unabhängig davon oder gerade deshalb läßt sich aus diesen Daten ein erster positiver Effekt der Kombinationsbehandlung sicher herleiten: die psychosozialen Interventionsmethoden waren deutlich besser in der Lage, die Patienten über einen längeren Zeitraum in der Behandlung zu halten, auch unter gleichzeitiger medikamentöser Behandlung.

Bei Analyse der Therapieergebnisse auf symptomatischer Ebene zeigten alle vier Behandlungsmethoden signifikante Besserungen im Vergleich zwischen Vormessung und Therapieende. Das bezog sich sowohl auf die depressive Symptomatik wie auf soziale Fertigkeiten. Im Vergleich der Therapieverfahren stach die Gruppe, die ein Training sozialer Fertigkeiten mit Placebogabe erhielt, mit 70%iger Erfolgsrate vor der Medikamentengruppe mit 50%er Erfolgsrate, der Psychotherapie plus Placebo-Gruppe mit 46% und der Trainingsgruppe plus Amitriptylin mit 33% deutlich hervor. In dieser Untersuchung zeigte die Gruppe mit der Kombinationsbehandlung ein schlechteres Ergebnis als jede einzelne der Therapiestrategien. Hier muß also vom Kombinationsmuster einer Inhibition gesprochen werden. Die Frage, warum es zu diesem schlechten Abschneiden der Kombinationsgruppe kam, bleibt offen und wird weder durch die Daten noch durch Erläuterungen der Autoren zufriedenstellend erklärt.

Die bislang referierten Studien bezogen sich vor allem auf verhaltenstherapeutisch orientierte Verfahren. Es liegen auch zwei Studien zu psychodynamisch orientierten Ansätzen vor. Friedman (1975) berichtet von einem kontrollierten Therapieversuch mit Paar-Therapie. Von 196 Patienten wurde eine Gruppe mit Amitriptylin und einer psychodynamisch orientierten Paar-Therapie behandelt, die über 3 Monate in wöchentlichen Sitzungen zusammen mit Patient und Ehepartner durchgeführt wurde. Hauptgegenstand dieser Behandlungssitzungen waren die Partnerbeziehung und die familiären Interaktionen. Die zweite Gruppe wurde ebenfalls mit Amitriptylin in einer Dosierung zwischen 100 und 200 mg/Tag behandelt und während der gesamten 12wöchigen Behandlungsdauer nur 7mal für maximal ½ Stunde individuell vom behandelnden Arzt gesehen. Die Psychotherapiepatienten hatten am Ende der Behandlung etwa 4½ mal so viel an therapeutischem Kontakt wie die Gruppe mit Minimalkontakt. Als dritte Behandlungsgruppe wurde die Ehepaar-Therapie in Kombination mit Placebo durchgeführt, wobei als Placebo Atropin verwendet wurde, um damit Amitriptylin-ähnliche Nebenwirkungen zu erzeugen. Die vierte Gruppe schließlich erhielt nur Placebo und den oben beschriebenen Minimalkontakt. Die Patienten in dieser Untersuchung waren zu 88% neurotisch Depressive und zu 12% endogen Depressive. Unter den neurotisch Depressiven waren jedoch auch eine ganze Reihe von Patienten mit sog. Misch-Neurosen, die neben den depressiven Beschwerden zugleich auch Angstreaktionen, hysterische Reaktionen oder zwanghafte und phobische Symptome zeigten. Von den unabhängigen Beurteilern wurden 34% der Patienten als mittel- bis schwerkrank eingeschätzt, während 66% als mäßig bis leicht gestört bezeichnet wurden.

Im Vergleich zu den oben berichteten Untersuchungen konnte in dieser Studie keine Verbesserung der Drop-Out-Rate in den Psychotherapiegruppen beobachtet werden. Die Patienten in den Gruppen mit Minimalkontakt gaben an, daß sie gern noch häufiger mit dem Therapeuten zusammen gewesen wären. Sie erschienen zu 90% der vorgesehenen Sitzungen, während die Patienten in den Psychotherapiegruppen nur an 77% der vorgesehenen Sitzungen teilnahmen.

Betrachtet man die Behandlungsergebnisse, dann gestaltet sich eine Interpretation recht schwierig. Die verschiedenen regelmäßig gemessenen psychopathologischen, psychologischen und psychosozialen Variablen zeigen zwischen den Gruppen und über den Zeitverlauf kein sehr eindeutiges Bild. Aus der Fülle der Variablen zeigen einige signifikante Veränderungen, andere nicht. Zwischen den Gruppen zeigen sich zu einigen Zeitpunkten im Therapieverlauf Unterschiede, die im weiteren Verlauf dann jedoch wieder nicht nachweisbar sind. Das Problem wird am deutlichsten, wenn der Autor selbst schreibt, daß von insgesamt 203 statistischen Vergleichen 36 für statistisch signifikante Wirkungen der Pharmakotherapie und 15 für die therapeutische Wirksamkeit der Ehetherapie sprächen. Vergleicht man die Ergebnisse über die Gruppen nach 12wöchiger Behandlung, dann findet sich für alle Gruppen eine Besserung der Symptomatik, die allerdings nur für den Amitriptylin vs. Placebo-Vergleich einen signifikanten Trend zeigt. Am eindeutigsten sind die Ergebnisse noch beim Vergleich nach 4 Wochen. Hier sind in der Pharmako-Psychotherapie-Gruppe 49%, in der Pharmakotherapiegruppe 43%, in der Placebo-Gruppe 31% und in der Ehetherapie-Gruppe 29% der Patienten mittelgradig bis gut gebessert. Betrachtet man den Einfluß der verschiedenen Therapieformen auf Einzel-Item-Ebene, dann zeigt Amitriptylin im Vergleich zu Placebo nach 4 Wochen signifikante Wirkungen im Bereich von depressiver Verstimmung, Ängstlichkeit, Hostilität, Schlafstörungen und kognitiven Störungen, während zu diesem Zeitpunkt die Ehetherapie im Vergleich zu Minimalkontakten nur bezüglich einer Besserung der depressiven Verstimmung Vorteile aufwies. Nach 12 Behandlungswochen zeigte sich Amitriptylin gegenüber Placebo nur noch in der Wirkung auf depressive Verstimmung, Schuldgefühle und negative Selbstbewertung überlegen, während Ehetherapie gegenüber Minimalkontakten keine bessere Wirksamkeit hatte. Bei spezieller Berücksichtigung der Maße zur Ehesituation fand sich unter Amitriptylin-Behandlung im Vergleich zu Placebo nach 4 Wochen eine signifikante Besserung in fast der Hälfte aller gemessenen Variablen, während sich unter Ehetherapie im Vergleich zu Kurzkontakten keine positiven Veränderungen nachweisen ließen sondern Patienten ihren Partner eher noch negativer beschrieben. Gegen Ende der Behandlung war die Überlegenheit von Amitriptylin gegenüber Placebo auf wenige Items zurückgegangen, während nun auch unter Ehepaar-Therapie einige wenige Variablen Veränderungen in eine positive Richtung zeigten.

Ebenso inkonsistent wie die Einzeleffekte waren auch die Interaktionseffekte. Es gab zu unterschiedlichen Meßzeitpunkten auf wechselnden Variablen immer wieder einmal positive Interaktionen, es fanden sich jedoch auch fast ebenso viele negative Interaktionen bei anderen Variablen.

Faßt man zusammen, dann haben insgesamt beide Verfahren allein, wie auch in Kombination im Vergleich zu Placebo und Minimalkontakten bei der beschriebenen Patientengruppe keine sehr überzeugenden zusätzlichen Wirkungen erbracht. Das bedeutet nicht unbedingt, daß die eingesetzten Therapieverfahren unwirksam waren, vielmehr findet sich in dieser Gruppe eine sehr hohe Rate von Respondern auf Kurztherapie, auf Placebo oder eine hohe Rate von Spontanremission. So zeigte sich nach 4 Wochen beispielsweise immerhin bei 31% der Patienten unter Placebo und Kurzkontakten mittlere bis deutliche Besserungen, und wenn man die leicht gebesserten Patienten noch hinzuzählt, wären es insgesamt 67% der Patienten. Bei solchen Besserungsraten kann sich ein Effekt der aktiven Behandlungsmaßnahmen natürlich nur noch sehr begrenzt absetzen. Es erhebt sich allerdings auch die Frage, ob solchen Patienten dann tatsächlich mehr als eine Kurztherapie zugemutet werden sollte. Auf jeden Fall müßten weitere Kriterien für die Unterscheidung von Patienten, die auf Kurztherapie nicht ansprechen und die deshalb intensiverer Behandlungsmaßnahmen bedürfen, entwickelt werden. Die referierte Arbeit macht hierüber keine Angaben.

Eine vierte kontrollierte Studie zur Kombination von Pharmakotherapie und Psychotherapie untersuchte die Wirkungen von Gruppenpsychotherapie und Pharmakotherapie. Covi et al. (1974, 1976) behandelten 218 neurotisch depressive Patienten über 16 Wochen erstens mit Gruppenpsychotherapie und Placebo, zweitens mit Minimalkontakten und Placebo, drittens mit Imipramin und Gruppentherapie, viertens mit Imipramin und Minimalkontakten, fünftens mit Diazepam und Gruppenpsychotherapie und sechstens mit Diazepam und Minimalkontakten. Die Gruppenpsychotherapie wie auch die Minimalkontakte wurden von denselben Therapeuten durchgeführt. Die Gruppenpsychotherapie bestand aus psychodynamisch orientierten wöchentlichen Sitzungen von jeweils 90 Minuten. Die Pharmakotherapie brachte zwei unterschiedliche Therapiekonzepte mit ein. Zum einen wurde Imipramin, ein trizyklisches Antidepressivums verwendet, zum anderen Diazepam, ein Benzodiazepinderivat, das zur Klasse der Tranquilizer gehört und mehr beruhigende und entängstigende Wirkungen hat als stimmungsaufhellende und antriebssteigernde.

In dieser Untersuchung hatte nicht die Psychotherapie-Modalität einen Einfluß auf die Drop-Out-Rate, sondern die unterschiedliche Pharmakotherapie. Von den ursprünglichen 218 Patienten verließen 32% vor Ablauf der 16wöchigen Behandlung die Therapie. Die frühzeitigen Abbrecher verteilten sich in etwa gleichmäßig auf Gruppentherapie und Minimalkontakte. Im Vergleich der Medikamentengruppen fanden sich immerhin 40% Frühabbrecher unter Placebogabe, 29% unter Imipramin-Gabe und 26% unter Diazepam-Gabe.

Die Ergebnisse der Behandlung wurden außer durch Selbsteinschätzungen und Beurteilungen durch den Behandler auch durch Urteile von nahen Sozialpartnern gemessen. Der Haupteffekt, der sich bei der varianzanalytischen Auswertung zeigte, war ein deutliches Überwiegen der Wirkung von Imipramin im Vergleich zu Placebo und Diazepam. Dies galt sowohl für die depressive wie die ängstliche Symptomatik. Im Vergleich der analytisch orientierten Gruppentherapie mit den Minimalkontakten ergaben sich keine signifikanten Unterschiede. Es ergaben sich auch keine signifikanten Interaktionen zwischen Pharmakotherapie und Psychotherapie.

Die Untersuchung war im Verbund an zwei getrennten Kliniken durchgeführt worden. Bei der Auswertung der Daten ergaben sich auch Interaktionen zwischen Therapieart und Klinik beispielsweise der Art, daß Patienten in der einen Klinik auf Diazepam relativ besser ansprachen als in der anderen Klinik. Solche Befunde können potentiell die Generalisierbarkeit von Studienergebnissen erheblich beeinträchtigen und daraus hergeleitete Indikationsregeln in ihrer Wertigkeit einschränken. Die Autoren haben deshalb mit einer multiplen Regressionsanalyse eine Reihe von Variablen auf ihren möglichen Prädiktorwert für den Therapieerfolg untersucht (Covi et al. 1976). Von den insgesamt 22 untersuchten Variablen waren 8 signifikant mit dem Therapieergebnis korreliert. Je geringergradig die Störungen, desto besser war der Ausgang, je schlechter die berufliche Integration vor Beginn der Behandlung, desto schlechter das Ergebnis, je offener Patienten einer Gruppentherapie gegenüber eingestellt waren, desto besser, je geringer der Intelligenzquotient, desto besseres Ansprechen auf Imipramin wie auch auf Diazepam. Patienten denen es von Anfang an besser ging, fühlten sich in der Gruppenpsychotherapie wohler. Je größer die Vorbehalte der Patienten gegenüber einer psychiatrischen Behandlung, desto besserere Erfolge hatten sie in der Gruppenpsychotherapie, wer Imipramin bekam, zeigte eine größere Besserung als unter Placebo und Diazepam und schließlich noch eine nur am Rande interessante Interaktion zwischen Diazepam und Östrogen. Keinen prädiktiven Wert für das Therapieergebnis hatten nach dieser Analyse die Art der psychotherapeutischen Behandlung, das Alter, der Familienstand, der Beruf, die soziale Klasse, die Chronizität der Erkrankung, die Dauer der jetzigen Erkrankungsphase, die Vorerwartungen bezüglich der Gruppentherapie, die Klinik, der Depressionssubtyp entsprechend einer Unterteilung in ängstlich, agitiert, gehemmt usw., die Unterscheidung zwischen endomorpher und nicht-endomorpher Symptomatik, die Einstellung des Patienten gegenüber dem Therapeuten und die Einstellung des Patienten gegenüber der Medikation.

Zusammenfassend (vgl. Tab. 1) läßt sich für die Kombinationsbehandlung akuter Episoden von nicht wahnhaften, nicht bipolaren, vorwiegend neurotisch depressiven Patienten unter ambulanter Behandlung folgern, daß eine Behandlung mit Antidepressiva signifikante Zustandsbesserungen sowohl hinsichtlich Psychopathologie wie auch hinsichtlich sozialer Integration erbringen kann. Psychotherapieformen, die speziell darauf abgestellt sind, depressive Zustände zu behandeln und die vorwiegend aus dem Kreis der verhaltenstherapeutisch-kognitiven Verfahren stammen, können ebenfalls zu signifikanten Verbesserungen im Zustand der Patienten führen. Analytische Paar- und Gruppentherapie hat im Vergleich dazu keine überzeugenden Wirkungen bei depressiven Patienten. Fragt man nicht nach Einzelwirkungen, sondern nach Interaktionen, dann ist ein wichtiger Punkt eine Erhöhung der Compliance bei der medikamentösen Behandlung durch gleichzeitige antidepressive Einzelpsychotherapie. Weitere Interaktionen treten entweder nur in sehr geringem Ausmaß oder

Tab. 1: Zusammenstellung der Therapiestudien mit Kombinationsbehandlung depressiver Störungen unter Akut- und Langzeitaspekt.

			Effekte				
Autoren	Dauer	Behandlung	Global	Differentiell	Interaktions-typ	Drop-Out	Follow-Up
WEISSMAN et al. 1979	4 Monate	A: Amitriptylin B: Interpersonale Therapie (IPT) K: A + B M: Minimalkontakt	K ≥ A, B A = B K, A, B > M	*früh:* A → vegetative Symptome *spät:* B → Depressivität. Soz. Integration: A = B	Addition	früh: spät: A 17% 67% B 32% 52% K 4% 33% M 9% 70%	1 Jahr: *global:* kein Unterschied *different.:* B, K → bessere Soz. Integration
BELLACK et al. 1981	3 Monate	A: Amitriptylin SKT: soziales Kompetenz-Training P: Placebo B: P + SKT K: A + SKT C: P + psychodyn. Einzeltherapie	B > A > C > K	Keine	Inhibition	A 56% K 30% B 15% C 24%	fehlend
FRIEDMAN 1975	3 Monate	A: Amitriptylin + Minimalkontakt K: Amitriptylin + Paartherapie P: Placebo + Minimalkontakt B: Placebo + Paartherapie	*4 Wo:* K > A > P > B Amitriptylin > Placebo Paartherapie ≥ Minimalkontakt *12 Wo:* Amitriptylin ≥ Placebo Paartherapie = Minimalkontakt	Ehesituation: *4 Wo:* Amitriptylin > Placebo Paartherapie < Minimalkontakt *12 Wo:* Amitriptylin ≥ Placebo Paartherapie ≥ Minimalkontakt	unsyste-matisch	A + P 10% K + B 23%	fehlend

Covi et al. 1974, 1976	4 Monate	I: Imipramin + Minimalkontakt K: Imipramin + analyt. Gruppentherapie P: Placebo + Minimalkontakt B: Placebo + analyt. Gruppentherapie D: Diazepam + Minimalkontakt C: Diazepam + analyt. Gruppentherapie	K > B > C Gruppentherapie = Minimalkontakt	Keine	Keine	B 40% K 29% C 26%	1 Jahr: kein Unterschied zwischen Gruppen
Klerman et al. 1974	8 Monate	A: Amitriptylin + Minimalkontakt K: Amitriptylin+ Interpersonale Therapie (IPT) P: Placebo + Minimalkontakt B: Placebo + IPT P_1: Minimalkontakt B_1: IPT	Rückfallquote und Symptomatik $K = A > B_1 > B \geqslant P > P_1$	soz. Integration nach 8 Monaten: IPT > Minimal-kontakt	Reziprozität Dependenz	nicht angegeben	1 Jahr: kein Unterschied zwischen Gruppen

wenn, dann in durchaus widersprüchlicher Weise auf. Es werden Addition aber auch Inhibition berichtet. Nach den vorliegenden Befunden kann derzeit eine Kombinationsbehandlung nicht als selbstverständliche Methode der Wahl empfohlen werden. Am ehesten ist wohl noch eine verhaltenstherapeutisch orientierte Einzelpsychotherapie mit einer Pharmakotherapie zu verbinden. Für solche Empfehlungen müssen jedoch noch ausführlichere differentielle Indikationskriterien entwickelt werden. Es muß in jedem Fall auch stets bedacht werden, daß mehr Therapie nicht unbedingt auch bessere Therapie ist. «Umfassende Therapieangebote sind daher nicht ohne weiteres auch bessere Therapieangebote» (MÜLLER-OERLINGHAUSEN und LINDEN 1981).

4. Kombinierte Langzeitbehandlung von depressiven Störungen

4.1. Notwendigkeit für eine Langzeitbehandlung depressiver Störungen

Depressive Erkrankungen sind typischerweise rezidivierende Erkrankungen. In Abhängigkeit von der Schwere der Akuterkrankung werden Rezidivquoten bezogen auf 1 Jahr von über 90% berichtet (PRIEN et al. 1974; DAVIS 1976). Solche Rückfallraten finden sich bei affektiven Psychosen und ebenso bei depressiven Neurosen. Hieraus folgt, daß entweder Therapiestrategien entwickelt werden müssen, die nach einmal erfolgter Behandlung einen zukünftigen Rückfall verhindern, oder aber, daß mehr oder weniger langfristig angelegte Therapiestrategien entwickelt werden, die während der Dauer ihrer Anwendung einen Rückfall unwahrscheinlicher machen. Bislang ist in der Literatur unseres Wissens kein Verfahren beschrieben worden, das einen Langzeiteffekt im Sinne der erstbeschriebenen Möglichkeit hätte, obwohl neuere Ansätze vorsichtige Hoffnungen für die Zukunft erlauben (RUSH 1982b). Hingegen ist es insbesondere seit Aufkommen der rezidivprophylaktischen medikamentösen Dauer-Behandlung von bipolaren affektiven Psychosen, d.h. Erkrankungen, die sowohl manische wie depressive Phasen haben, inzwischen als gesichert anzusehen, daß durch eine Dauerbehandlung mit Lithiumsalzen wie auch mit trizyklischen Antidepressiva die Rückfallrate mehr als halbiert werden kann (SCHOU 1976; MINDHAM et al. 1973). Die Frage stellt sich damit, ob durch eine zusätzliche psychotherapeutische Betreuung die Rezidivquote weiter verringert werden kann.

Methodisch ergeben sich bei der Langzeitbehandlung vergleichsweise völlig neue Probleme, und zwar sowohl hinsichtlich der Therapiezielfindung, wie auch hinsichtlich der Messung.

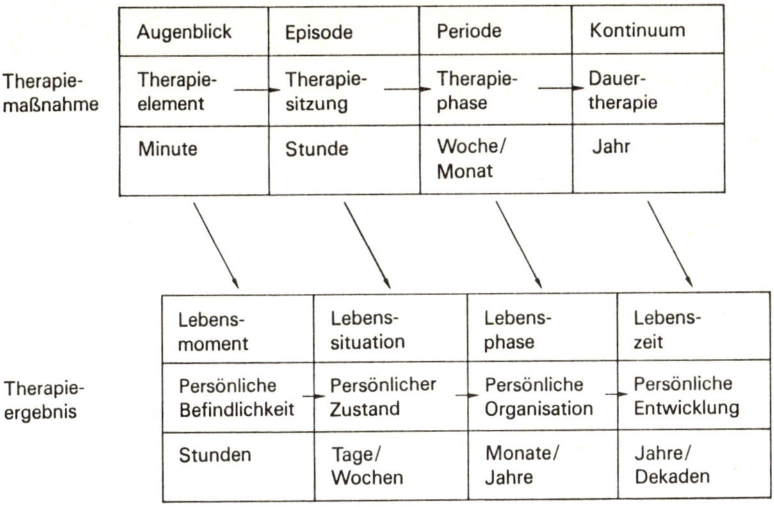

Abb. 2: Zeitliche Zuordnung von Therapiemaßnahmen und Therapieergebnis (in Anlehnung an Orlinsky 1982).

Zwischen Therapiemaßnahmen und Therapieergebnissen bestehen sehr komplexe zeitliche Beziehungen. Abbildung 2 zeigt in Anlehnung an Orlinsky (1982) eine Gegenüberstellung von Therapiemaßnahmen und Therapieergebnissen mit unterschiedlicher zeitlicher Erstreckung. Fragt man nach dem Einfluß einzelner Therapiemaßnahmen auf bestimmte Therapieergebnisse, dann kann es von entscheidender Bedeutung sein, die jeweils adäquaten, einander zugeordneten Zeiteinheiten zu finden. Die erste Frage ist, was ist das Therapieziel? Wenn es darum geht, eine persönliche Befindlichkeit oder einen persönlichen Zustand zu verändern, etwa im Zusammenhang mit einer akuten depressiven Reaktion, dann ist es selbstverständlich unangebracht, eine Therapiephase oder gar eine Dauertherapie als zugeordnete Therapiemaßnahme zu betrachten. Je längerfristiger allerdings die zeitliche Erstreckung des Therapieergebnisses ist, desto schwieriger wird die Zuordnung. Soll eine bessere persönliche Organisation oder eine persönliche Entwicklung das Therapieergebnis sein, dann wäre es sinnvoll, dem eine Dauertherapie als adäquate Therapieeinheit zuzuordnen. Das zusätzliche Problem besteht nun allerdings darin zu entscheiden, ob eine Dauertherapie eine eigenständige Qualität ist, oder ob es sich nur um die Addition von Therapiephasen oder Therapiesitzungen oder gar nur um eine Frequenz von Therapieelementen handelt. Ebenso muß entschieden werden, ob persönliche Entwicklung eine eigenständige zusätzliche Qualität besitzt, oder ob es sich hierbei nur im Extrem um eine persönliche Befindlichkeit oder einen persönlichen Zustand mit Erstreckung über Jahre hin handelt. Ein Beispiel für ein Aneinanderreihen von «Therapieelementen» mit ausschließlich wiederholter Wirkung auf die aktuelle Befindlichkeit ohne Entwicklung der eigentlichen «Dauertherapie» wäre eine symptomsuppressive Langzeitbehandlung z.B. von Schmerzen durch Analgetika. Entsprechend den verschiedenen theoretischen Konzepten müssen die Meßinstrumente unterschiedlich ausgelegt werden.

Bei einer kombinierten Langzeitbehandlung ist es nun durchaus denkbar, daß es zu additiven Effekten der Art kommt, daß eines der Verfahren eine Dauertherapie darstellt, die ihre Wirkung nur als Gesamttherapie entfaltet und deren Ergebnis eine persönliche Entwicklung ist, die erst nach Jahren bestimmbar wird, während es gleichzeitig sein könnte, daß die zweite Therapiemaßnahme ein Therapieelement ist, das einen Einfluß auf die persönliche Befindlichkeit hat, und zwar bei wiederholter Anwendung auch wiederholt. Inwieweit es möglich ist, daß persönliche Befindlichkeitsänderungen zu Zustandsänderungen und letztlich auch zu persönlichen Entwicklungen führen, ist dabei noch nicht berücksichtigt. Auf die beiden eben genannten Extreme wird gerade bei der Gegenüberstellung der Wirkungen von Pharmakotherapie und Psychotherapie oft zurückgegriffen mit der Behauptung, Psychotherapie habe keine kurzfristigen Wirkungen, führe dafür aber nach Jahren zu positiven persönlichen Entwicklungen, während Pharmakotherapie zwar kurzfristig zu effektiven Befindlichkeitsänderungen führe, jedoch längerfristig an der persönlichen Organisation des betroffenen Individuums nichts verändere. Inwieweit solche Annahmen stimmen und welche Bedeutungen ihnen im Rahmen einer langzeitig angelegten Kombinationsbehandlung zwischen Pharmakotherapie und Psychotherapie zukommt, kann nicht theoretisch sondern nur durch Verlaufsstudien entschieden werden.

4.2. Kontrollierte Langzeit-Kombinationsbehandlung

Es liegt nach unserer Kenntnis bislang nur eine Untersuchung vor, in der die Wirkungen und Interaktionen einer kombinierten Langzeitbehandlung mit Psychotherapie und Pharmakotherapie bei depressiven Störungen untersucht wurden (Klerman et al. 1974; Weissman et al. 1974, 1976; Paykel et al. 1976; Weissman und Klerman 1977). In dieser Untersuchung wurden zunächst 278 depressive Patienten 4 bis 6 Wochen ambulant mit Amitriptylin behandelt. Von diesen Patienten zeigten 150 einen guten

Therapieerfolg. Es handelte sich in 85% der Fälle um Patienten mit neurotisch-depressiven Störungen und in 15% mit endogenen Depressionen, davon 5% mit bipolaren Depressionen, jedoch keine wahnhaften Depressionen. Es wurden nur Frauen behandelt. Die Patienten wurden nun nach Zufall in 6 Untergruppen aufgeteilt (vgl. Tab. 1). Sie bekamen entweder eine kontinuierliche Amitriptylin-Behandlung für die nächsten 8 Monate, oder Amitriptylin wurde innerhalb der nächsten 2 Monate durch Placebo ersetzt oder ganz abgesetzt. Gleichzeitig wurden die Patienten entweder durch therapeutische Minimalkontakte betreut, oder sie bekamen wöchentliche einstündige psychotherapeutische Kontakte. Diese Psychotherapie wurde von psychiatrischen Sozialarbeitern durchgeführt. Es handelte sich hierbei um einen Vorläufer der oben schon erwähnten interpersonalen Psychotherapie (IPT) (Weissman et al. 1972). Die Psychotherapie befaßte sich vor allem mit den aktuellen Problemen bezüglich Partnerschaft und Lebenssituation. Gegebenenfalls konnte diese Psychotherapie auch über die vorgegebene Stunde hinaus erweitert werden und zusätzliche psychotherapeutische Einzelbetreuung, Gruppentherapie, Familientreffen und ähnliches mit einschließen.

Die entscheidende Frage ist, ob sich in den verschiedenen Behandlungsgruppen die Rückfallrate wesentlich unterscheidet. Die Autoren haben kumulative Rückfallraten für die einzelnen Gruppen und Behandlungsmodalitäten errechnet. Sie fanden die folgenden Rückfallquoten bezogen auf 8 Monate Dauerbehandlung: 29,2% für Placebo, 26,6% für die tablettenfreie Gruppe, 26,2% für die Minimalkontaktgruppe, 19,5% für die Psychotherapiegruppe und 12,2% für die Amitriptylin-Gruppe. Wie zu sehen ist, haben Placebo, keine Medikation und Minimalkontakt etwa analoge Rückfallraten, während die Psychotherapiegruppe eine etwas geringere Rückfallquote hat und die Amitriptylin-Gruppe die geringste Rückfallrate zeigt. Statistisch ist nur der Unterschied zwischen der Amitriptylin- und der Placebo-Gruppe signifikant, nicht jedoch der Unterschied zwischen der Psychotherapie- und der Minimalkontaktgruppe. Betrachtet man die Interaktionen, dann hat die Gruppe mit Minimalkontakt und ohne Tabletten mit 36% die höchste Rückfallquote, während die beiden Amitriptylin-Gruppen mit Minimalkontakt oder Psychotherapie beide mit 12 bzw. 12,5% die geringste Rückfallquote haben. Es handelt sich hier um eine Interaktion zwischen Psychotherapie und Amitriptylin vom Typ der Reziprozität, d.h. die Behandlung mit Amitriptylin schöpft das prophylaktische Potential aus und konnte durch eine zusätzliche Psychotherapie nicht weiter verbessert werden.

Das gleiche Ergebnis erhält man auch dann, wenn man nicht die Rückfallrate, sondern einen über verschiedene Skalen aufaddierten Summen-Score für depressive Symptomatik zur Grundlage nimmt. Ein unterschiedliches Bild ergibt sich dagegen, wenn die soziale Integration der Patienten betrachtet wird. Auf diesem Gebiet findet sich ein Interaktionstyp der Dependenz. Die Patienten, bei denen unter der Langzeitbehandlung, d.h. wesentlich auch einer medikamentösen Behandlung, kein Rückfall aufgetreten war, zeigten im Verlauf der Monate eine signifikante Besserung in der sozialen Integration. Dieser Vorsprung der psychotherapeutisch behandelten Gruppe gegenüber der Gruppe mit Minimalkontakt deutete sich tendenzmäßig nach 4 Monaten an und war nach 8monatiger Behandlung signifikant. Die psychotherapeutisch behandelten Patienten waren sozial deutlich besser integriert hinsichtlich ihrer Arbeitssituation, hinsichtlich Spannungen in der Ehe und im Bereich sozialer Kommunikation.

Von den Autoren wurde auch 1 Jahr nach Abschluß der Dauerbehandlung eine Nachuntersuchung vorgenommen, um den weiteren Verlauf der Patienten zu bestimmen (WEISSMAN et al. 1976, 1977). Bei der Nachuntersuchung nach 1 Jahr waren 15 Patienten wieder so depressiv wie vor Beginn der Behandlung. Unter Betrachtung des gesamten Jahres nach Beendigung der kontrollierten Studie hatten 59% unter geringgradigen depressiven Symptomen zu leiden und 12% waren über das gesamte Jahr hin als chronisch depressiv anzusehen. Nur 29% der Patienten konnten als völlig beschwerdefrei bezeichnet werden. Entsprechend hatten auch nur 30% der Patienten während dieses Jahres keinerlei therapeutische Hilfe in Anspruch genommen und 7% der Patienten waren ohne jede Unterbrechung in Behandlung.

Die Autoren untersuchten auch, ob die verschiedenen Behandlungsstrategien während der Akut- und Dauerbehandlung mit ihren zunächst unterschiedlichen Ergebnissen bei Abschluß der Behandlung auch 1 Jahr später noch Unterschiede zeigten. Sowohl bezüglich des klinischen Zustands wie auch hinsichtlich der sozialen Integration waren keine Unterschiede zwischen den Gruppen mehr nachweisbar.

Die Autoren haben sich nochmals getrennt der Gruppe von Patienten angenommen, die als chronisch-depressiv zu bezeichnen waren (WEISSMAN und KLERMAN 1977). Diese 12% aus dem Gesamt der Patienten zeigten im Vergleich zum Rest keine Unterschiede in der Symptomatologie vor Beginn der Behandlung. Es fanden sich auch keine Unterschiede im ursprünglichen Grad der sozialen Integration, in soziodemographischen Variablen oder im bisherigen Verlauf. Letztlich waren im Gesamt der erhobenen Daten nur 3 Variablen, die die Gruppe der chronischen Patienten von den anderen trennten. Patienten, die nach Abschluß der Dauerbehandlung im darauffolgenden Jahr als durchgehend depressiv zu bezeichnen waren, kamen fast ausschließlich aus den Behandlungsgruppen, die keine aktive Therapie, d.h. weder Antidepressiva noch Psychotherapie bekommen hatten, die auf der Neurotizismus-Skala im MPI einen höheren Wert als die anderen Patienten hatten und die in der weiteren Behandlung einen höheren Verbrauch von Tranquilizern hatten. Die Autoren folgern daraus, daß depressive Patienten mit einem hohen Grad an Neurotizismus, die zusätzlich keine adäquate Langzeitbehandlung mit Psychotherapie und/oder Amitriptylin bekommen und die stattdessen vor allem auf kurzfristig wirksame Tranquilizer vertrauen, besonders gefährdet sind chronisch-depressive Verläufe zu entwickeln.

5. Handlungsregeln zur Kombinationsbehandlung

Aufgrund der vorliegenden Ergebnisse zur Kombinationsbehandlung depressiver Störungen lassen sich nur sehr vorsichtig Schlußfolgerungen ziehen, d.h. vorerst nur einzelne Tendenzen herausheben. Eine Behandlung mit Antidepressiva, die deutlich abzugrenzen ist von einer Behandlung mit Tranquilizern, hat bei vegetativ und somatisch geprägten neurotischen Depressionen einen Indikationsbereich. Eine Behandlung mit Antidepressiva hat zudem den Vorteil, für Patient wie Therapeut von relativ geringerem Aufwand zu sein. Gegen Antidepressiva sprechen vor allem häufige und lästige Nebenwirkungen wie trockener Mund, Verstopfung oder Müdigkeit. Bezüglich Psychotherapie müssen Empfehlungen sorgfältig nach Art der angewandten Therapie getrennt werden. Verhaltenstherapeutisch-kognitiv orientierte Verfahren, die mehr oder weniger speziell auf bestimmte Symptombereiche der depressiven Störung abgestellt sind, scheinen bessere Ergebnisse zu bringen als breiter angelegte Verfahren wie z.B. Psychotherapie psychodynamischer Orientierung. Mit diesen Vorbehalten kann vor allem eine gezielte antidepressive Einzeltherapie zusätzlich zu einer Pharmakotherapie oder auch alleine eine Besserung der akuten depressiven Störung und möglicherweise mittelfristig, aber nicht nur vorübergehend, eine Besserung der sozialen Fähigkeiten des Patienten bewirken. Inwieweit sich Rückfälle verhindern lassen, muß noch offen bleiben. Die bisherigen Ergebnisse verlangen eher eine gewisse Vorsicht.

Die vorgestellten Untersuchungen haben vor allem mit ihren sorgfältigen Nachuntersuchungen das Problem einer Langzeitbetreuung aufgezeigt. Die Behandlung auch neurotisch-depressiver Patienten - und nicht nur die von Patienten mit bipolaren Erkrankungen - sollte häufig sinnvollerweise eine Langzeitbehandlung sein. Jede Form von Behandlungsplanung sollte deshalb auch dieses Problem von Beginn an mit berücksichtigen.

Ein derzeit optimaler Behandlungsplan könnte nach den gegebenen Daten etwa so aussehen, daß eine Behandlung mit Antidepressiva begonnen wird und dann im Verlauf der ersten Wochen allmählich mit einem speziell auf depressive Symptome und Folgestörungen abgestellten psychotherapeutischen Programm kombiniert wird. Pharmakotherapie und psychotherapeutische Einzelbehandlung sollten etwa über ½ Jahr weiterlaufen, bevor die Antidepressiva allmählich ausgeschlichen werden und die Psychotherapie in einen grobmaschigen, aber fest organisierten Dauerkontakt umgewandelt wird. Bei beginnendem Rezidiv sollte sogleich wieder mit einer medikamentösen Behandlung begonnen werden. Für Patienten mit einem hohen Anteil an Neurotizismus und eventuell auch im höheren Lebensalter gewinnt die Dauerbehandlung eine besondere Bedeutung.

6. Ausblick auf zukünftige Forschungsziele

Vordringlich ist die Replikation der genannten Studien. Wichtig wäre auch die Prüfung der kognitiven Psychotherapie (Rush 1982) in Kombination mit Pharmakotherapie. Hinsichtlich der diagnostischen Einordnung sollte dabei noch stärker als bei den vorliegenden Untersuchungen auf eine Homogenisierung der Gruppen geachtet werden. Andererseits sollten auch andere depressive Subtypen wie beispielsweise vorrangig endogen Depressive oder depressive Männer vermehrt Aufmerksameit finden.

Besonders vordringlich ist die Lösung des Indikationsproblems. Die Frage, für welche Patienten welche Maßnahme in welcher Kombination die optimale ist, ist heute noch nicht ansatzweise zu beantworten. Auch ein frühzeitiges Erkennen von sog. Placebo-Respondern, denen möglicherweise mit einigen Minimalkontakten geholfen werden könnte, wäre wichtig.

Nach dem gegenwärtigen Stand der Dinge müssen neurotisch-depressive Erkrankungen pharmakotherapeutisch und psychotherapeutisch als behandlungsfähig angesehen werden, wobei wegen einer beträchtlichen Nonresponder-Quote und einer hohen Rückfallrate allzu hohe Erwartungen und Hoffnungen derzeit nicht gerechtfertigt erscheinen.

Literatur

American Psychiatric Association (Ed.) Diagnostic and statistical manual of mental disorders, DSM-III. Washington: American Psychiatric Association, 1981.

Beitman, B.D. Pharmacotherapy as an intervention during the stages of psychotherapy. American Journal of Psychotherapy, 1981, 35, 206–214.

Bellack, A.S., Hersen, M., Himmelhoch, J. Social skills training compared with pharmacotherapy and psychotherapy in the treatment of unipolar depression. American Journal of Psychiatry, 1981, 138, 1562–1567.

Covi, L., Lipman, R.S., Derogatis, L.R., Smith, J.E., Pattison, J.H. Drugs and group psychotherapy in neurotic depression. American Journal of Psychiatry, 1974, 131, 191–198.

COVI, L., LIPMAN, R.S., ALARCON, R.D., SMITH, V.K. Drug and psychotherapy interactions in depression. American Journal of Psychiatry, 1976, 133, 502-508.
CRISTOL, A.H. Studies of outcome of psychotherapy. Comprehensive Psychiatry, 1972, 13, 189-200.
DAVIS, J.M. Maintenance therapy in psychiatry. II. Affective disorders. American Journal of Psychiatry, 1976, 133, 1-13.
DIMASCIO, A., WEISSMAN, M.M., PRUSOFF, B.A., NEU, C., ZWILLING, M., KLERMAN, G.L. Differential symptom reduction by drugs and psychotherapy in acute depression. Archiv of General Psychiatry, 1979, 36, 1450-1456.
FRIEDMAN, A.S. Interaction of drug therapy with marital therapy in depressive patients. Archiv of General Psychiatry, 1975, 32, 619-637.
HELMCHEN, H. Psychiatrische Klassifikation, Krankheits- und Verlaufsforschung. In H. HÄFNER (Ed.) Forschung für die seelische Gesundheit (im Druck).
HELMCHEN, H., LINDEN, M. Depressive Erkrankungen. In: H.E. BOCK, W. GEROK, F. HARTMANN (Eds.) Klinik der Gegenwart Bd. 11. München: Urban & Schwarzenberg, 1980, 861-937.
HERCEG-BARON, R.L., PRUSOFF, B.A., WEISSMAN, M.M., DIMASCIO, A., NEU, C., KLERMAN, G.L. Pharmacotherapy and psychotherapy in acutely depressed patients: A study of attrition patterns in a clinical trial. Comprehensive Psychiatry, 1979, 20, 315-325.
HOLLON, S., BECK, A.T. Psychotherapy and drug therapy. Comparisons and combinations. In S.L. GARFIELD, A.E. BERGIN (Eds.) Handbook of psychotherapy and behavior change. New York: Wiley, 1978 (2. Aufl.).
KLERMAN, G.L. Combining drugs and psychotherapy in the treatment of depression. In M. GREENBLATT (Ed.) Drugs in combination with other therapies. New York: Grune and Stratton, 1975, 66-81.
KLERMAN, G.L., DIMASCIO, A., WEISSMAN, M.M., PRUSOFF, B., PAYKEL, E.S. Treatment of depression by drugs and psychotherapy. American Journal of Psychiatry, 1974, 131, 186-191.
KUHN, R. Über die Behandlung depressiver Zustände mit einem Iminodibenzylderivat (G 22355). Schweizer Medizinische Zeitschrift, 1957, 87, 1135-1140.
LINDEN, M. Compliance and Compliance-Modifikation. In J.C. BRENGELMANN (Ed.) Entwicklung der Verhaltenstherapie in der Praxis. München: Röttger, 1980, 281-305.
LINDEN, M., MANNS, M. Psychopharmakologie für Psychologen. Salzburg: Müller Verlag, 1977.
LIEBERMAN, M. Survey and evaluation of the literature on verbal psychotherapy of depressive disorders. Report prepared for the Clinical Research Branch. Rockville: National Institute of Mental Health, 1975.
LIPTON, M.A., DIMASCIO, A., KILLAM, K.F. (Eds.) Psychopharmacology. A Generation of progress. New York: Raven, 1978.
LUBORSKY, L., SINGER, B., LUBORSKY, L. Comparative studies of psychotherapy. Archives General Psychiatry, 1975, 32, 995-975.
MAY, P.R.A. Psychotherapy and ataraxic drugs. In A.E. BERGIN, S.L. GARFIELD (Eds.) Handbook of psychotherapy and behavior change. New York: Wiley, 1971, 495-540.
MINDHAM, R.H.S., HOWLAND, C., SHEPHERD, M. An evaluation of continuation therapy with tricyclic antidepressants in depressive illness. Psychological Medicine, 1973, 3, 5-17.
MÜLLER-OERLINGHAUSEN, B., LINDEN, M. Rationalität der Indikation zu psychopharmakologischer Behandlung. In U. BAUMANN (Ed.) Indikation zur Psychotherapie. Perspektiven für Praxis und Forschung. München: Urban & Schwarzenberg, 1981, 210-220.
NEU, C., PRUSOFF, B., KLERMAN, G. Measuring the interventions used in the short term interpersonal psychotherapy of depression. American Journal of Orthopsychiatry, 1978, 48, 629-636.

ORLINSKY, D. Assessment level in single-session evaluation. Paper presentend at the 13th Annual Meeting of the Society for Psychotherapy Research, Smugglers Notch. Vermont: June, 16.-19.1982.

PAYKEL, E.S., DIMASCIO, A., KLERMAN, G.L., PRUSOFF, B.A., WEISSMAN, M.M. Maintenance therapy of depression. Pharmacopsychiatry, 1976, 9, 127-136.

PRIEN, R.F., KLETT, C.J., CAFFEY, E.M. Lithium prophylaxis in recurrent affective illness. American Journal of Psychiatry, 1974, 131, 198-203.

ROUNSAVILLE, B.J., SHOLOMSKAS, D., PRUSOFF, B.A. Chronic mood disorders in depressed outpatients. Journal of Affective Disorders, 1980, 2, 73-88.

ROUNSAVILLE, B.J., KLERMAN, G.L., WEISSMAN, M.M. Do psychotherapy and pharmacotherapy for depression conflict? Empirical evidence from a clinical trial. Archives General Psychiatry, 1981, 38, 24-29.

RUSH, A.J. (Ed.) Short-term psychotherapy for depression. New York: Guilford, 1982a.

RUSH, A.J. Kognitive Therapie bei depressiven Erkrankungen. In H. HELMCHEN, M. LINDEN, U. RÜGER (Eds.) Psychotherapie in der Psychiatrie. Berlin: Springer, 1982b, 151-159.

RÜGER, U. Kombination von Psychotherapie und Pharmakotherapie bei endogenen Depressionen. In H. HELMCHEN, M. LINDEN, U. RÜGER (Eds.) Psychotherapie in der Psychiatrie. Berlin: Springer, 1982, 172-178.

SCHOU, M. Prophylactic and maintenance therapy in affective disorders. In D.M. GALLANT, G.M. SIMPSON (Eds.) Depression. New York: Spectrum, 1976, 309-334.

TOURNEY, G. Psychopharmacology and psychotherapy. In N. ROSENZWEIG, H. GRISCON (Eds.) Psychopharmacology and psychotherapy - synthesis or antithesis? New York: Human Sciences Press, 1978, 17-35.

UHLENHUTH, E.H., LIPMAN, R.S., COVI, L. Combined pharmacotherapy and psychotherapy. Controlled studies. Journal Nervous Mental Disorders, 1969, 148, 52-64.

WASKOW, I. The comparative study of drugs and psychotherapy: methodological and conceptual issues. Workshop at the 13th Annual Meeting of the Society for Psychotherapy Research 16.-19. Juni. Vermont: Smuggler's Notch 1982.

WEISSMAN, M.M. Psychotherapy and its relevance to the pharmacotherapy of affective disorders. From ideology to evidence. In: M.A. LIPTON, A. DIMASCIO, K.F. KILLAM (Eds.): Psychopharmacology: A generation of progress. New York: Raven Press, 1978, 1313-1321.

WEISSMAN, M.M., PRUSOFF, B.A., PAYKEL, E.S. Checklist quantification of a psychological therapy: Pilot studies of reliability and utility. Journal Nervous Mental Disorders, 1972, 154, 125-136.

WEISSMAN, M.M., KLERMAN, G.L., PAYKEL, E.S., PRUSOFF, B.A., HANSON, B. Treatment effects on the social adjustment of depressed patients. Archives General Psychiatry, 1974, 30, 771-778.

WEISSMAN, M.M., KAUL, S.V., KLERMAN, G.L. Follow-up of depressed women after maintenence treatment. American Journal of Psychiatry, 1976, 133, 757-760.

WEISSMAN, M.M., KLERMAN, G.L. The chronic depressive in the community: Unrecognized and poorly treated. Comprehensive Psychiatry, 1977, 18, 523-532.

WEISSMAN, M.M., PRUSOFF, B.A., DIMASCIO, A., NEU, C., GOCLANEY, M., KLERMAN, G.L. The efficacy of drugs and psychotherapy in the treatment of acute depressive episodes. American Journal of Psychiatry, 1979, 136, 555-558.

WEISSMAN, M.M., KLERMAN, G.L., PRUSOFF, B.A., SOLOMSKAS, D., PADIAN, N. Depressed outpatients. Results one year after treatment with drugs and/or interpersonal psychotherapy. Archives General Psychiatry, 1981, 38, 51-55.

WHITEHEAD, W.E., BLACKWELL, B. Interactions between drugs and behavior therapy. In J.R. MCNAMARA (Ed.) Behavioral approaches to medicine. New York: Plenum Press, 1979, 157-189.

E. Klinische Gruppen

VII. Zur Problematik von Psychotherapie mit Sterbenden

J. HOWE

1. Einleitung

Das Sterben als die letzte Phase des Lebens ist für die meisten Menschen unseres Kulturkreises u.a. mit Leid, Schmerzen, Depressionen, Trauer, Wut, unerträglichen Spannungen, Einsamkeit, Angst, Verzweiflung, sowie vielen anderen negativen Erfahrungen und Problemen verbunden (vgl. GLASER und STRAUSS 1965; HINTON 1967; KÜBLER-ROSS 1969; GARFIELD 1978; GARFIELD 1979; SCHMOLL 1979; KEREKJARTO 1982).

Dieses gilt umso mehr, als die den Betroffenen verbleibende Zeit zwischen der Diagnose einer todbringenden Krankheit und dem Eintritt des Todes aufgrund sich ständig erweiternder medizinischer Möglichkeiten immer größer wird. Viele Menschen stehen vor der Aufgabe, zusammen mit ihren Angehörigen ein Leben zu gestalten, von dem sie wissen, daß es in wenigen Wochen, Monaten oder Jahren zuende sein wird.

Als Ursache für die Häufigkeit und die Intensität der bei Sterbenden auftretenden psychischen wie sozialen Störungen über ein gewisses als «normal» anzusehendes Ausmaß an Leid, Trauer, Belastung und Angst hinaus werden von nahezu allen einschlägigen Autoren neben Einstellungen gegenüber dem Tod und institutionellen Bedingungen insbesondere gesellschaftliche Werthaltungen verantwortlich gemacht, die Leistungsfähigkeit, Aktivität, Erfolg, Effektivität und Kontrolle bevorzugen.

So weisen HOWARD und SCOTT (1965) darauf hin, daß die für die Bevölkerung der USA typische Überzeugung, der Mensch kann und soll seine Umwelt bzw. die Natur mit Hilfe des wissenschaftlichen und technologischen Fortschritts beherrschen und kontrollieren, dazu beiträgt, die Angst vor dem Versagen zu erhöhen. Tod bedeutet dann nämlich eine Niederlage in unserem Kampf um die Vorherrschaft. Die mit dem Tod verbundene Inaktivität steht im Gegensatz zu einer Ideologie der Machbarkeit. Er wird deshalb gefürchtet und verleugnet. Nach KASTENBAUM und AISENBERG (1972) verstehen westliche Kulturen den Tod als permanente äußere Gefahr für den Menschen, die sie ihrer Leistungen und Errungenschaften beraubt. Ein Leben, das durch Krankheit, Schmerzen und Leiden gekennzeichnet ist, in dem die erwähnten Werte nicht mehr erreicht werden können, erscheint dem Betroffenen oftmals ohne Sinn zu sein. Häufig kommt der Kranke dann zu dem Eindruck, eine Last zu sein, nicht mehr wertvoll zu sein, und er erlebt Hilflosigkeit seinen Angehörigen gegenüber. In Kulturen, in denen eine mehr partnerschaftliche Beziehung zum Tode besteht, bedeutet dieser eher Erfüllung, Wiedervereinigung, Ehre und wird weniger als Bedrohung von außen, als Feind, den es zu bekämpfen gilt, sondern als integraler Bestandteil des Lebens erlebt. So bedeutet für den Hindu eine unerleuchtete Existenz Trennung, Gefangennahme und Täuschung. Mit dem Tod ist dagegen geistige Befreiung verbunden.

Eine weitere Ursache für ein übermäßiges psychisches Leiden während des letzten Lebensabschnitts mag im Zusammenhang mit dem o. g. Aspekt darin liegen, daß die Menschen der westlichen hochindustrialisierten Staaten immer seltener unmittelbaren Kontakt mit Schwerkranken bzw. Sterbenden haben. Das drückt sich beispielsweise darin aus, daß immer mehr Menschen in Institutionen (Krankenhäusern, Altenpflegeheimen) sterben. Die nachfolgende Tabelle der Sterbefälle in Krankenhäusern (ohne Altenpflegeheime) in der BRD für den Zeitraum von 1968 bis 1978 verdeutlicht diesen Zusammenhang (KOCH und SCHMELING 1982, S. 6).

Tab. 1: Sterbefälle in Krankenhäusern.

Jahr	Sterbefälle insgesamt in 1000	davon in Krankenhäusern in 1000	%
1968	734,0	324,7	44,2
1970	734,8	396,1	53,9
1972	731,3	412,6	56,4
1974	727,5	417,6	57,4
1976	733,1	426,7	58,2
1978	723,2	428,4	59,2

Im Jahre 1975 betrug in Schweden der Anteil der in Krankenhäusern und in anderen Institutionen Verstorbenen bereits 75% (KOCH und SCHMELING 1982). In den USA sollen es laut BALTZELL (1971) sogar 80% sein. Ein direktes Miterleben von Sterben und Tod erfolgt ebenfalls in den Familien seltener, weil die Lebenserwartung in den letzten Jahrzehnten angestiegen ist (KOCH und SCHMELING 1982). So stellt ABERMETH (1978) fest, daß in den Familien durchschnittlich alle 10–15 Jahre ein Mitglied stirbt.

Dieses nicht (mehr) Vertrautsein mit dem Sterben und dem Tod, d.h. der Endlichkeit des eigenen Lebens, führt mit dazu, daß zum einen die o.g. gesellschaftlichen Ideologien relativ wenig reflektiert werden, denn die Begegnung mit Todkranken führt beim einzelnen oftmals zu «Veränderungen in der Hierarchie von Grundwerten» (GROF 1980, S. 167). Zum andren erklärt sich z.T. daraus auch die Unfähigkeit vieler Menschen, ihre sterbenskranken Angehörigen in ihrer letzten Lebensphase zu begleiten.

In diesem Zusammenhang beklagt GROF (1980), daß der Lebensabschnitt des Sterbens «bis vor kurzem fast die einzige Situation» war, «für die keine professionelle Hilfe als notwendig angesehen wurde. Psychiater, Psychologen und andere helfende Berufe, die komplizierte Systeme der Krisenintervention für eine Vielzahl von relativ unbedeutenden Lebensproblemen entwickelt haben, haben die Situation des Sterbens konsequent vermieden. Außerdem zeigten Forscher, die mit ungewöhnlicher Genauigkeit und Pedanterie viele unbedeutende Aspekte des Lebens untersucht haben, ein auffallend geringes Interesse an wichtigen Fragen, die sich auf den Tod beziehen, wie z.B. Verdrängungen in der Persönlichkeit bei Menschen, die dem Tod gegenüberstehen, subjektive Erfahrungen im Zusammenhang mit dem Tod und bei einem Beinahe-Tod, die Wirkung des Sterbens auf die Hinterbliebenen und die Dynamik des Prozesses von Tod und Wiedergeburt» (S.160).

Vor zehn Jahren stellten KASTENBAUM und AISENBERG (1972) ebenfalls fest, daß sich die Psychologie bisher sehr wenig mit Kognitionen, Gefühlen und Handlungsweisen, die auf den Tod bezogen sind, sowie deren Einfluß auf das tägliche Leben auseinandergesetzt hat. Inzwischen ist es zur Pflichtübung nahezu jeder thanatologischen Publikation geworden, auf das sprunghafte Ansteigen der Zahl einschlägiger Veröffentlichungen, meistens verknüpft mit Zweifeln an einer damit verbundenen wirklichen Enttabuisierung des Themas «Sterben und Tod» in unserer Gesellschaft, hinzuweisen (PETZOLD 1981). Die klinische Psychologie dagegen hat bis vor kurzem – zumindest im deutschen Sprachraum – die Herausforderung nicht angenommen, sich um das psychische Leid, die Probleme und die Störungen, die mit Sterben, Tod und Trauer verknüpft sein können, zu kümmern (SPIEGEL-RÖSING 1980). Dieser Sachverhalt muß als Manko bewertet werden.

Der vorliegende Beitrag beabsichtigt von daher die Bedeutung herkömmlicher psychotherapeutischer Verfahren als professionelles Hilfsangebot zur seelischen Unterstützung von sterbenskranken Menschen unter dem Blickwinkel klinisch-psychologischer Fragestellungen durch Auswertung einschlägiger Literatur zu untersuchen. Nach einer begrifflichen Abklärung sollen dazu einzelne Bereiche psychotherapeutischen Handelns wie Ätiologie von psychischen Störungen bei Sterbenden, einzelne Verfahren, Indikationen u.a. aufgegriffen und problematisert werden.

2. Begriffliche Abklärung

2.1. Zum Begriff ‹Tod›

Zu Recht weist GEBERT (1980) darauf hin, daß in der thanatologischen Literatur kaum eindeutige Bestimmungen der Hauptbegriffe «Tod» und «Sterben» anzufinden sind. Bezogen auf den Begriff «Tod» hängt dieses zweifelsohne mit der Vielfalt von Todesvorstellungen und entsprechenden religiösen und philosophischen Bedeutungen zusammen, die zudem einem kulturellen und historischen Wandel unterworfen sind (vgl. ARIÈS 1980).

So variieren Todesvorstellungen «von der Fechnerschen These, daß der Tod ein Übergang vom zweiten zum dritten Leben sei, ebenso wie die Geburt der Übergang vom ersten zum zweiten Leben, über zyklische Todesvorstellungen wie sie bei Nietzsche in der Lehre der «Ewigen Wiederkehr des Gleichen» ihren Niederschlag finden, zu christlichen Todesvorstellungen, die den Auferstehungsgedanken einschließen.» Dazu kommen «naturwissenschaftliche Vorstellungen vom Tod als Lebensende und Voraussetzungen für die Möglichkeit neuen Lebens, mystische und esoterische Vorstellungen über den Tod, wie sie z.B. in den tibetanischen oder ägyptischen Totenbüchern niedergelegt sind, und philosophische Vorstellungen der Stoiker, Epikuräer und materialistische Einschätzungen bei Marx und Feuerbach» ... «oder ausgesprochene Todesphilosophien bei Heidegger oder Kierkegaard» (GEBERT 1980, S.20).

Diese Ausführungen unterstreichen noch einmal, wie sehr das Leben eines Menschen nicht nur im Sterben von vorherrschenden Todesvorstellungen beeinflußt werden kann. In den westlichen Industrienationen dürfte eine naturwissenschaftliche Auffassung, die den Tod als Ende des Lebens versteht, am häufigsten anzutreffen sein. Eine neuere Untersuchung bei Medizinstudenten und Ärzten von POTTHOFF (1980) bestätigt diese Aussage, weist jedoch gleichzeitig auf die Veränderbarkeit von Todesvorstellungen in Abhängigkeit von beruflichen Erfahrungen hin (S.86). Selbstverständlich können sich Vorstellungen und Bewertungen vom Tod gerade durch unheilbare Erkrankungen verändern.

Unter medizinischen Gesichtspunkten gilt ein Mensch dann als tot, wenn in allen Organen und Zellverbänden langfristig gesehen keine Sauerstoffwechselvorgänge mehr stattfinden. Auch bei der medizinischen Definition des Todeszeitpunktes kann jedoch auf eine Entwicklung zurückgeblickt werden. Galt früher ein Mensch als tot, dessen Herz aufgehört hatte zu schlagen (klinischer Tod), so ist heute eine Wiederbelebung trotz Stillstand der Herztätigkeit manchmal möglich. Verbindliche Aussagen über den Begriff des Todes im Sinne von Todesbedeutungen sind an dieser Stelle deswegen nicht zu leisten (vgl. HAHN 1968; FUCHS 1973; MEYER 1979).

Spiegel-Rösing (1980) sieht in der Analyse von Todeseinstellungen in ihren gesellschaftlichen Ausdrucksformen und Bedingtheiten, bezogen auf die Gegenwart und die Vergangenheit, einen Themenschwerpunkt der Thanatologie, der auch unter einer anwendungsbezogenen Perspektive beforscht werden sollte.

2.2. Zum Begriff ‹Sterben›

Ein Mensch gilt als Sterbender, der an einer unheilbaren Krankheit leidet, die früher oder später zum Tode führt. Für Freyberger (1976) ist ein Sterbender ein Mensch «bei dem infolge eines destruktiven organischen Prozesses lebenswichtige Funktionen des Organismus so beeinträchtigt werden, daß sie mit der psycho-physischen Existenz nicht mehr vereinbar sind» (S. 156). Er zeigt allerdings gleichzeitig auf, daß mit Hilfe medizinischer Maßnahmen z. B. bei Patienten mit chronisch-progredienten hämatologischen Erkrankungen der Eintritt des Todes um ein bzw. mehrere Jahre hinausgeschoben werden kann. Das Sterben besitzt somit auch eine psychosoziale Dimension, mit der Kastenbaum (1977) sich auseinandergesetzt hat. Er kristallisiert unter Berücksichtigung von Prozessen der interpersonalen Kommunikation, der menschlichen Informationsverarbeitung und Interpretationsvorgängen einige pragmatische Bestimmungsstücke für den Beginn des Sterbens heraus. So beginnt das Sterben «offiziell», wenn ein Arzt die Diagnose einer tödlich verlaufenden Erkrankung stellt, auch wenn die Krankheit schon lange vor der Diagnose unheilbar war.

Der Patient selbst kann sich erst als Sterbender ansehen, wenn ihm die medizinischen Tatsachen mitgeteilt werden. Es kann jedoch viel Zeit zwischen der Feststellung der Diagnose durch den Arzt und der Weitergabe entsprechender Informationen an den Patienten vergehen bzw. die Diagnose kann auch verschwiegen werden. Der Patient kann natürlich die Diagnose seines Arztes mißverstehen oder völlig anders interpretieren. Dies mag an der Art der Kommunikation, die vom Arzt ausgeht, aber auch an den Verleugnungsprozessen des Patienten liegen.

Sterben beginnt subjektiv gesehen somit dann, wenn der Patient die medizinischen Fakten einsieht und als Realität akzeptiert. Dieses Begreifen der Realität ist meistens ein sehr diskontinuierlicher Vorgang. Andererseits kann das Sterben aus dem psychosozialen Blickwinkel auch erst beginnen, wenn der Krankheitsverlauf unmittelbar lebensbedrohlich wird, z. B. falls ein Arzt eine Krankheit mit einer gewissen Wahrscheinlichkeit als heilbar eingestuft hat und seine Prognose sich nicht bestätigt. Der klassifikatorische Umgang mit der psychosozialen Seite des Begriffs «Sterben» entspricht insgesamt in Abhängigkeit von medizinischen Erkenntnissen einem komplexen Prozeß der Urteilsbildung.

Wie dieser Urteilsprozeß in Korrespondenz zu unterschiedlichen Krankheitsverläufen bei Ärzten, Krankenschwestern und Patienten verläuft und welche Konsequenzen sich daraus ergeben, haben GLASER und STRAUSS (1965) analysiert. Sie unterscheiden Krankheitsverläufe (Sterbeverläufe), bei denen

a) Der *Tod* und auch der *Zeitpunkt* seines Eintretens *gewiß* sind (z.B. bei Unfallverletzungen, akuter Leukämie u.a.),
b) der *Tod gewiß,* der *Zeitpunkt* jedoch *unbestimmt* ist (z.B. bestimmte Tumorerkrankungen).
c) der *Tod ungewiß,* der *Zeitpunkt* eines eventuellen Eintretens jedoch *bekannt* ist (z.B. lebensgefährliche Operationen) bzw. der Zeitpunkt, an dem Gewißheit eintritt, bekannt ist (z.B. wenn ein Präparat positive Wirkung zeigt oder nicht),
d) sowohl der *Tod* als auch der eventuelle *Zeitpunkt ungewiß* sind (z.B. Coronar-Patienten).

Diese unterschiedlichen Verläufe stehen in Wechselwirkung mit der Behandlung durch das Krankenhauspersonal (z.B. gefühlsmäßige Anteilnahme, Belastung) und den Bewältigungsversuchen des tödlich erkrankten Patienten. In diesem Beitrag soll in erster Linie auf die beiden erstgenannten Sterbeverläufe bei Erwachsenen Bezug genommen werden. Zur Problematik psycho-sozialer Interventionen bei lebensbedrohlich erkrankten Kindern siehe u.a. BÜRGIN 1978 und ENGELKE 1979.

2.3. Zum Begriff ‹Psychotherapie›

Das Eingehen auf die Problematik von Psychotherapie mit Sterbenden im Detail erfordert eine Auseinandersetzung mit dem Begriff «Psychotherapie». LESSE (1979) hat 200 Behandlungsverfahren ausgemacht, die sich als Psychotherapie begreifen. Allein dieser quantitative Gesichtspunkt macht verständlich, daß bisher keine Einigung auf einen allgemein akzeptierten Psychotherapiebegriff möglich war.

Eine neuere relativ breit gefaßte Definition von BASTINE (1982) lautet:

> «Allgemein kann Psychotherapie als eine spezifische Art der interpersonellen Beziehung definiert werden, in der Klienten eine professionelle psychologische Hilfe bei der Bewältigung ihrer Probleme oder psychischen Schwierigkeiten erhalten. Der psychotherapeutische Prozeß ist ein prinzipiell geplantes und strukturiertes Geschehen, in dem durch zielgerichtete Operationen des Psychotherapeuten und des Klienten konstruktive Änderungen im Erleben, im Verhalten und in den sozialen Beziehungen des Klienten herbeigeführt werden sollen» (S.311).

Bastine erläutert dazu (S. 311):

«Die Psychotherapie grenzt sich somit von anderen Behandlungen in mindestens drei Aspekten ab:

- Sie setzt *psychologische Veränderungsmittel* ein, die in Beziehung zum psychologischen Grundlagenwissen stehen (im Unterschied z. B. zu medizinischen, pharmakologischen, sozialen, juristischen Mitteln).
- Der Einsatz dieser Mittel erfolgt *professionell,* d. h. durch wissenschaftlich ausgebildetes Personal, das absichtlich und zielgerichtet vorgeht und seine Tätigkeit wissenschaftlich begründet und evaluiert.
- Es werden *psychisch beeinträchtigte Personen (Klienten* oder *Patienten)* behandelt.»

Die wissenschaftlich begründete Entwicklung von Konzepten psychotherapeutischer Hilfestellung für Sterbenskranke erfordert demnach Aussagen über:

- Epidemiologie, Ätiologie, Verlauf, Symptomatik von gestörtem (psychisch beeinträchtigtem) Erleben und Verhalten von Sterbenskranken in Abgrenzung zu nicht gestörtem (psychisch gesundem) Erleben und Verhalten,
- die Art der psychologischen Veränderungsmittel (Therapiemethoden) und ihre Beziehung zu psychologischem Grundlagenwissen,
- über Ziele psychotherapeutischen Handelns,
- die Qualifikationsmerkmale in Verbindung mit Ausbildungscurricula,
- den Personenkreis, der diese Tätigkeit ausüben soll,
- Evaluationsinstrumente.

Im folgenden soll schwerpunktmäßig zu den ersten drei Bereichen Stellung genommen werden.

3. Erleben und Verhalten angesichts des Todes

Das Erleben und Verhalten eines Menschen, der dem nahenden Tod unmittelbar gegenübersteht, wird nach Hinton (1976) im wesentlichen von sechs Faktoren beeinflußt:

«1. Der immer unerträglicher werdende Gesundheitszustand;
2. der Grad der Bewußtheit des Sterbenden über seine Situation;
3. eine emotionale Antwort auf diese Situation, wie Kummer oder Bejahung;
4. die Beziehung zwischen dem Sterbenden und den Menschen seiner Umgebung;
5. die gegenwärtige Umgebung – z. B. Wohnung oder Krankenhaus;
6. die verhältnismäßig stabilen Charakteristika eines Menschen, z. B. die Art und Weise, mit Krisen umzugehen» (zit. n. Schmoll 1979, S. 20).

Eine inhaltliche Füllung dieser Punkte ergibt ein nahezu unbegrenztes Spektrum gefühlsmäßiger, verhaltensmäßiger und kognitiver Reaktionsmöglichkeiten, die bei Sterbenskranken selten über eine längere Zeit konstant bleiben. Es wechseln sich meist gegensätzliche Reaktionen wie «Unterwerfung und Aufbegehren, Lebenswille und Sterbenswunsch, Hoffnung und totale Verzweiflung, Wissenwollen, was mit mir los ist, wie es weitergeht, wie lange noch, was noch auf mich zukommt – und Desinteresse, Leugnung, Illusion» schnell miteinander ab (FEIGENBERG 1980, zit. n. SPIEGEL-RÖSING und PETZOLD 1983, im Druck).

Die einzelnen sog. normalen Reaktions- und Erlebensweisen von Sterbenskranken, für die der nahende Tod zur unausweichlichen Realität geworden ist, können in diesem Rahmen nicht alle aufgezählt bzw. systematisiert werden. Dieses fällt auch deshalb schwer, weil hier ein deutliches Defizit an empirisch fundierter Forschung besteht und vorhandene inhaltliche Modelle wie z.B. das Phasenmodell von KÜBLER-ROSS (1969) u.a. zu undifferenziert und andere Konzepte als relativ formal (z.B. WEISMAN 1979; GLASER und STRAUSS 1965) betrachtet werden müssen und von daher nur von begrenzter wissenschaftlicher und praktischer Nützlichkeit sind.

Ein vielversprechendes Modell scheint der streßtheoretische Ansatz von PATTISON (1977) zu sein, da eine enge Beziehung zu psychologischen Grundlagen (Entwicklungspsychologie, Streßforschung) besteht und in Abhängigkeit vom Lebensalter bzw. den bevorzugten Formen der Bewältigung von schwerwiegenden Problemen Möglichkeiten der Hilfestellung zur Verringerung des Leidens ableitbar sind. Gleichzeitig gibt sie eine Charakterisierung von sog. reifen und unreifen Bewältigungsstilen und erlaubt so eine Orientierung hinsichtlich der Indikation der Art persönlicher Unterstützung und Hilfe.

Die im folgenden fragmentarisch vorgestellten Reaktionsformen auf die unmittelbare Bedrohung durch den Tod wie *Verdrängung/Verleugnung, Lebensbilanz, Sinnfindung, antizipatorische Trauer* repräsentieren lediglich einen Teil der auftretenden Verhaltens- und Erlebensweisen. Sie können jedoch durchgängig beobachtet und bei vielen Sterbenden sehr vorrangig werden. Aus der Sicht der klinischen Psychologie ist jeweils zu prüfen, ob und bei welcher Ausprägung von einer psychischen Störung gesprochen werden kann. Erst dann ist normalerweise persönliche Hilfe durch psychotherapeutische Verfahren indiziert.

Vorauszuschicken ist, das Sterbende auf ihre Situation häufig mit sehr starken Gefühlen negativer Art wie Wut, Neid, Angst, Trauer, Schuldgefühle, Resignation, aber auch positiver Art wie Ausgeglichenheit, Hoffnung, Lebenswille reagieren. Diese können von Stunde zu Stunde, ja von Minute zu Minute sehr schnell wechseln (vgl. LÜCKEL 1981, S.178/179). Dieser Wechsel ereignet sich auch zwischen *Verdrängen* und Nicht-Verdrängen der grausamen Realität in Abhängigkeit von der situativen Gefaßtheit, der seelischen Kraft und den Bedürfnissen des Patienten. Verdrängungsprozesse können dazu führen, daß ein Patient die Tatsache seiner unheilbaren Erkrankung überhaupt leugnet, die Implikationen nicht anerkennt oder die Möglichkeit des nahenden eigenen Todes nicht wahrhaben will. WEISMANN (1979, S. 49) bezeichnet diese drei Kategorien als Verdrängung erster, zweiter und dritter Ordnung. Dieser Autor wies mit dem Begriff des «middle knowledge» darauf hin, daß Sterbende sich oftmals auf der Grenze zwischen Verdrängung und Anerkennen der Realität bewegen und beides sich nicht gegenseitig ausschließt, sondern nebeneinander existiert. Ein entsprechendes Phänomen beschreibt MEERWEIN (1981), das er als «doppelte Buchführung» bezeichnet.

Verdrängung gilt in der Psychotherapieliteratur als Phänomen, das psychischer Gesundung eher entgegensteht. Für Sterbende und ihre Angehörigen kann Verdrängung jedoch eine für alle Beteiligten entlastende Funktion besitzen. Dem Patienten gelingt es, mit diesem Mechanismus selbständig steuern zu können, in welchem Ausmaß und in welcher Situation er sich der unentrinnbaren Wirklichkeit stellen will (PATTISON 1977). Diese Möglichkeit der Kontrolle dürfte sein Selbstwertgefühl unterstützen und Gefühlen der völligen Hilflosigkeit entgegenwirken (vgl. SELIGMAN 1975).

Als Nachteile von extremer Verdrängung gelten, daß der Patient keine Anteilnahme und Unterstützung bei seinen Problemen und Empfindungen, die ihn in bestimmten Momenten doch bewegen, wie Fragen nach dem Sinn, Lebensbilanz u. a. empfangen kann. Ob jemand seine Verdrängung, wenn auch nur partiell, aufgeben kann, hängt jedoch nicht zuletzt sehr stark von den Menschen um ihn herum ab. So berichtet KÜBLER-ROSS (1969), daß nur 2% der sterbenskranken Patienten offene Gespräche über ihr Sterben ablehnten, denen sie ein entsprechendes Angebot gemacht hatte. Das Krankenhauspersonal dagegen ging davon aus, daß es unangebracht sei, diesen Problembereich zu thematisieren.

Besteht erstmal eine zwischenmenschliche Beziehung, nutzen zahlreiche Todkranke sie, um sich mit der Frage ‹Was war mein Leben› auseinanderzusetzen und um so eine *Lebensbilanz (Lebensrückschau)* zu ziehen.

BUTLER (1980), der erst kürzlich darüber berichtete, betrachtet es als «eine natürliche Erscheinung, generell als einen geistigen Prozeß einer immer stärker werdenden Rückkehr vergangener Erfahrungen zur Bewußtheit und speziell als Wiederauftauchen ungelöster Konflikte: diese wiederbelebten Erfahrungen und Konflikte können betrachtet und wiedereingegliedert werden. Vermutlich beschleunigt sich dieser Prozeß, wenn der Mensch den nahenden Zerfall und Tod realisiert und so die Einbildung persönlicher Unverwundbarkeit nicht mehr aufrecht erhalten kann» (S. 142).

Er unterscheidet zwischen anpassungsfähigen, konstruktiven Erscheinungsformen, die zu einer «Neugliederung vergangener Erfahrungen» führen, «dem eigenen Leben neue Sinngebungen» (S. 146) vermitteln sowie auf den Tod vorbereiten können, und psychopathologischen Erscheinungsformen wie «schweren Depressionen, Panikzustände, starken Schuldgefühlen und zwanghaftem Grübeln» (S. 142). Letzteres kann mit der Erkenntnis zusammenhängen, niemals wirklich gelebt zu haben oder unzulänglich gewesen zu sein.

Das Erstellen von Lebensbilanzen spielt in der Integrativen Gestalttherapie eine bedeutsame Rolle. Wie eine integrierende Lebensrückschau über die Aufarbeitung von unerledigten Situationen zum besseren Begreifen und zur Abrundung des eigenen Lebens, ja sogar zum Akzeptieren der eigenen Endlichkeit führen kann, veranschaulicht LÜCKEL (1981) in einer sehr beeindruckenden Art und Weise, indem er seine Erlebnisse in Verbindung mit seinem gestalttherapeutischen Vorgehen beschreibt. Die allgemeine Existenz eines Bedürfnisses angesichts des Todes, sich mit seinem Leben auseinandersetzen zu wollen, scheint nicht bestreitbar zu sein. Dennoch gibt es kaum empirische Forschung zu diesem Phänomen und seinen Determinanten.

Eng mit dem Prozeß des Bilanzierens hängen *Fragen nach dem Sinn* des eigenen Lebens zusammen. ENGELKE (1980) fand bei der Untersuchung einer Stichprobe von N = 153 Gesprächen zwischen Krankenhausseelsorgern und Sterbens- und Schwerkranken, daß 70% nach dem Sinn ihrer Krankheit fragten. Bei Patienten mit engem Kontakt zur Kirche waren es nur 40%. Keinen Sinn in seinem bisherigen Leben zu entdecken, läßt auch die Frage nach dem ‹Warum der Krankheit› bzw. ‹Warum muß *ich* sterben› unbeantwortbar und verstärkt das individuelle Leiden insbesondere bei jungen Menschen, die gerade begonnen hatten zu leben. Als Folge davon treten Schuldgefühle wegen etwaiger Versäumnisse oder falschen Handelns sowie Wut gegen die Krankheit, Haß und Neid gegen andere, die leben dürfen, und Verzweiflung auf. Obwohl bei den Antwortversuchen auf die Frage nach dem Sinn große individuelle Unterschiede zu erwarten sind, muß festgehalten werden, daß bei Lockerung der religiösen Bindungen unsere derzeitigen gesellschaftlichen Werte wie Leistung, Jugendlichkeit, Aktivität, Konsum, Besitz und der gleichzeitigen Tabuisierung und Verdammung von Krankheit, Alter und Schwäche und Armut kein kollektives Sinnangebot besteht, das Sterben und Tod integriert. Das Leiden des Einzelnen wird dadurch zweifellos vergrößert. Insbesondere scheinen Sinnangebote auf der transpersonalen Ebene zu fehlen. Darunter versteht SPIEGEL-RÖSING (SPIEGEL-RÖSING und PETZOLD 1983) Bereiche, zu denen eine Person beitragen kann, und die über sie selbst hinaus von allgemeiner Bedeutung sind. Individuelle aber auch gesellschaftliche Krisen forcieren das Beschäftigen mit Sinnfragen. Angesichts der derzeitigen Energie-, Wirtschafts- und politischen Krisen bestätigt sich diese Beobachtung erneut. Damit könnte z. T. auch das momentan verstärkte Interesse an thanatologischen Problemen erklärt werden.

In enger Beziehung zu Einstellungen zum Sinn von Leben und Sterben muß der *Prozeß der antizipatorischen Trauer* gesehen werden. Damit ist die Trauer in *Erwartung* eines verlustreichen Ereignisses im Gegensatz zur Trauer als Reaktion auf den bereits erfolgten Verlust gemeint. Herrscht wie in unserem Kulturkreis die Sichtweise vor, daß der Tod im Vergleich zum Leben die endgültige Zerstörung des Ichs, das Nichts, das Schrecklichste, die größte Niederlage, etwas vollkommen Unakzeptables, Unannehmbares bedeutet, dann ist der Verlust aus der Sicht des Sterbenden total. Er verliert seine von ihm geliebten Menschen, seine berufliche Position, seinen Besitz, seine Freizeitaktivitäten, seine Freunde, seinen Körper, seine Ziele, seine Zukunft. Er verliert alles und im Angesicht schwerster Krankheit und des damit verbundenen Todes trauert er über das bereits verlorene und prospektiert die kommenden Verluste. Das ruft in der Regel tiefe Trauergefühle hervor, die oft kaum aufgefangen werden können und sich zeitweise mit offener Wut über die Ungerechtigkeit des eigenen Schicksals verbinden.

Mit den skizzierten Verhaltens- und Erlebensformen sind natürlich nur einige wenige, wenn auch bedeutungsvolle, benannt, wie sie viele sterbenskranke Menschen durchlebt haben. Selbstverständlich sind die Ausdrucksformen bei jedem einzelnen anders. Sehr häufig verläuft die Kommunikation über das ‹Unsagbare› in einer Art bildhafter Symbolsprache (EIBACH 1979) oder über Träume (LÜCKEL 1981). Das bekommt ebenso wie die bereits erwähnte Fluktuation von Gefühlen und Gedanken Bedeutung bei der Begleitung Sterbender. Bei diesen Prozessen braucht der Sterbende in der Regel psychischen Beistand und Anteilnahme, um einen menschenwürdigen Tod oder wie WEISMANN (1979) formuliert, einen ‹angemessenen Tod› (appropriate death) sterben zu können. Damit ist ein Zielkonzept gemeint, das jedem Menschen eine individuelle und persönliche Art des Sterbens erlauben soll. Als prinzipielle Voraussetzungen dafür erachtet WEISMANN (1979, S. 99) u. a. eine adäquate Linderung der Krankheitssymptome, Trost und Unterstützung durch Angehörige, weitgehend Selbstbestimmung auch über medizinische Behandlungsalternativen des Patienten, eine gewisse Gelassenheit beim Patienten, der gut über alles informiert ist und in gegenseitiger Kommunikation seine Bedürfnisse mitteilen und diskutieren kann. Voraussetzung ist weiterhin, daß der Patient als Persönlichkeit am Leben erhalten werden kann, der zurückgebliebene Probleme gelöst oder neu definiert hat. WEISMAN hat ein sehr anspruchsvolles Zielkonzept entwickelt, das derzeitig sicherlich oftmals nicht erreicht werden kann. Im nächsten Abschnitt sollen deshalb einige Hindernisse für ein Sterben benannt werden, bei dem der Patient mit sich selbst im Einklang steht.

Grundsätzlich enthält jedes Zielkonzept ethische und praktische Implikationen; denn es sind damit Wertentscheidungen verbunden, die nicht wissenschaftlich begründbar sind. Auch besteht die Gefahr, daß in der Sterbebegleitung die Helfer mehr das Ziel als die Bedürfnisse des Sterbenden im Auge haben.

4. Psychosoziale Störungen und Probleme von Sterbenden

Die *soziale Situation* der meisten Sterbenskranken soll in diesem Beitrag als Konsequenz des Umgangs mit Sterben und Tod in unserer Gesellschaft mit den erwähnten Wertorientierungen verstanden werden. Diese gesellschaftlichen Bedingungen stellen nicht nur einen Aspekt neben vielen anderen dar, sondern bekommen in ihrer Summation (z. B. Berufsstreß und Karrierestreben der Angehörigen, zu kleine, für die Krankenpflege ungeeignete Wohnungen, keine persönliche Erfahrung im Umgang mit Todkranken in Kleinfamilien, keine Hausbesuche durch Arzt, Rückzug der Bekannten und Freunde, zusätzliche finanzielle Belastungen) einen kausalen Charakter. Die Einweisung (Abschieben) in Altenpflegeheime und Krankenhäuser, durch die sich die Lebensbedingungen mit Ausnahme der medizinischen Versorgung der Patienten keineswegs verbessern, erscheint dann nur noch als logische Konsequenz und ist in der Regel mit dem Wunsch verbunden, dem Kranken alle vorhandenen medizinischen Behandlungsmöglichkeiten zukommen zu lassen. KOCH und SCHMELING (1982) berichten, daß nicht selten «in deutschen Krankenhäusern auf einzelnen Stationen über die Hälfte der Patienten todkrank» ist (S. 6), GEBERT (1980) glaubt beobachtet zu haben, daß nicht nur immer mehr Menschen im Krankenhaus, sondern immer mehr Menschen auf Intensivstationen sterben. Über die z. T. recht grausamen Bedingungen des Sterbens in der gegenwärtigen Gesellschaft, ob zu Hause oder in einer Institution, ist in der letzten Zeit viel publiziert worden (vgl. GLASER und STRAUSS 1965; CAPPON 1969; GOSTOMOZYK 1973; REST 1977; GARFIELD 1978; ENGELKE 1979; GARFIELD 1979; SCHMOLL 1979; ARIÈS 1980; GROF 1980; GOEZ 1982; KOCH und SCHMELING 1982).

Überspitzt ausgedrückt scheinen die Verhältnisse so zu liegen, daß ein menschenwürdiges Sterben, das den individuellen Bedürfnissen des Betroffenen und seiner Angehörigen Rechnung trägt, mit allen Mitteln verhindert wird. Demnach ergeben sich in der Regel für einen todkranken Menschen zahlreiche Einflüsse, die zu starken seelischen Beeinträchtigungen führen können.

4.1. Aufklärungssituation

Einen guten Überblick über die Problematik der Mitteilung der Diagnose maligner Erkrankungen geben Köhle, Simons und Urban (1981). Mit Hilfe einer Analyse empirischer Untersuchungen belegen sie, daß die Bereitschaft der Ärzte zur offenen Kommunikation nicht dem Informationsbedürfnis der meisten Patienten entspricht. Eine schriftliche Befragung von niedergelassenen Ärzten in der BRD von Gostomozyk, Hess und Leithoff (1973) zeigte, daß diese Ärzte mit Zunahme der Schwere der Krankheit immer zurückhaltender mit ihren Informationen umgehen. Aus eigener Initiative klären 89,4% der Ärzte ihre Patienten bei relativ leichten Krankheiten auf, bei unheilbar progredienten Krankheiten waren es 11,2% und bei bösartigen Tumoren nur 8,9%. Goez (1982) berichtet in einer neuen Untersuchung an 103 schwerkranken Patienten und 45 Ärzten, daß die Ärzte nach eigener Einschätzung die Aufklärung über Schwere und Verlauf der Krankheit dosieren, während die Patienten sehr stark den Wunsch nach Aufrichtigkeit und damit verbundenen Orientierungsmöglichkeiten haben. Das gilt auch dann, wenn sie ganz spontan mit Angst, Bestürzung und Verzweiflungszuständen reagieren. Ähnliche Ergebnisse, nämlich das Bedürfnis von erkrankten Personen nach rückhaltloser Aufklärung über die Art der Krankheit, zu erwartende Beeinträchtigungen sowie die kurz- und langfristige Prognose, zeigen übereinstimmend die empirischen Untersuchungen zu dieser Fragestellung. Köhle, Simons und Urban (1981) ermittelten an einer Stichprobe von 100 Leukämiepatienten, daß 96 Patienten eine Mitteilung über die noch zu stellende Diagnose wünschten. Cappon (1969) stellte gesunden Personen, erkrankten Personen, psychiatrischen Patienten und Sterbenskranken die Frage, ob sie darüber informiert werden möchten, wenn ihre Erkrankung tödlich verlaufen sollte. Mit ‹ja› antworteten 91% der Gesunden, 82% der psychiatrisch Erkrankten, 81% der somatisch Erkrankten und 67% der Sterbenden. Leider geht aus dem Beitrag nicht hervor, ob die tödlich Erkrankten über ihren Zustand Bescheid wußten. Ein Resultat mit entgegengesetzter Tendenz erhielten Kelly und Friesen (1950). 89 von 100 befragten Krebspatienten bevorzugten es, ihre genaue Diagnose zu erfahren. Bei einer Gruppe von gesunden Personen waren es 82%.

Auch nachträglich halten umfassend informierte unheilbar Kranke eine offene Kommunikation für gut. In einer Arbeit von Achte und Vauhkonen (1971) wird berichtet, daß 40 von 100 Krebspatienten unmittelbar Aufklärung erhielten. Keiner dieser Patienten äußerte sich zu einem späteren Zeitpunkt negativ über diese Tatsache an sich, sondern man kritisierte eher die Art und Weise des Vorgehens. Ähnlich wie in der erwähnten Untersuchung von Goez (1982) litten die meisten unter sehr starken Gefühlen der Angst und Depression, als sie genaueres über die Art ihrer Krankheit erfuhren. SCHULZ (1978) deutet mit Recht auf die begrenzte externe Validität der genannten Arbeiten hin, da keine Zufallszuweisungen zu den Patientengruppen stattfanden und die Auswirkungen unterschiedlichen Informationsverhaltens nicht mit Hilfe eines multifaktoriellen Versuchsplans überprüft werden konnten. Damit stellt sich jedoch unter ethischen Gesichtspunkten die Frage nach der Angemessenheit von Forschungsmethoden. Ein allzu experimentell-naturwissenschaftliches Forschungsparadigma scheint hier deutliche Grenzen zu besitzen. Darauf weisen BIEFANG, KÖPKE und SCHREIBER (1979) bereits für die Pharmakaforschung hin. Im Bereich der Psychotherapie mit Sterbenden gelten ethische Richtlinien in Forschung und Praxis mit noch mehr Nachdruck. Dennoch sollten im Prinzip nicht zuletzt deshalb erfahrungswissenschaftliche Forschungsmethoden Anwendung finden, weil es sonst m.E. kaum zu einer kumulativen Wissensanhäufung kommen kann. Keine empirische Forschung zu betreiben, wäre gleichfalls ethisch nicht zu rechtfertigen und hieße diesen Bereich der Spekulation zu überlassen.

Daß Patienten häufig von ihren Ärzten nicht die erwünschten Informationen erhalten, bedeutet nicht, daß sie nicht dennoch zu einem späteren Zeitpunkt erkennen, daß sie lebensbedrohlich erkrankt sind. KALISH (1970), BEGEMANN-DEPPE (1976) und MCINTOSH (1976) geben außer der direkten verbalen Mitteilung als recht eindeutig interpetierbare Informationsquellen beispielsweise den zunehmenden körperlichen Verfall durch fortschreitende Krankheitsprozesse, zufällig mitgehörte Gespräche zwischen Ärzten bzw. Krankenschwestern, Selbstdiagnose mit Hilfe medizinischer Fachliteratur, verändertes Verhalten der Angehörigen bzw. des Personals, Veränderungen der medizinischen Behandlungsprozeduren, Gespräche mit Mitpatienten u.a. an. Es ist so gesehen kaum möglich, auf lange Sicht einem Patienten die Wahrheit über die Schwere seiner Krankheit vorzuenthalten (vgl. PECK 1972; WITZEL 1973; MCINTOSH 1974; HINTON 1976). Oftmals entsteht dann jedoch die Situation, daß der Kranke seine Ängste, Belastungen und Verzweiflung nicht offen mit seinen Angehörigen bzw. dem medizinischen Personal besprechen kann und nach außen hin so tun muß, als wenn er bald wieder genesen würde. Anstatt Entlastung und Anteilnahme zu finden, gerät er immer weiter in die Isolation. Derzeitig muß davon ausgegangen werden, daß ein großer Teil der Ärzte eine offene Kommunikation z.T. aufgrund eigener Ängste, ihrer Rollendefinition, mangelnder Ausbildung, schlechter Arbeitsbedingungen u.a. nicht bevorzugt und dieses sich für die betroffenen Menschen mit todbringenden Erkrankungen im weiteren Verlauf als psychische Beeinträchtigung erweist. So dürfte dadurch das Vertrauensverhältnis zum Arzt gestört sein, was sich in einer schlechten Kooperation bei der medizinischen Behandlung niederschlägt. Das Selbstwertgefühl des Patienten erfährt in der Regel eine Schwächung, da er sich als Partner nicht ernstgenommen und akzeptiert fühlen kann. Suizidtendenzen und Depressionszuständen wird Vorschub geleistet (KÖHLE, SIMONS und URBAN 1981). Ein solches evtl. gestörtes Beziehungsverhältnis bedeutet weiterhin eine deutliche Einschränkung beim Bemühen um psychische Unterstützung des Patienten bei zusätzlich sich einstellenden psychischen Problemen. Die Gestaltung der Aufklärungssituation einschließlich der Arzt-Patient-Beziehung kann einen Teil der vielschichtigen Nöte von unheilbar Kranken mit verursachen.

Die Gründe hierfür können in den erwähnten gesellschaftlichen Werthaltungen gesehen werden. Die auftretenden psychischen Schwierigkeiten ausschließlich psychotherapeutisch aufarbeiten zu wollen, wäre verfehlt, weil Psychotherapeuten dann dazu mißbraucht würden, gesellschaftliche Ursachen für psychisches Leid zu überdecken, anstatt sie aufzudecken und beseitigen zu helfen. Konsequenterweise ist hier eine veränderte Ausbildung der Ärzte zu fordern. Trotz konstruktiver Ansätze bleiben jedoch erhebliche Defizite bestehen.

4.2. Familiäre Situation

Im Prinzip könnte man davon ausgehen, daß lebensbedrohlich Erkrankte durch ihre Familienangehörigen genügend Anteilnahme und konkrete Hilfe erfahren. Allerdings kommen GERHARD und FRIEDRICH (1981) bei einer Betrachtung der Funktion der Familie unter historischer Perspektive zu folgender Feststellung: «Die gesellschaftliche übertragene und von den Familien nolens volens übernommene adaptive Residualfunktion bringt es mit sich, daß die Familien in Zeiten von Krisen, Belastungen oder schweren Erkrankungen - unabhängig davon, ob zusätzliche institutionelle Hilfsquellen verfügbar sind oder nicht - zur Maximierung und übermäßigen Ausweitung ihrer (scheinbar reduzierten) Funktion neigt und dabei wirtschaftliche, sozialisierende und sichernde Aufgaben übernimmt, die weit über ihr langfristig verfügbares Energiepotentiel hinausgehen mögen» (S.19).

Die bereits erwähnten ersten beiden Krankheitsverläufe nach GLASER und STRAUSS (1965) scheinen typische Beispiele dafür darzustellen, daß die Ressourcen von vielen Familien nicht ausreichen. Nicht zuletzt stellt der steigende Anteil von in Institutionen Gestorbenen ein Indiz dafür dar. FALCK (1980) macht deutlich, daß gerade alte Menschen in Großstädten, in denen viele Einzelhaushalte und kaum Großfamilien vorhanden sind, meistens nicht von ihren Angehörigen, soweit welche existieren, im Sterben begleitet werden, sondern geriatrische Krankenhäuser oder Pflegeheime diese Aufgabe übernehmen müssen. Sie schreibt: «Durch die Änderung der Situation der Frau, durch die Trennung von Lebens- und Arbeitsraum und durch die Institutionalisierung der Krankenpflege steht die Familiengemeinschaft für die Begleitung des Sterbenden nicht länger zur Verfügung - sie ist nicht mehr in der Lage, die Aufgabe zu erfüllen» (S.79).

Sterbebeistand zu leisten ist heutzutage jedoch noch aus einem weiteren Grund eine erheblich schwerere Aufgabe als beispielsweise vor etwa 100 Jahren. So heben KOCH und SCHMELING (1982) hervor, daß Tod und schwere Krankheit auch in früheren Jahren nicht leichter zu ertragen gewesen sind als heute, eine der Haupttodesursachen waren jedoch Infektionskrankheiten und es gab wesentlich mehr akute Krankheitsverläufe. Demgegenüber haben im Jahre 1978 77% aller Gestorbenen «bei ihrem Tod unter mehreren, oft chronischen Krankheiten gelitten, die häufig nicht mehr oder nicht unmittelbar zum Tod führen, jedoch die psychische und physische Gesundheit mehr oder weniger beeinträchtigen» (Gesundheitswesen 1980, S.474).

Bereits im Jahre 1978 starben 155062 Menschen an bösartigen Neubildungen ausschließlich der lymphatischen und blutbildenden Organe. Derartige Erkrankungen stellen bereits die zweitgrößte Gruppe von Todesursachen dar (Gesundheitswesen 1980). Die meisten Familien fühlen sich den Anforderungen und Problemen, die durch ein unheilbar an Krebs erkranktes Mitglied entstehen, nicht gewachsen. Sie sind auf diese Art von Belastungen nicht vorbereitet. Es gibt weder Vorbilder in der eigenen Familie noch in der Öffentlichkeit, so daß oft nur noch Hilflosigkeit und sozialer Rückzug vom Kranken als Reaktion übrigbleibt.

In welchem Ausmaß Krebs zu krankmachenden Lebensbedingungen führen kann, hat TAUSCH (1981) kürzlich sehr eindrucksvoll belegt. Selbst ohne lebensbedrohliche Erkrankung müßte das beschriebene Verhalten als psycho-pathogene Bedingung größeren Einflusses gewertet werden. Allerdings handelt es sich hier nicht in erster Linie um eine individual-psychologische Schwierigkeit, sondern um die Ratlosigkeit der Gemeinschaft gegenüber dieser sich weiter verbreitenden Krankheit einschließlich ihrer Folgen. Konzepte, die die Möglichkeiten der Familien zur Sterbebegleitung erweitern, scheinen sehr notwendig zu sein. Formale Psychotherapie kann hier nicht primär am Platze sein, da Sterbende sich gerade die Nähe und den Beistand der ihnen vertrauten Menschen wünschen.

4.3. Auswirkungen der Krankheit und ihrer medizinischen Behandlung

Wie erwähnt, beträgt die Zeit zwischen der Diagnose und dem Eintritt des Todes oft mehrere Jahre. Von daher stehen psychische Beeinträchtigungen, verursacht durch Krankheitsfolgen zunächst im Vordergrund. Zu diesem Problemkreis hat ZIEGLER (1982, S. 81 ff.) kürzlich eine Übersicht für Tumorerkrankungen erstellt, die die Indikation gezielter psychotherapeutischer Arbeit herausstellt. Zur Illustration sei hier in erster Linie auf sexuelle Probleme eingegangen. So führen Tumorerkrankungen der Genitalorgane bei Frauen verständlicherweise häufig zu Sexual- und Partnerschaftsproblemen. Das Bedürfnis nach Sexualität nimmt ab, Orgasmusschwierigkeiten stellen sich ein, Beschwerden beim und Ängste vor dem Geschlechtsverkehr treten auf (ABIBOL und DAVENPORT 1974; WENDERLIN, PRÖTZEL und LEHRE 1979; BECK und NICOROCICZ 1980) und damit zusammenhängend häufen sich Eheprobleme. Ursachen können anatomische und funktionelle Veränderungen im Genitalbereich (z. B. Scheidenverkürzungen, vaginale Stenosen und Atrophien, fehlende Lubrikation nach strahlentherapeutischen Behandlungen) darstellen, die zu unangenehmen Erlebnissen und tatsächlichen Beeinträchtigungen des Geschlechtsverkehrs führen können. Einen großen Einfluß beim Zustandekommen sexueller Störungen spielt jedoch die Bedeutung des betroffenen Organs für das Selbstbild und die Identität der Frau. Extreme Beeinträchtigungen des weiblichen Selbstwerterlebens gehen insbesondere einher mit der Hysterektomie und der Mastektomie (FRANK et al. 1978; MAGUIRE et al. 1978; BECK und NIKOROCICZ 1980; TAUSCH 1981). Viele Personen, bei denen die Anlage eines künstlichen Darmausganges notwendig war, leiden unter ähnlichen Problemen. Der Verlust der Kontrolle über die Ausscheidungsvorgänge wird häufig als erniedrigend empfunden. ZIEGLER berichtet von Untersuchungen, nach denen 80%–95% der untersuchten Männer als Folge der Operation unter Impotenz litten (MEYER und LYONS 1957; JUNGHANS 1971; SHNEIDMAN 1978). Die Beziehung zum eigenen Körper sowie die Einschätzung der eigenen sexuellen Attraktivität verändern sich stark in negativer Richtung. Entsprechende Beeinträchtigungen fanden JANSSEN und WEISSBACH (1978) bei Männern mit malignen Hodentumoren.

Teilweise heftigen Aversionen der sozialen Umwelt stehen dagegen Personen gegenüber, die als Folge von Tumorentfernungen im Gesichtsbereich mit mehr oder weniger starken Entstellungen leben müssen. JANSEN (1972) ermittelte an einer Stichprobe von 1484 Personen die Einstellung gegenüber Körperbehinderten unter besonderer Berücksichtigung ihres äußeren Erscheinungsbildes. Die erfaßten emotionalen Reaktionen bewegten sich zwischen Mitleid/Erschütterung und Abscheu/Ekel. Konnten die körperlichen Behinderungen nicht durch Kleidung verdeckt werden, traten die Abscheureaktionen in den Vordergrund.

Letztlich können auch durch bestimmte Arten medizinischer Behandlungen erhebliche psychische Beeinträchtigungen entstehen. RÜDDEL (1980) nennt als typisches Beispiel die Entwicklung von Ängsten vor der

Chemotherapie bei einer an Krebs erkrankten Frau. Als Entstehungsbedingungen waren starkes Erbrechen nach jeder Injektion und der vollständige Verlust der Haare anzusehen. Die Ängste führten zunächst zum Abbruch der Behandlung, wodurch eine lebensbedrohliche Situation herbeigeführt wurde. Als direkte Folge der Erkrankung bzw. ihrer Behandlungsprozeduren kann es zu vielfältigen psychischen Störungen wie starken Ängsten, Depressionen, Selbstwert- und Identitätskrisen, sexuellen Schwierigkeiten, Beziehungsproblemen u.a. kommen. Auch bei zum Tode führenden Krankheiten stehen trotz der Lebensbedrohlichkeit Probleme der Bewältigung krankheitsbedingter Beeinträchtigungen z.T. über lange Zeit im Vordergrund (FRICK-BRUDER 1978). Da die Ursache der Störungen weniger als Auswirkung gesellschaftlicher Bedingungen aufgefaßt werden kann, erscheint es sinnvoll und nützlich, die Anpassungsleistungen des einzelnen Patienten durch psychotherapeutische Verfahren zu unterstützen. Dadurch kann der Krankheitsverlauf u.U. positiv beeinflußt werden.

Zusammenfassend ist festzustellen, daß sterbenskranke Menschen in unserer Gesellschaft vielfältigen Quellen psychischer Beeinträchtigung ausgesetzt sind. Das kann mit einer ungünstigen Art der Aufklärung über die Erkrankung beginnen, mit Rückzug, Kommunikations- und Hilflosigkeit der Familienangehörigen und nahestehender Freunde weitergehen. Oft folgt eine Einlieferung in ein Krankenhaus, die Isolation und Abhängigkeit von Ärzten und Schwestern nach sich zieht. Selbst ohne unheilbare Krankheit dürfte diese Situation bei vielen Menschen zu psychischen Beeinträchtigungen führen. Dann erfolgen je nach Erkrankung gravierende Änderungen der Körperlichkeit, damit zusammenhängend Veränderungen der Selbstwahrnehmung (Selbstkonzept), wodurch Identitätskrisen ausgelöst werden können. Unter einer veränderten Zeitperspektive können parallel dazu Gedanken zur Bilanzierung des Lebens auftauchen. Mit fortschreitender Krankheit beginnt der Prozeß der antizipatorischen Trauer. Der Sterbeprozeß muß gerade in Zusammenhang mit den beiden in diesem Beitrag besonders berücksichtigten Krankheitsverläufen nach GLASER und STRAUSS als ein sehr leidvoller Prozeß an sich betrachtet werden. Er wird noch leidvoller und führt bei vielen sicherlich zu vielfältigen psychischen Störungen durch die erwähnten, in unserer Gesellschaft verbreiteten Haltungen dem Sterben, dem Tod und dem Leben gegenüber und deren konkrete Folgen. Es erhebt sich jetzt die Frage, welche Rolle die psychotherapeutischen Verfahren und Psychotherapeuten bei der Verringerung dieses Leidens und der Beseitigung der Störungen spielen können. Ebenso ist nach Kriterien Ausschau zu halten, die eine Abgrenzung zwischen ‹pathologischem› und ‹unbeeinträchtigtem› Erleben und Verhalten von Sterbenden erlauben.

5. Abgrenzung von gestörtem zu nicht gestörtem Erleben und Verhalten im Sterben

Die Beurteilung, ob ein Verhalten der Normalität entspricht oder als abnorm klassifiziert wird, ist von einer Vielzahl von Kriterien abhängig. SCHMIDT (1978) nennt beispielsweise «biographische Merkmale einer Person, Rolle und Funktion einer Person, Selbstbewertung der Person, Situation, Handlungsfeld, Auftretenszeitpunkt von Verhaltens- und Erlebensweisen, Bewertungssysteme der Umwelt, Bewertungssysteme von Fachleuten» (S.65). Zu ergänzen ist bei Sterbenskranken u.a. der Einfluß des Krankheitsverlaufs und der medizinischen Behandlung. Geht man vom statistischen Normbegriff aus, der sich auf die Beschreibung von Normalverteilungen und Abweichungen vom Mittelwert bezieht, dann muß man nach Konzepten und Modellen über den Sterbeprozeß Ausschau halten. Die Entwicklung derartiger Modelle auf empirischer Basis steckt noch in den Kinderschuhen. Extreme Abweichungen vom statistischen Durchschnitt würden jedoch noch keine Indikation für eine Psychotherapie darstellen. Untrennbar mit der statistischen Norm ist der Begriff der Wertnorm verbunden. Darunter versteht man Kriterien der Gesellschaft, die vom Zeitgeist, der Kultur und der sozialen Schicht geprägt festlegen, welches Verhalten toleriert und welches negativ sanktioniert wird. Zahlreiche Beispiele hierzu finden sich bei GLASER und STRAUSS (1965).

Welchen Einfluß derartige Wertnormen haben, versucht KASTENBAUM (1975 S.289) darzulegen, indem er implizite Auffassungen über einen «guten» Tod beschreibt, die beispielsweise in Krankenhäusern verbreitet zu sein scheinen: «Demnach ist ein ‹guter› Tod still und ruhig. Niemand wird gestört. Der Tod stellt sich fast unbemerkt ein, während nur ganz wenige Menschen dabei sind. Das Krankenhauspersonal braucht sich nicht auf die Anwesenheit der Familie oder anderer Besucher einzustellen, die ihre eigenen Bedürfnisse haben und verschiedene Gefühlszustände durchleben. Verhaltensweisen des Abschiednehmens treten kaum auf. Der Arzt braucht sich selbst auch unmittelbar vor dem Ableben nicht in den Sterbebeistand zu engagieren. Das Personal unternimmt einige technische Versuche während der gesamten terminalen Zeitspanne und zeigt korrekte Umgangsformen. Bei allen Tätigkeiten wird den körperlichen Reaktionen große Beachtung geschenkt und nur wenig der Persönlichkeit bzw. dem Geist der tödlich erkrankten Person. Die Person stirbt zum rechten Zeitpunkt, d.h., nachdem das ganze Repertoire medizinischer Interventionen ausprobiert wurde und bevor ein Stadium des Siechtums einsetzt. Das Personal ist in der Lage, sich selbst zu sagen, daß alles, was möglich war, für den Patienten getan wurde. Der Patient drückt seine Dankbarkeit für die exzellente Behandlung aus. Nach dem Tod des Patienten tun dieses auch die Familienangehörigen. Teile des Körpers des Verschiedenen werden dem Krankenhaus als Organspende oder für Forschungszwecke zur Verfügung gestellt. Weiterhin wird dem Krankenhaus im Namen des Verschiedenen ein Erinnerungsgeschenk (Geld) gemacht. Letztlich wird erwartet, daß die Kosten für die Behandlung während des letzten Lebensabschnitts sich in Grenzen halten, d.h., Geld wurde nicht unnötig ausgegeben für eine Person, deren Leben nicht zu retten war» (zit. n. HOWE 1982, S.146/147).

Daß derartige Erwartungsnormen das Leiden und die Isolierung des

Sterbenden vergrößern können, ist offensichtlich. Eine Psychotherapie für den Sterbenden kann hier im Prinzip nicht als Hilfestellung eingesetzt werden, sondern es gilt das soziale Umfeld und die institutionellen Bedingungen zu verändern. Gestörtes von nicht gestörtem Erleben und Verhalten im Sterben zu unterscheiden, um so eventuell Hinweise auf die Indikation psychotherapeutischer Verfahren zu erhalten, erscheint sehr schwierig. Dazu trägt bei, daß es kein ‹durchschnittliches Sterben› gibt, sondern trotz der sehr häufig anzutreffenden dargestellten Bewältigungsmuster reagieren sterbenskranke Menschen individuell äußerst unterschiedlich auf die Bedrohung durch den Tod.

Zur Überprüfung der Effizienz des Bewältigungsverhaltens schlägt SENESCU (1963, zit. n. ZIEGLER 1982, S.62) ganz pragmatisch die folgenden Fragen vor:

«1. Verhindert die emotionale Reaktion eines Patienten die Teilnahme an einer Behandlung, behindert sie die Kooperation oder kollidiert sie mit der Therapie?
2. Werden durch das Verhalten des Patienten Schmerzen und Streß verstärkt?
3. Interferieren die emotionalen Reaktionen mit dem alltäglichen Leben oder gibt der Patient seine bisherigen Quellen für Zuwendung auf?
4. Sind die emotionalen Reaktionen des Patienten psychiatrischen Symptomen ähnlich? Erlebt der Patient einen beträchtlichen Kontrollverlust und Verlust der Selbstachtung?»

SENESCU unternimmt den Versuch, Reaktionen wie extreme Ängste, Depressionen, Selbstaufgabe u.a. zu erfassen, die die Kooperation mit Ärzten und Schwestern sowie die sozialen Beziehungen des Patienten belasten oder unter denen er selbst sehr leidet. Das impliziert als therapeutisches Ziel die Verringerung bzw. Abwesenheit dieser emotionalen Reaktionen. Eine positive Zieldefinition ist damit jedoch noch nicht entworfen. Symptomfreiheit und Abwesenheit psychischer Beeinträchtigungen definieren psychische Gesundheit nicht im konstruktiven Sinne. Da Sterben unter den hier betrachteten Krankheitsverläufen prinzipiell mit Leiden körperlicher und seelischer Natur verbunden ist, kann auch ein sog. Sterben in psychischer Gesundheit nicht die Abwesenheit vom Leiden bedeuten. Wegen der Vielfältigkeit der Ziele psychotherapeutischer Interventionen, die von der Schmerzbekämpfung bis zur Vorbereitung auf ein Leben nach dem Tode reichen, sollen diese nicht im Überblick, sondern jeweils bei der Erörterung einzelner Verfahren besprochen werden.

6. Psychotherapeutische Verfahren

Im folgenden werden einzelne psychotherapeutische Verfahren einschließlich ihrer Ziele, Interventionen, Prozesse und Auswirkungen skizziert. Es handelt sich um die Psychoanalyse, die Gestalttherapie, die klientenzentrierte Psychotherapie, die Verhaltenstherapie, imaginative Verfahren sowie die psychedelische Psychotherapie. Die Auswahl erfolgte in Anlehnung an etablierte Verfahren und die zur Verfügung stehende Literatur. Über die Verbreitung in der Praxis sind mir keine Untersuchungen bekannt.

6.1. Psychoanalyse

In der Literatur finden sich zahlreiche Fallberichte, deren Hauptaugenmerk sich in der Regel auf die Übertragungs- und Gegenübertragungsproblematik richtet (RENNEKER 1957; JOSEPH 1962; HACKER 1977; CURRAN und KOBOS 1980). So berichtet RENNEKER (1957) von einem sehr frühen Versuch, mit Hilfe einer psychoanalytischen Behandlung Krebs zu heilen. SHNEIDMAN (1978) geht es dagegen lediglich darum, dem Patienten zu größtmöglichem seelischen Wohlbefinden (psychological comfort) zu verhelfen. Dabei hält er eher supportive Interventionen für angezeigt, wenn er schreibt: «‹Working through› is a luxury for those who have time to live» (S.211). Es sollte weiterhin vom Analytiker von Beginn an versucht werden, die sehr intensive Übertragung des Patienten zu fördern, um schnell eine bedeutsame Rolle im Leben des Patienten zu übernehmen. Aus dieser Position heraus kann der Patient sich forciert in Regression begeben und der Analytiker ihm eine tragende Beziehung anbieten, die Ängste reduziert und Sicherheit vermittelt. Gleichzeitig erhöht sich dadurch jedoch die Gefahr unkontrollierter Gegenübertragung. So kann laut RENNEKER (1957) die Erfahrung des Analytikers, daß er das Fortschreiten der Krebskrankheit nicht beeinflussen kann, eigene Omnipotenzvorstellungen und -wünsche untergraben. Als Konsequenz kann der schmerzhafte Mißerfolg eingestanden werden oder aber der Analytiker entwickelt feindselige Gefühle gegenüber Patienten, zieht sich zurück, ändert seine Techniken, ignoriert das Fortschreiten des Krebses usw. Da jeder Therapeut auch narzißtische Anteile bezüglich der Effektivität seiner Behandlungen sowie des Ansehens bei seinen Kollegen in sich trägt, kann es in der Arbeit mit Sterbenden leicht zu narzißtischen Kränkungen und einer Bedrohung eigener therapeutischer Hoffnungen kommen. Ein sterbenskranker Patient kann deshalb leicht ein Symbol für traumatische Selbsterfahrungen des Analytikers werden, der anschließend dazu neigen könnte, direkte Erinnerungen an sein eigenes Versagen zu vermeiden.

Um seine Patienten präzise verstehen zu können, identifiziert er sich probeweise mit ihm und achtet dann auf die daraus resultierenden Empfindungen bei sich. Dieser Prozeß führt bei einem todkranken Patienten in der Regel zu sehr schmerzhaften, bedrohlichen Gefühlen. Das kann den Analytiker dazu veranlassen, sich nicht mehr so stark in sein Gegenüber hineinzuversetzen, vor allem, wenn der Sterbeprozeß lange andauert. Dadurch können bei ihm auf den Patienten bezogene Todeswünsche entstehen oder er rationalisiert sein Rückzugsverhalten: z.B. «der Patient kann aufgrund seines Zustandes nicht mehr von der Beziehung profitieren». RENNEKER weist darauf hin, daß auch viele Ärzte solche und ähnliche Gefühle erleben. Auch sind Fehlidentifikationen möglich. Wenn beispielsweise ein Analytiker den Tod der eigenen Mutter nicht hinreichend verarbeitet hat, die von ihm zu begleitende Patientin seiner Mutter aber sehr ähnelt, besteht eine hohe Wahrscheinlichkeit, daß er starke eigene die therapeutische Beziehung störende Affekte erlebt. Weiterhin kann der starke Wunsch eines krebskranken Patienten nach Nähe und Kontakt, d.h. Verringerung der Distanz zwischen ihm und dem Gesunden, beim Analytiker dazu führen, daß dieser sich sehr intensiv in die Beziehung eingibt und die Andersartigkeit zwischen beiden als frustrierend erlebt. Er möchte beinah so krank sein wie der Patient und wird therapeutisch ineffektiv. Als konsequente Empfehlung zum Durchbrechen des Gegenübertragungskreises empfiehlt RENNEKER die Eigenanalyse der Gegenübertragungsreaktionen und eine Besprechung dieser Prozesse mit den Patienten sowie eine Überprüfung der Behandlungsziele.

Es ist als verdienstvolle Pionierarbeit der Psychoanalyse anzusehen, daß sie der Gegenübertragungsproblematik, die oftmals für die Isolierung Sterbender mit verantwortlich ist, soviel Beachtung geschenkt hat. Die zentrale Rolle der bewußt akzeptierten Gegenübertragung betont auch NORTON (1963), die den Prozeß der psychoanalytischen Behandlung einer sterbenskranken 30 Jahre alten Frau anschaulich beschreibt. Dieser verläuft über verschiedene Stufen der Regression, die bis in frühkindliche Phasen hineinreicht und Gefühle wachruft, die ursprünglich gegenüber der eigenen schützenden Mutter erlebt wurden. Dadurch sowie durch die stabile Beziehung zur Therapeutin, deren Empathie und angemessenes Eingehen auf die Bedürfnisse der Patientin, gelingt es dieser, ohne extreme Angst und Depression, dem nahenden Tod ins Auge zu sehen.

6.2. Gestalttherapie

Das übergreifende Ziel gestalttherapeutischer Begleitung Sterbender besteht laut PETZOLD (1980) in der Unterstützung der Bilanzierung des Lebens zur «Schließung der Lebensgestalt» (S.187). Dabei auftauchende ‹offene Gestalten› sollen geschlossen werden, d.h. sog. ‹unerledigte Geschäfte› erledigt werden. Dazu werden bestimmte Lebensszenen durch Dialoge dramatisiert, «die der Patient mit einzelnen Personen oder Dingen in der Szene führen kann. Gestalttherapeutische Identifikationstechniken ermöglichen, die Ereignisse aus der Vergangenheit sich wirklich wieder zueigen zu machen. Es geschieht ein «reowning», das die Integrationsleistung in der Bilanz fördert und erleichtert» (S.187–188). Die Verwendung von kreativen Medien wie Farben, Ton, Schreiben von Poesie, Gedichten usw., die dem Ausdrücken von Gefühlen und der plastischen Darstellung der eigenen Lebenssituation dienen, kann dabei sehr hilfreich sein. Auch Imaginationen und Träume können offene Gestalten symbolisieren und Ansatzpunkte geben für eine Aufarbeitung verdrängter und vergessener, unbewältigter Erlebnisse.

Eine umfassende und sehr eindrucksvolle Beschreibung gestalttherapeutischer Sterbebegleitung hat LÜCKEL (1981) vorgelegt. Zur paradoxen Funktion der Lebensbilanz und deren Auswirkung führt er aus: «Der Schmerz, den man nicht zuläßt, hält uns fest. Der Zorn, den wir nicht geäußert haben, beschäftigt uns noch lange. Der Abschied, den wir nicht durchlebt haben, bindet uns an das Vergangene. Und umgekehrt: Der Schmerz, der Zorn, der Abschied, den wir wirklich mit Körper, Seele und Geist erleben – der gibt uns frei. Dies also ist der paradoxe Sinn der Lebensrückschau: Daß wir unser Leben noch einmal bei uns aufnehmen, es als unser eigenes erkennen und erleben – um es loszulassen und abzugeben, um es als unser eigenes beenden zu können» (S.56–57).

An zahlreichen Beispielen belegt LÜCKEL, wie Sterbende sich manchmal mit Gefühlen von Schuld, Mitleid und Trauer mit ihrem Leben auf beschwerliche Weise aussöhnen und so das Sterben gelassener ertragen konnten. Besondere Beachtung verdient seine Arbeit mit Träumen, die er als «eine andere Sprache für das ‹Unsagbare›» (S.80) bezeichnet. LÜCKEL sieht in den Träumen zum einen eine Sprachhilfe, die zahlreiche sterbende Menschen brauchen, um sich überhaupt mitteilen zu können. Zum anderen kommen ihnen gerade in der letzten Lebenskrise, «in der viele Menschen einer chaotischen Fülle von einschneidenden Veränderungen und Belastungen ausgeliefert sind ... unerledigte Lebenssituationen sich verstärkt bemerkbar machen ... im besonderen Maße diese konfliktverarbeitende, klärende, entlastende, verdeutlichende integrative Funktion zu» (S.92). Auch können sich in Träumen Todesboten ankündigen bzw. Todesahnungen auftauchen, wie LÜCKEL plausibel darstellt. Sowohl LÜCKEL als auch PETZOLD machen deutlich, daß für sie die eigene Betroffenheit und Hilflosigkeit im Vordergrund ihrer menschlichen Begegnungen mit Sterbenden standen. Und nur das Aufrichtigsein den eigenen Empfindungen und Gedanken gegenüber hat ihnen den Zugang zu sterbenskranken Menschen verschafft. Hier ist eine deutliche Parallele zur Gegenübertragungsdiskussion in der Psychoanalyse zu sehen. Die verwendeten Begriffe erscheinen jedoch viel weniger technisch.

6.3. Klientenzentrierte Psychotherapie

Übergreifendes Ziel von personenzentrierten Gesprächsgruppen, wie sie im deutschen Sprachraum hauptsächlich von Tausch (1980) durchgeführt werden, besteht darin, den «seelischen Tod» zu verhindern, «quälende Ängste und nagende innere Einsamkeitsgefühle von Krebspatienten zu lindern», sowie eine «Besserung des seelischen Wohlbefindens» zu erreichen (S.207). In einer Untersuchung analysiert Tausch (1980) die Effekte der Gruppengespräche, indem sie 30 behandelte Personen (vier Gruppen) mit einer nicht behandelten Kontrollgruppe vergleicht. Über drei Monate fand wöchentlich für jede der vier Gruppen ein mehrstündiges Gespräch statt. Sowohl nach Beendigung der Gesprächsserie als auch zwei bzw. drei Monate danach zeigte sich als signifikantes Ergebnis, daß etwa 70%-80% der Behandlungsgruppe sich sowohl mit sich selbst, als auch im Umgang mit anderen als auch mit ihrer Erkrankung wohler fühlten, d.h. die psychische Gesundheit insgesamt gesehen zugenommen hat. Auch Angehörige waren miteinbezogen worden und nach dem Abschluß der Gespräche fanden sich 83% der Teilnehmer auf Anregung der Leiter zu Selbsthilfegruppen zusammen. Tausch schließt ihren Bericht mit dem Hinweis, daß für einige Krebspatienten «nicht nur die Qualität ihres Lebens eine andere wurde, sondern auch die Qualität ihres Sterbens».

Bedenkenswert erscheint, daß etwa 20%-30% wenig oder nicht von personenzentrierten Gesprächsgruppen profitieren konnten. Eine differentielle Hilfestellung wird dadurch notwendig. Zusatzangebote sollten deshalb insbesondere für diese Personen gemacht werden. Ohne sich direkt auf diese Gruppe zu beziehen, nennt Tausch Autogenes Training, Yoga, Atemtherapie sowie Visualisierungsübungen nach Simonton, Matthews-Simonton und Creighton (1982).

6.4. Imaginative Verfahren

Wegen der unterschiedlichen Zielsetzungen und Vorgehensweisen sollen in diesem Abschnitt das katathyme Bilderleben, ein von Leuner (1980) entwickeltes, psychoanalytisch orientiertes Tagtraumverfahren und die Visualisierungsübungen von Simonton, Matthews-Simonton und Creighton (1982) getrennt voneinander kurz vorgestellt werden.

In einer Fallbeschreibung nennt Eibach (1979) als Ziel des Einsatzes des katathymen Bilderlebens als Sterbehilfe die Linderung des Leidens im Sterben, z.B. um eine Entlastung bei schweren existentiellen Ängsten zu erreichen. Das therapeutische Vorgehen besteht aus dem Vorgeben von bildhaften Szenen, die der Patient im körperlich entspannten Zustand seinen subjektiven Impulsen folgend weiterentwickeln (imaginieren) soll. Dabei treten im Verlauf einer kontrollierten Ich-Regression Gefühle, Erinnerungen, Wünsche und Symbolisierungen von beeinträchtigenden Lebenssituationen u.a. auf, die häufig unbewußten bzw. vorbewußten Ursprungs sind. EIBACH hat zusammen mit ihrer Patientin ähnlich wie LÜCKEL bei seiner Traumarbeit, die Erfahrung gemacht, daß in Tagträumen Todesahnungen auftreten, bevor eine zum Tod führende Krankheit diagnostiziert ist. Ebenso kann das geleitete Tagträumen als Sprache für das Unsagbare benutzt werden und damit verbunden kathartische Wirkung bekommen. Die Erleichterung mag darin bestehen, die starke Bedrängnis in Form eines Bildes «immer wieder herausstellen» und «reflektieren» zu können (S.99). Auch scheint es eine integrierende Funktion für abgespaltene Teile des persönlichen Erlebens besitzen zu können. Darauf weist die Äußerung der Patientin hin, daß sie es gelernt hat «die Bildaussage als einen Teil von sich selbst zu erfahren» (S.99) bzw. als einen Teil des eigenen Ichs zu identifizieren und stückweise anzunehmen. Die sechs Wochen vor dem Lebensende der Patientin durchgeführte medizinische Behandlung beurteilt EIBACH als zwar lebensverlängernde Maßnahme, die aber dennoch zur Vertiefung des Leidens geführt hat. Sie sieht in ihrer Rolle als Therapeutin, die das emotionale Leiden wieder auffangen soll, den Begriff des ‹mitfühlenden Helfens› hier zu Recht ad absurdum geführt.

Einen der bekanntesten Ansätze psychotherapeutischer Behandlung von Tumorpatienten haben SIMONTON und SIMONTON (1975) entwickelt. In Kombination mit medizinischer Behandlung verfolgen sie durch ein strukturiertes psychotherapeutisches Vorgehen letztlich das Ziel, das Wachstum des Krebses aufzuhalten. Dazu wird dem Patienten die Sichtweise vermittelt, daß er zu einem großen Teil für seine Krankheit selbst verantwortlich ist und von daher auch zahlreiche Möglichkeiten besitzt, diese wieder einzudämmen. Unter diesem Gesichtspunkt erhält er Informationen über psychosomatische Krankheitskonzepte, wird eingearbeitet in Techniken körperlicher und imaginativer Entspannung und erlernt positive Visualisierungen seiner Krankheit. D.h. er soll sich konkret bildhaft den Kampf zwischen gesunden und kranken Zellen vorstellen, der von den gesunden Zellen jeweils gewonnen wird. Dadurch wird resignativen Einstellungen entgegengearbeitet, und der Lebenswille und Mut werden gestärkt. In Verbindung mit Gruppentherapien zur Bearbeitung weiterer persönlicher Schwierigkeiten, zu denen oftmals die Angehörigen hinzugezogen werden, streben die Autoren an, daß die Patienten ihre Therapie selbständig nach einem individuellen Programm fortführen. Ein weiterer Austausch zwischen Therapeuten und Patienten bleibt jedoch im weiteren Verlauf erhalten. In einer Untersuchung zur Validierung der therapeutischen Effekte verglichen SIMONTON, MATTHEWS-SIMONTON und CREIGHTON (1982) die Überlebenszeiten der von ihnen behandelten Patienten mit statistischen Durchschnittswerten für bestimmte Tumorarten und Erkrankungsgrade und kamen zu dem Ergebnis, daß ihre Patienten z.T. erheblich länger lebten als zu erwarten gewesen wäre.

Die Wirkung einer weiteren Übung zur Visualisierungen des eigenen Sterbens ist noch nicht systematisch überprüft. Wie TAUSCH (1981) berichtet, scheint dadurch jedoch eine gefühlsmäßige Auseinandersetzung mit dem Tod möglich zu sein. Weiterhin kann mit Hilfe dieser Übung die Angst vor dem Tod abgebaut und eine Bilanzierung des bisherigen Lebens angeregt werden. Zu den imaginativen Verfahren können auch Meditationsverfahren (z.B. MEARES 1976) sowie Hypnose (vgl. ROSSI 1980) gerechnet werden.

6.5. Verhaltenstherapeutische Verfahren

Einen Überblick sowie eine Begründung über die Anwendung verhaltenstherapeutischer Verfahren bei der Pflege Sterbender gibt SOBEL (1981). Er sieht Verhaltens-Thanatologie (Behavioral Thanatology) als Teilgebiet der Verhaltensmedizin.

«Das Gebiet befaßt sich mit der Entwicklung verhaltenswissenschaftlicher Erkenntnisse und Techniken, die für das Verständnis unheilbarer Krankheiten, lebensbedrohlichen Verhaltens und Trauer sowie für die Anwendung dieser Erkenntnisse und Techniken zur Diagnostik, Prävention, Behandlung und Rehabilitation relevant sind. Es handelt sich um ein multidisziplinäres Gebiet, das darauf abzielt, den Annahmen der Verhaltenstherapie zu folgen und in Verbindung mit medizinischer Pflege, Verhaltens- und kognitiven Methoden bei sterbenden Patienten, trauernden Patienten oder Familien, bei professionellen Helfern innerhalb des Gesundheitssystems oder bei Patienten, bei denen sich lebensbedrohendes Verhalten und lebensbedrohliche Erkrankungen manifestieren, anzuwenden. Ein allgemeines Ziel dieser im Entstehen begriffenen Disziplin ist es deshalb, den Patienten bzw. Familien zu helfen, ihre eigene Anpassungsreaktion zu handhaben. Das Ziel besteht nicht darin, den Tod zu kontrollieren oder eine eindimensionale Bewältigungsstrategie vorzuschreiben. Ganz im Gegenteil, Verhaltens-Thanatologie sucht danach, den Patienten zu lehren, wie Selbstkontrolle erleichtert werden kann, die zu einer Bewußtheit der eigenen Mittel, der «Bewältigungspotenz» (MECHANIC 1977) und der Fähigkeit zur Erhaltung des Selbst-Wertes angesichts des Todes führt. Das Verstehen unseres Selbstkonzeptes und das Pflegen dieses Teils von uns ist einzigartig und es ist sowohl ein Verhaltensziel als auch ein existentielles, humanistisches Ziel. Wie der Kliniker diesen Prozeß unterstützt, variiert im Verhaltens-Modell jedoch erheblich» (S.6).

Im einzelnen beschreibt SOBEL die Nützlichkeit von Entspannungstechniken, Selbstkontrollverfahren und Coping-Strategien unter Berücksichtigung kognitiver Variablen bei Depressionen und Schmerzbehandlung. Er betont, daß Selbstbestimmung und Entscheidungsfähigkiet zur Würde des Menschen gehören und wesentlich durch verhaltenstherapeutische Techniken gefördert werden können und dies ist umso wirksamer möglich, je mehr eine therapeutische Umgebung geschaffen werden kann. Befremdlich erscheint es allerdings, wenn SOBEL das verhaltenstherapeutische Paradigma für die Begleitung Sterbender verabsolutiert und Phänomene wie z. B. Regression in ihrer Existenz bzw. die helfende Potenz therapeutischer Vorgehensweisen humanistischer und psychoanalytischer Orientierung anzweifelt. Als Schwächen einer verhaltenstherapeutisch orientierten Thanatologie benennt POLLAK (1981), daß die subjektive Realität des Patienten, die ohne Zweifel eine bedeutsame Rolle bei Bewältigungsversuchen spielt, trotz der Berücksichtigung von Kognitionen zu wenig Beachtung findet. Auch könnte die als Lehrer-Schüler-Verhältnis gekennzeichnete Beziehung zwischen Therapeut und Patient das Gefühl des Alleingelassenseins eher verstärken als vermindern. Zahlreiche Studien haben die Bedeutsamkeit einer vertrauensvollen therapeutischen Beziehung als unterstützenden und wirkungsvollen Faktor belegt. Zur Etablierung einer derartigen Beziehung ist ebenfalls das Vergegenwärtigen des inneren Bezugsrahmens des Patienten entscheidend. Auch dem Bedürfnis nach einer Bilanzierung des Lebens sowie religiöser Auseinandersetzung kann das verhaltenstherapeutische Konzept nicht nachkommen und somit einen Einstellungswandel bzw. persönliche konstruktive Weiterentwicklung kaum effektiv unterstützen. POLLAK beurteilt zusammengefaßt die Funktion verhaltenstherapeutischer Verfahren vorrangig als hilfreich zur Reduktion übermäßiger Angst, Depressionen und körperlicher Schmerzen, um so eine erhöhte Ansprechbarkeit des Patienten für traditionelle psychotherapeutische Ansätze zu erreichen. Bei Patienten, die für diese Probleme konkrete Instruktionen eines Experten und weniger menschliche Nähe und Wärme erwarten, scheint verhaltenstherapeutisches Vorgehen indiziert zu sein.

Wie sinnvoll verhaltenstherapeutische Arbeit sein kann, hat kürzlich RÜDDEL (1980) am Beispiel einer verhaltenstherapeutisch orientierten Krisenintervention bei Patienten, die sich durch Abbruch der Chemotherapie gefährdeten, demonstriert. Das Ziel bestand in der Fortsetzung der Chemotherapie und sollte durch folgende Teilschritte erreicht werden:

«1. Einübung in das Erlernen funktionaler Bedingungen und in die Verhaltensanalyse:
   - Analyse der Situation, die zum Abbruch der Behandlung führte;
   - Erstellung eines detaillierten Behandlungsablaufes für die nächste Zytostatikaapplikation.

2. Besprechung der Ängste und Erwartungen der weiterhin notwendigen Therapiemaßnahmen.
3. Entspannungstraining, Modifikation auf JACOBSON-Basis (JACOBSON 1938, 1964)
   Ziel: - sofort nach Injektion der Zytostatika muß aktive Entspannung möglich sein;
   - Therapie von Einschlafstörungen.» (S. 217).

RÜDDEL berichtet, daß dieses Vorgehen bisher bei 5 Patienten, die die Chemotherapie abbrachen, erfolgreich praktiziert wurde. Trotz der kleinen Stichprobe erscheint die weitere Anwendung verhaltenstherapeutischer Methoden bei relativ eng begrenzten, jedoch sehr entscheidenden Problemen recht vielversprechend.

6.6. Psychedelische Psychotherapie

Unter psychedelischer Psychotherapie wird das Verabreichen bewußtseinserweiternder Substanzen z. B. Lysergsäure-Diäthylamid (LSD) in Verbindung mit einer psychotherapieunterstützenden Verarbeitung der subjektiven Drogenerlebnisse verstanden. KAST und COLLINS (1964) verwendeten LSD zunächst erfolgreich zur Schmerzbekämpfung bei unheilbar an Krebs Erkrankten und stellten dabei fest, daß Depression, Todesangst und Einschlafstörungen sich verringerten. Vorrangiges Ziel dieser Art der Therapie ist es, den Todeskampf sowie das Erleben des Sterbens sowohl für den Patienten als auch für die Angehörigen zu erleichtern. Das Vorgehen im Detail beschreibt GROF (1980) in seinem Buch ‹LSD Psychotherapie›. Danach wird der Patient zunächst über die Wirkung wie z. B. ungewöhnliche Bewußtseinszustände psychedelischer Drogen informiert, und es werden ihm Hinweise über einen konstruktiven Umgang damit gegeben. Während der Drogen-Sitzung soll der Patient die Augen geschlossen halten. In der Regel wird Stereomusik dabei gehört und ein Therapeut begleitet den Patienten während der ganzen Zeit der Sitzung, die bei LSD zwischen 8 und 15 Stunden dauern kann. Der Therapeut ermutigt den Patienten gegebenenfalls dazu, seine Gefühle frei zu äußern und sich den Erfahrungen, die er macht, nicht zu verschließen. Nach Abschluß der Sitzung und in den folgenden Tagen und Wochen hilft der Therapeut dabei, die psychedelischen Erfahrungen zu integrieren. Hierzu werden oftmals die Angehörigen hinzugezogen. Obwohl eine große Variationsbreite von individuellen Erlebnissen festzustellen ist, beschreibt GROF (1980) vier allgemeine Kategorien von Erfahrungen. Zum einen werden häufig Phänomene ohne symbolische oder persönliche Bedeutung erlebt, wie z. B. Visionen von geometrischen Ornamenten, bunten Farben, Hören von Klängen, ungewöhnliche Geschmacks- und Geruchsempfindungen. Zum anderen wird die eigene Biographie aktiviert, Erinnerungen tauchen auf, bedeutsame oder unerledigte Erlebnisse werden wachgerufen. Weiterhin können Erfahrungen gemacht werden, die mit der biologischen Geburt, dem Tod oder der Wiedergeburt verbunden sind. Die vierte Kategorie psychedelischer Phänomene besteht aus transpersonalen Erlebnissen, wie «embryonale, die Vorfahren betreffende, rassische, kollektive und phylogenetische Erinnerungen, archetypische Gestalten, mystische Szenen, Erfahrungen aus vergangenen Inkarnationen und Episoden von kosmischem Bewußtsein» (S. 166).

Neben den schon erwähnten Auswirkungen stellten sich bei Patienten, die Erlebnisse der dritten und vierten Kategorie hatten, eine völlig andere Bewertung des Todes ein, «sie wurden plötzlich empfänglich für Vorstellungen wie dem Primat des Geistes über die Materie, die Fortdauer des Bewußtseins nach dem Tode, die wesenhafte Identität zwischen dem Individuum und dem ganzen kosmischen Netzwerk, oder für die Vorstellung der Reinkarnation» (S. 166).

Grof weist darauf hin, daß durch das Erleben derartiger Bewußtseinszustände eine Aussöhnung mit dem Tod angebahnt werden kann, weil sie vermitteln, daß der Tod lediglich einen Übergang in eine andere Form der Existenz bedeutet und nicht die Auslöschung jeglichen Seins. Er hebt weiterhin hervor, daß transzendentale Visionen und transpersonale Geisteszustände in nahezu allen Kulturen entweder durch Drogen oder aber durch bestimmte Rituale und Handlungen in regelmäßigen Abständen herbeigeführt werden und als Vorbereitung sowie als Orientierung für die Zeit nach dem Tode dienten. Er schreibt: «Die erfahrungsmäßige Begegnung mit dem Tode in einem symbolischen oder rituellen Rahmen hat einen tiefen Einfluß auf die Einstellung des Menschen zum Leben ebenso wie zum Tod. Diese Erfahrung hat eine grundlegende Umgestaltung zur Folge - in dem Selbstverständnis und in der Selbstannahme, in der Fähigkeit, das Leben zu schätzen und zu genießen, in der Hierarchie der Grundwerte, in der ganzen Weltsicht, in dem Existenzverständnis und in der Lebensgestaltung» (S. 177).

7. Zusammenfassende Bewertung

Das Spektrum der Ziele des dargestellten begrenzten Ausschnitts psychotherapeutischer Arbeit mit Sterbenden ist sehr breit. Es reicht von der Minderung von Schmerzen und Angst über ein Stoppen des Tumorwachstums bis hin zur Aussöhnung mit dem Tod und der Vorbereitung auf eine andere

Form der Existenz nach dem Tod. Mit diesen Zielen sind ganz eng eine Reihe von Ideologien, Wertentscheidungen, Menschenbildern und philosophischen Auffassungen vom Tod, vom Leben in der letzten Lebensphase und damit vom Leben in seiner ganzen Spanne verknüpft. So strebt die klientenzentrierte Therapie entsprechend ihren humanistisch-existentialistischen Wurzeln danach, den Patienten eine gewisse Qualität des Lebens und Selbstverwirklichung auch in der direkten Konfrontation mit dem Tod zu ermöglichen. Intensives, bewußtes Leben stellt einen Wert an sich dar. Der Tod bleibt bei dieser Auffassung unerwünscht. Ähnlich verhält es sich in der Psychoanalyse. Der Gestalttherapie ist die Einstellung implizit, daß man sein Leben, wenn auch in Grenzen, abschließen und freiwillig loslassen kann. In der Arbeit von LÜCKEL lassen sich Vorbereitungen auf ein Jenseits nicht verkennen. Dieses gilt auch für die imaginativen Verfahren, zumindest das katathyme Bilderleben, bei dem vom Erleben archetypischer Symbolik berichtet wird. Grundlegend für die psychedelische Psychotherapie ist dagegen die Überzeugung, daß der Tod lediglich ein Übergang in eine andere Existenzform bedeutet; sie stimuliert deshalb Vorgänge, die das Leben in einem völlig anderen Licht erscheinen lassen. Die Verhaltenstherapie ist wiederum gänzlich auf das Diesseits gerichtet.

Bei fast allen Berichten fehlt eine explizite Auseinandersetzung mit den kulturellen Werten aber auch den persönlichen Auffassungen der Therapeuten. Eine Ausnahme stellt hier GROF (1980) dar, der die materialistische Wissenschaft mit ihrem unbegrenzten Gültigkeitsanspruch kritisiert.

Unter Berücksichtigung der Ziele kann nur eine sinnvolle Indikationsentscheidung, die am Patienten orientiert sein muß, getroffen werden. Es scheint jedoch so zu sein, daß die psychotherapeutischen Behandlungen m.E. zufallsmäßig zustande gekommen sind und nicht bewußt ausgewählt wurden, z.B. weil der psychotherapeutisch behandelte Patient plötzlich unheilbar erkrankte (EIBACH). Fragen der selektiven Indikation (welches Verfahren bei welchem Patienten) wurden überhaupt nicht gestellt. Ebensowenig finden sich Fragen nach der adaptiven Indikation. Dies mag damit zusammenhängen, daß dieser Bereich insgesamt einfach noch zu unterentwickelt ist. Ungeklärt bleibt auch noch das Problem, ob für das seelische Leiden im Sterben überhaupt eine Psychotherapie sinnvoll erscheint. Da alle Autoren von deutlich positiven Auswirkungen berichten, liegt zunächst kein Grund dafür vor, dieses anzuzweifeln, obwohl forschungsmethodisch anspruchsvollere Untersuchungen eher die Ausnahme bilden. Angemerkt sei hier, daß trotz ermutigender Entwicklungstrends für die psychotherapeutische Arbeit mit Sterbenden sich deutliche Defizite insbesondere bei der Theorieentwicklung, der Evaluation der Wirksamkeit, der Entwicklung diagnostischer Instrumente ergeben. Eine ausführliche Analyse findet sich bei SPIEGEL-RÖSING und PETZOLD (1983).

In diesem Beitrag wurde jedoch versucht aufzuzeigen, daß Psychotherapie zur Verringerung des Leidens Sterbender nur eine sehr begrenzte Bedeutung beizumessen ist. Diese liegt eher in einer frühen Phase der Krankheit und kann entscheidend zu einem menschenwürdigen Leben mit der Krankheit beitragen. Ein großer Teil des Leidens ist jedoch durch unsere derzeitigen kulturellen Überzeugungen und deren Auswirkungen bedingt.

Die Frage nach dem unbeeinträchtigten Sterben enthält einen Widerspruch in sich, den BLEEKER (1978) unterstreicht: «Sterben heißt im allgemeinen Verfall, Hilflosigkeit, Unentrinnbarkeit, Bedrängnis, Delirium, Schmerz, Erschöpfung plus - manchmal - Akzeptieren. Die Leute sterben so wie sie gelebt haben; viele können es nicht akzeptieren; die Rigiden und Infantilen werden vor ihrem Tod nicht zu plötzlicher Reife gelangen. Es bedeutet eine zusätzliche Qual für alle Beteiligten, wenn sie das Gefühl haben, das müßte anders sein. Sterben ist entsetzlich. Die einzig mögliche Hilfe besteht darin, da zu sein und zwar mit leeren Händen. Die meisten Anweisungen zur Sterbehilfe betonen ausdrücklich, daß unsere Hände nicht wirklich leer sein müssen. Das ist eine Verdrängung der unerträglichen Realität. Sie ist zwar verständlich, aber nicht praktisch, da sie sich ins Gegenteil verkehrt. Die Aktivität von ‹Tod-und-Sterben-Spezialisten› erinnert an jene gewisser Euthanasie-Befürworter ...» (S.283, zit. n. SPIEGEL-RÖSING und PETZOLD 1983, im Druck).

Sterben bedeutet in unserem Kulturkreis also Leiden und dieses Leiden ist letztlich nicht behandelbar, auch nicht durch Psychotherapie und entsprechend ausgebildete Spezialisten. Die Aufgabe des klinischen Psychologen besteht neben einer begrenzten psychotherapeutischen Versorgung vielmehr darin, die Angehörigen und die beteiligten professionellen Gruppen dabei zu unterstützen mit Sterbenskranken umgehen zu können (KOCH und SCHMELING 1982). Letztendlich ist es gerade ihre Pflicht einer Pathologisierung und Psychotherapeutisierung des Sterbens entgegenzuwirken sowie auf kulturell bedingte Quellen der Beeinträchtigung hinzuweisen.

Die Hoffnung auf eine grundsätzliche Hilfe durch Psychotherapie kann nicht erfüllt werden. Sie entspringt einer Machbarkeitsideologie, die MICHAELIS (1981) u.a. für das Entstehen immer neuer Psychotherapieformen verantwortlich macht. Linderung kann der Sterbende durch ein Teilen können (Mitteilen können) seines Leidens mit seinen Angehörigen bzw. ihm nahestehende Personen erfahren. Diese dürfen sich nicht «allein als Kämpfer gegen Krankheit und Tod verstehen, sondern ebenso als die Begleiter im Leiden» (PFEIFFER 1982, S.4). Langfristige Veränderung kann hier die Integration der Endlichkeit der eigenen Existenz in die Lebensgestaltung herbeiführen. Dazu scheinen jedoch Glaubenssysteme wie religiöse Überzeugungen sinnvoll zu sein. GROF (1980) hält dafür eine frühzeitige symbolische Konfrontation mit dem Tode sowie Übungserfahrungen mit veränderten Bewußtseinszuständen für sinnvoll. Denkbar ist es natürlich, diese Auseinandersetzung erst in der Sterbephase zu führen, um so eine Einbeziehung des Todes in das Leben noch zu ermöglichen (KASTENBAUM 1972; PETZOLD 1980; SIMONTON, MATTHEWS-SIMONTON und CREIGHTON

1982). Dies muß allerdings als unbefriedigende Notlösung angesehen werden, da Sterbende immer wieder berichten, daß ihnen ein intensives, ausgefülltes Leben erst angesichts der direkten Bedrohung durch den Tod gelungen ist und sie rückblickend bedauern, die Endlichkeit ihres Lebens nicht früher realisiert zu haben (YALOM und GREVES 1977; TAUSCH 1981).

Das Wissen um die inhumanen Auswirkungen unserer kulturellen Überzeugungen auf den gesellschaftlichen und individuellen Umgang mit Tod und Sterben hilft bei der praktischen Begleitung Sterbender relativ wenig. Es zeigt sogar eher die Begrenztheit persönlicher Unterstützung auf. Dennoch deutet es ganz unmißverständlich darauf hin, daß die Frage, wie der einzelne in unserer westlichen Gesellschaft im konstruktiven Sinne eher *mit* als *gegen* Tod und Sterben leben kann, zunächst als gänzlich unbeantwortet - vielleicht auch unbeantwortbar - erscheint, jedoch dringend der Reflektion bedarf.

Literatur

ABERMETH, H.-D. Patientenzentrierte Krankenpflege. Ein Arbeitsbuch. Göttingen: Vandenhoeck und Ruprecht, 1978.

ABITBOL, M.M., DAVENPORT, J. Sexual dysfunction after therapy of cervical carcinoma. American Journal of Obstetrics and Gynecology, 1974, 119, 181-187.

ACHTE, K.A., VAUKONEN, M.L. Cancer and the psyche. Omega, 1971, 2, 45-46.

ANGERMEYER, M.C., DÖHNER, O. (Eds.) Chronisch kranke Kinder und Jugendliche in der Familie. Stuttgart: Enke, 1981.

ANGERMEYER, M.C., FREYBERGER, H. (Eds.) Chronisch kranke Erwachsene in der Familie. Stuttgart: Enke, 1982.

ARIÈS, P. Geschichte des Todes. München: Hanser, 1980.

BALTZELL, W.H. The dying patient. Archives of Internal Medicine, 1971, 127, 71-77.

BARTON, D. Dying and death. A clinical guide for caregivers. Baltimore: Williams & Wilkins, 1977.

BASTINE, R. Psychotherapie. In: R. BASTINE, P.A. FIEDLER, K. GRAWE, S. SCHMIDTCHEN, G. SOMMER (Eds.) Grundbegriffe in der Psychotherapie. Weinheim: edition Psychologie Verlag Chemie, 1982, 311-317.

BECK, D., NIKOROCICZ, F. Das Sexualleben nach Radikaloperationen des Zervikarzinoms. Onkologie, 1980, 3, 26-30.

BEGEMANN, H. (Ed.) Patient und Krankenhaus. München: Urban & Schwarzenberg, 1976.

BEGEMANN-DEPPE, M. Im Krankenhaus sterben: Das Problem der Wissenskonstitution in einer besonderen Situation. In: H. BEGEMANN (Ed.) Patient und Krankenhaus. München: Urban & Schwarzenberg, 1976, 71-89.

BIEFANG, S., KÖPKE, W., SCHREIBER, M.A. Medizinische Informatik und Statistik, Bd. 13, Manual für die Planung und Durchführung von Therapiestudien. Berlin: Springer, 1979.

BLEEKER, J.A.C. Brief psychotherapy with lung cancer patients. Psychotherapy and Psychosomatics, 1978, 29, 282-287.

BÜRGIN, D. Das Kind, die lebensbedrohende Krankheit und der Tod. Bern: Huber, 1978.

BUTLER, R.N. Die Lebensrückschau: Eine Interpretation der Erinnerung beim alten Menschen. Integrative Therapie, 1980, 2/3, 141-156.

CAPPON, D. Attitudes of and toward the dying. Canadian Medical Association Journal, 1969, 87, 693-700.

CURRAN, M.C., KOBOS, J.C. Therapeutic engagement with a dying person: Stimulus for therapist training and growth. Psychotherapy: Theory, Research and Practice, 1980, 17, 343-351.
EIBACH, H. Sterbehilfe in der Klinik unter Einsatz des Katathymen Bilderlebens (KB). Psychotherapie und medizinische Psychologie, 1979, 29, 96-104.
ENGELKE, E. Situation und Umfeld für Sterbebeistand heute. In: E. ENGELKE, H.-J. SCHMOLL, G. WOLFF (Eds.) Sterbebeistand bei Kindern und Erwachsenen. Stuttgart: Enke, 1979, 17-29.
ENGELKE, E. Sterbenskranke und die Kirche. München: Kaiser, 1980.
ENGELKE, E., SCHMOLL, H.-J., WOLFF, G. (Eds.) Sterbebeistand bei Kindern und Erwachsenen. Stuttgart: Enke, 1979.
FALCK, I. (Ed.) Sterbebegleitung älterer Menschen - Ergebnisse einer Arbeitstagung der Deutschen Gesellschaft für Gerontologie im November 1979 in Berlin. Berlin: Deutsches Zentrum für Altersfragen, 1980.
FALCK, I. Sterbebegleitung - die Sicht der Familie. In: I. FALCK (Ed.) Sterbebegleitung älterer Menschen - Ergebnisse einer Arbeitstagung der Deutschen Gesellschaft für Gerontologie im November 1979 in Berlin. Berlin: Deutsches Zentrum für Altersfragen, 1980, 79-84.
FEIGENBERG, L. Terminal Care. Friedenship contracts with dying cancer patients. New York: Brunner/Mazel, 1980.
FEIGENBERG, L., FULTON, R. Care of the dying: A swedish perspective. Omega, 1977, 8, 215-228.
FRANK, D., DORNBUSCH, R.L., WEBSTER, S.K., KOLODNY, R.C. Mastectomy and sexual behavior: A pilot study. Sexuality and Disability, 1978, 1, 1-9.
FREYBERGER, H. Vom Umgang mit Sterbenden unter besonderer Berücksichtigung von hospitalisierten internistischen Patienten. In: P. LÜTH (Ed.) Sterben - heute - ein menschlicher Vorgang? Stuttgart: Hippokrates, 1976, 154-164.
FRICK-BRUDER, V. Die psychische Situation der Frau bei Mastektomie. Referat gehalten auf dem 1. Eppendorfer Symposium über aktuelle Probleme des Mamma-Karzinoms. Hamburg: 18./19. November 1978.
FUCHS, W. Todesbilder in der modernen Gesellschaft. Frankfurt: Suhrkamp, 1973.
GARFIELD, C.A. (Ed.) Psychosocial care of the dying patient. New York: Mc Graw-Hill, 1978.
GARFIELD, C.A. (Ed.) Stress and survival. The emotional realities of life-threatening illness. St. Louis: C.V. Mosby-Company, 1979.
GEBERT, N. Der Umgang mit Sterbenden als psychische Belastung für das Pflegepersonal. Diplom-Arbeit - Fach Psychologie, FB 11, Freie Universität Berlin, 1980.
GERHARDT, U., FRIEDRICH, H. Familie und chronische Krankheit - Versuch einer soziologischen Standortbestimmung. In: M.C. ANGERMEYER, F. FREYBERGER (Eds.) Chronisch kranke Erwachsene in der Familie. Stuttgart: Enke, 1981, 1-25.
GESUNDHEITSWESEN: Sterbefälle 1977 und 1978 nach Todesursachen. Wirtschaft und Statistik, 1980, 7, 474-479.
GLASER, B.G., STRAUSS, A. Awareness of dying. Chicago: Aldine Publishing, 1965.
GOEZ, E. Lebenshilfe bei maligner Diagnose. Referat gehalten auf dem 2. Kongreß für Klinische Psychologie und Psychotherapie. Berlin: Februar, 1982.
GOSTOMOZYK, J.G., HESS, G., LEITHOFF, H. Die Aufklärungspflicht aus ärztlicher Sicht. Deutsches Ärzteblatt, 1973, 70, 25-32.
GROF, S. Die Erfahrung des Todes. Beobachtungen und Einsichten aus psychedelischer Forschung. Integrative Therapie, 1980, 2/3, 157-180.
GROF, S. LSD Psychotherapie. Pomona: Hunter House, 1980.
HACKER, T.A. Some aspects of transference and counter-transference in therapy with dying and nondying patients. Suicide and Life-Threatening Behavior, 1977, 7, 189-198.

HAHN, A. Einstellung zum Tode und ihre soziale Bedingtheit. Stuttgart: Enke, 1968.

HINTON, J. Approaching death. In: O. HILL (Ed.) Modern trends in psychosomatic medicine. London: Butterworth, 1976, 471–490.

HINTON, J. Dying. Aglesbury: Penguin Books, 1967.

HOWARD, S., SCOTT, R.A. Cultural values and attitudes toward death. Journal of Existenzialism, 1965, 6, 161–174.

HOWE, J. Psychotherapie bei unheilbar Kranken. In: J. HOWE (Ed.) Therapieformen im Dialog: Anwendung und Integration von Gesprächspsychotherapie, Psychoanalyse und Verhaltenstherapie. München: Kösel, 1982, 145–154.

JANSEN, G.W. Die Einstellung der Gesellschaft zu Körperbehinderten. Neuburgmeier: Schindele, 1972.

JANSSEN, P.L., WEISSBACH, L. Zur Psychosomatik behandelter Hodentumor-Patienten. Zeitschrift für psychosomatische Medizin und Psychoanalyse, 1978, 24, 70–86.

JOSEPH, F. Transference and countertransference in the case of a dying patient. Psychoanalysis and the Psychoanalytic Review, 1962, 49, 21–34.

JUNGHANS, K. Nachsorge bei Anus-Praeter-Patienten. Deutsches Ärzteblatt, 1971, 68, 27–32.

KALISH, R.A. The onset of the dying process. Omega, 1970, 1, 57–69.

KAST, E.C., COLLINS, V. Study of lysergic diethylamide as an analgesic agent. Anaesthesia and Analgesia Current Researches, 1964, 43, 285–291.

KASTENBAUM, R.J. Toward standards of care for the terminally ill. Part II: What standards exist today? Omega 1975, 6, 289–290.

KASTENBAUM, R.J. Death, society and human experience. Saint Louis: C.V. Mosby Company, 1977.

KASTENBAUM, R.J., AISENBERG, R. The psychology of death. New York: Springer, 1972.

KAUTZKY, R. Sterben im Krankenhaus. Freiburg: Herder, 1976.

KELLY, W.D., FRIESEN, S.R. Do cancer patients want to be told? Surgery, 1950, 27, 812–826.

v. KEREKJARTO, M. Über die Notwendigkeit einer psychosozialen Versorgung onkologischer und hämatologischer Kranker im Krankenhaus. In: D. BECKMANN, S. DAVIES-OSTERKAMP, J.W. SCHEER (Eds.) Medizinische Psychologie. Forschung für Klinik und Praxis. Berlin: Springer, 1982, 337–353.

KOCH, U., SCHMELING, C. Betreuung von Schwer- und Todkranken. München: Urban & Schwarzenberg, 1982.

KÖHLE, K., SIMONS, C., URBAN, H. Zum Umgang mit unheilbar Kranken. In: TH. v. UEXKÜLL (Ed.) Lehrbuch der psychosomatischen Medizin (2. Aufl.). München: Urban & Schwarzenberg, 1981.

KÜBLER-ROSS, E. On death and dying. New York: McMillan Company, 1969.

LESSE, S. Caveat emptor? – The cornucopia of current psychotherapies. American Journal of Psychotherapy, 1979, 33, 329–330.

LEUNER, H. (Ed.) Katathymes Bilderleben: Ergebnisse in Theorie und Praxis. Bern: Huber, 1980.

LIPP, W. (Ed.) Sterben. Langenau – Albek: Armin Vaas Verlag, 1981.

LÜCKEL, K. Begegung mit Sterbenden: Gestaltseelsorge in der Begleitung sterbender Menschen. München: Kaiser, 1981.

MAGUIRE, P., LEE, E.G., BEVINGTON, D.J., KÜCHEMANN, C.S., CRABTREE, R.J., CORNELL, G.E. Psychiatric problems in the first year after mastectomy. British Medical Journal, 1978, 270, 963–965.

MCINTOSH, J. Processes of communication, information seeking and control associated with cancer. A selective review of the literature. Social Science and Medicine, 1974, 8, 167–187.

MCINTOSH, J. Patient's awareness and desire for information about diagnosed but undisclosed malignant disease. Lancet, 1976, 20, 200–203.

MEARES, A. Regression of cancer after intensive meditation. Medical Journal of Australia, 1976, 2, 184.

MECHANIC, D. Illness behavior, social adaption and the management of illness. Journal of Nervous and Mental Deseases, 1977, 165, 79-87.

MEERWEIN, F. (Ed.) Einführung in die Psychoonkologie. Bern: Huber, 1981.

MEYER, B.C., LYONS, A. Rectal resection, psychiatric and medical Management of its sequelae. Psychosomatic Medicine, 1957, 19, 152-158.

MEYER, J.E. Todesangst und das Todesbewußtsein der Gegenwart. Berlin: Springer, 1979.

MICHAELIS, W. Die Psychotherapieschwemme - zufällig oder zwangsläufig? In: W.-R.MINSEL, R.SCHELLER (Eds.) Brennpunkte der klinischen Psychologie: Psychotherapie, Bd.1, München: Kösel, 1981, 74-125.

NORTON, J. Treatment of the dying patient. Psychoanalytic Study of the Child, 1963, 18, 541-560.

PATTISON, E.M. The experience of dying. Englewood Cliffs: Prentice Hall, 1977.

PECK, A. Emotional reactions to having cancer. The American Journal of Roentgenology, Radium Therapy and Nuclear Medicine, 1972, 14, 591-598.

PETZOLD, H.G. Integrative Arbeit mit einem Sterbenden mit Gestalttherapie. Ton, Poesietherapie und kreativen Medien. Integrative Therapie, 1980, 2/3, 181-193.

PETZOLD, H. Vorwort. In: K.LÜCKEL Begegnung mit Sterbenden. München: Kaiser, 1981, 7-9.

PFEIFFER, W.M. Leiden, Sterben, Tod in medizinischer Sicht. Münster: unveröffentl. Manuskript, 1982.

POLLAK, J.M. Humanistic perspectives on behavior therapy in terminal care. In: H.J.SOBEL (Ed.) Behavior therapy in terminal care: A humanistic approach. Cambridge (Mass.): Ballinger, 1981, 39-65.

POTTHOFF, P. Der Tod im medizinischen Denken. Stuttgart: Enke, 1980.

RENNEKER, R.E. Countertransference reactions to cancer. Psychosomatic Medicine, 1957, 19, 409-418.

REST, F. Praktische Orthothanasie (Sterbebeistand) im Arbeitsfeld sozialer Praxis. 1.Teil, Opladen: Westdeutscher Verlag, 1977.

ROSSI, E.O. (Ed.) The collected papers of Milton H. Erickson on hypnoses. Vol.2. New York: Irvington Publishers, 1980.

RÜDDEL, H. Verhaltenstherapeutische Krisenintervention in der Betreuung von Tumorpatienten. In: M.HAUTZINGER, W.SCHULZ (Eds.) Klinische Psychologie und Psychotherapie, Bd.3, Depression, Psychosomatik, Kongreßbericht Berlin 1980. Tübingen: DGVT-Verlag, 1980, 215-221.

SCHMIDT, L.R. Normen und Diagnosen. In: L.R.SCHMIDT (Ed.) Lehrbuch der klinischen Psychologie. Stuttgart: Enke, 1978, 65-81.

SCHMOLL, H.-J.: Sterben als sozialer Prozeß. Über das soziale Umfeld des Sterbenden. In: E.ENGELKE, H.-J.SCHMOLL, G.WOLFF (Eds.) Sterbebeistand bei Kindern und Erwachsenen. Stuttgart: Enke, 1979, 40-48.

SCHULZ, R. The psychology of death, dying and bereavement. Reading (Mass.): Addison-Wesley, 1978.

SELIGMAN, M.E.P. Helplessness. On depression, development and death. San Francisco: Freeman, 1975.

SENESCU, R.A. The development of emotional complications in the patient with cancer. Journal of Chronic Desease, 1963, 16, 813-832.

SHNEIDMAN, E.S. Some aspects of psychotherapy with dying persons. In: C.A.GARFIELD (Ed.) Psychosocial care of the dying patient. New York: McGraw-Hill, 1978, 201-218.

SIMONTON, O., SIMONTON, S. Belief systems and management of the emotional aspects of malignancy. Journal of Transpersonal Psychology, 1975, 8, 29-41.

Simonton, D.C., Matthews-Simonton, S., Creighton, J. Wieder gesund werden. Reinbek: Rowohlt, 1982.
Sobel, H.J. (Ed.) Behavior therapy in terminal care: A humanistic approach. Cambridge (Mass.): Ballinger, 1981.
Spiegel-Rösing, I. Landkarten der Thanatologie: Orientierungen zur Forschung über Sterben und Tod. Integrative Therapie, 1980, 2/3, 95–122.
Spiegel-Rösing, I., Petzold, H. (Eds.) Psychotherapie mit sterbenden Patienten. Paderborn: Jungfermann, 1983.
Sutherland, A.M., Orbach, C.E., Dyk, R.B., Bard, M. The psychological impact of cancer surgery. 1. Adaption to the dry colostomy: Preliminary report and summary of findings. Cancer, 1952, 5, 857–872.
Tausch, A.-M. Gespräche gegen die Angst. Reinbek: Rowohlt, 1981.
Tausch, A.-M. Personenzentrierte Hilfe für Krebspatienten. In: M. Hautzinger, W. Schulz (Eds.) Klinische Psychologie und Psychotherapie. Bd. 3, Depression, Psychosomatik: Kongreßbericht, Berlin 1980. Tübingen: DGVT-Verlag, 1980, 207–214.
Tausch, R., Tausch, A.M. Gesprächspsychotherapie. Göttingen: Hogrefe, 1979.
Weisman, A.D. Coping with cancer. New York: McGraw-Hill, 1979.
Wenderlin, J.M., Prötzel, T., Lehrl, S. Brauchen Frauen nach Brustkrebs - oder nach Genitalkrebs-Behandlung mehr psychosozial orientierte Rehabilitation? Rehabilitation, 1979, 18, 187–195.
Witzel, L. Der Sterbende als Patient. Medizinische Klinik, 1973, 68, 1373–1378.
Yalom, I.D., Greves, C. Group therapy with terminally ill. The American Journal of Psychiatry, 1977, 134, 396–400.
Ziegler, G. Psychosomatische Aspekte der Onkologie. Stuttgart: Enke, 1982.

VIII. Differentielle Psychotherapieindikation bei psychosomatischen Störungen

G. HAAG, N. BIRBAUMER

1. Differentielle Indikation in der Psychotherapie

Differentielle Fragestellungen sollten sich weniger mit der unterschiedlichen Wirksamkeit verschiedener Therapieverfahren bei bestimmten Störungsformen befassen als mit Fragen der unterschiedlichen Wirkung von Therapieverfahren oder Therapieelementen bei diagnostisch unterscheidbaren Untergruppen von Patienten.

Mehrfach wurde versucht, durch eine zusammenfassende Auswertung von Therapiestudien (Literaturagglutination) allgemeingültige Aussagen über die Effektivität unterschiedlicher Therapieformen zu treffen. Verglichen wurden dabei vor allem psychodynamisch-psychoanalytisch orientierte Verfahren mit verhaltenstherapeutischen Methoden und klientenzentrierter Gesprächstherapie oder auch Psychotherapie mit medikamentöser Therapie usw. Zu erwähnen sind hier vor allem die Arbeiten von LUBORSKY, SINGER und LUBORSKY (1975), RACHMAN und WILSON (1980) sowie SMITH, GLASS und MILLER (1980). Über deren Ergebnisse finden sich deutschsprachige Überblicke bei HALDER-SINN (1980) sowie BAUMANN (1981).

Diese aufwendigen Zusammenfassungen zeigen vor allem zwei Ergebnisse: entweder erwies sich die von dem jeweiligen Autor bevorzugte Therapiemethode als erfolgreicher oder es gab keine nennenswerten Unterschiede zwischen den unterschiedlichen therapeutischen Richtungen («Everyone has won and all must have prices», LUBORSKY, SINGER and LUBORSKY 1975).

Allerdings sind alle genannten Vergleichsuntersuchungen methodisch fragwürdig (GRAWE 1981).

Ein weiterer Schwerpunkt der vergleichenden Therapieforschung war die Suche nach allgemeinen Prädiktoren des Therapieerfolges, vor allem aber die Suche nach Eigenschaften von Klienten/Patienten und Therapeuten sowie Formen der Interaktion zwischen diesen, die sich günstig auf einen Therapieerfolg auswirken könnten. Beispielhaft seien hier die Studien von LUBORSKY et al. (1980) und SLOANE et al. (1976) genannt. Faßt man die in diesen und anderen Studien gefundenen Prädiktoren zusammen, so ist festzustellen, daß die Prädiktionserfolge der jeweiligen Variablen, wenn überhaupt nachweisbar, gering waren und die Ergebnisse teilweise widersprüchlich ausfielen.

Zwei Mythen haben ganz wesentlich eine Weiterentwicklung der differentiellen Indikationsstellung verhindert, nämlich der Universalitätsmythos und der Uniformitätsmythos (COLBY 1964, KIESLER 1966).

Unter dem *Universalitätsmythos* ist die Tatsache zu verstehen, daß bei einigen Therapieverfahren (z. B. beim Autogenen Training) davon ausgegangen wird, daß sie bei den unterschiedlichen Störungsformen wirksam seien, ohne daß diese universelle Effektivität bisher empirisch nachgewiesen wurde.

Der *Uniformitätsmythos* (oder die Homogenitätsannahme) geht davon aus, daß es sich bei Klienten oder Patienten, die klassifikatorisch einer bestimmten Störungsform zugeordnet wurden, um eine relativ homogene Gruppe handle und daß auch Unterschiede zwischen Therapeuten zu vernachlässigen seien. Dies widerspricht jedoch Erkenntnissen über die physiologische und/oder psychologische Heterogenität innerhalb einer Störungsform (S. 251).

Die angeführten Bedingungen u. a. haben dazu geführt, daß auch nach Jahrzehnten vergleichender Therapieforschung die Indikationsstellung in der Psychotherapie nur in einem geringen Maße auf empirisch fundierten Ergebnissen beruht. Stattdessen richtet sie sich mehr an «Randbedingungen» (GRAWE 1981) aus.

Die Indikationsstellung wird derzeit mehr von zufälligen äußeren, formalen Zwängen sowie der Intuition und den subjektiven Gefühlen des Therapeuten bestimmt als von inhaltlichen und wissenschaftlich begründeten Kriterien.

Wie kann die Indikationsforschung aus dieser Sackgasse, in der sie sich nach GRAWE (1981) befindet, herausgeführt werden? Eine Weiterentwicklung der Indikationsforschung ist dringend geboten und sollte vor allem die psychotherapeutischen Erfolgsquoten, die im allgemeinen zwischen 50 und 70% liegen, verbessern.

Folgende Wege bieten sich an:

Die wichtigste Aufgabe der Psychotherapieforschung besteht darin, homogene Gruppen von Klienten zu finden. Dies kann nach unserer Auffassung nur bedeuten, auf die bisherigen Homogenitätsannahmen aufgrund von Klassifikationen nach Störungsformen (z. B. Angstneurose, Kopfschmerzen, Hypertonie) zu verzichten. Als homogen wären stattdessen solche Gruppen anzusehen, bei denen die Entstehung und/oder Aufrechterhaltung der Störung auf gleichartige oder zumindest sehr ähnliche Faktoren zurückzuführen ist. Diese störungsspezifischen Faktoren können grundsätzlich sowohl psychologischer als auch physiologischer Natur sein. Man kann davon ausgehen, daß eine Behandlung dann erfolgreich sein wird, wenn sie spezifisch an störungsverursachenden Faktoren ansetzt. So erwiesen sich z. B. Kopfschmerzen, die auf erhöhte Muskelspannungen zurückzuführen waren, als besser durch die Senkung der Muskelspannung mit Hilfe von EMG-Biofeedback beeinflußbar, während vaskuläre Kopfschmerzen günstiger durch das die Gefäße beeinflussende Vasokonstriktionstraining (s. S. 265) zu behandeln sind (STURGIS und ADAMS 1979).

Mehr Aufmerksamkeit sollte auf die Erfassung von qualitativen Unterschieden zwischen einzelnen Therapieverfahren gerichtet sein, und die verschiedenen psychotherapeutischen Methoden sollten zielgerichtet eingesetzt werden. Als Beispiel seien hier die Arbeiten von GRAWE (1976) und PLOG (1976) zitiert.

Weiterhin sollte zwischen den psychotherapeutischen Richtungen ein Konsens darüber erzielt werden, welchen methodischen Kriterien Therapieforschung genügen sollte, und es müßten Erfolgsmaße gefunden werden, die sinnvolle Therapievergleiche ermöglichen.

2. Differentielle Indikation in der Psychosomatik

Unter psychosomatischen Störungen im weiteren Sinne seien hier körperliche Beschwerden verstanden, bei deren Entstehung und/oder Aufrechterhaltung psychologische Faktoren eine wesentliche Rolle spielen und bei denen entweder keine organischen Befunde erhoben werden können oder der Organbefund Art und Ausmaß der Beschwerden nicht ursächlich erklärt.

Probleme einer differentiellen Indikation unterschiedlicher psychotherapeutischer Verfahren sind bisher bei der Behandlung psychosomatischer Störungen noch nicht systematisch untersucht worden. Dabei müßte im Gegensatz zu anderen Gebieten der Psychotherapieforschung auf dem Gebiet der Psychosomatik auch zwischen unterschiedlichen therapeutischen Richtungen eher eine Übereinstimmung über die Erfolgskriterien zu erreichen sein als Grundlage einer vergleichenden Therapieforschung. Denn Therapieziel kann eigentlich nur die Beseitigung kausaler Faktoren und damit einhergehend auch eine Veränderung der Symptomatik (z. B. Verringerung der Häufigkeit und Intensität von Beschwerden) und eine Verringerung der Anzahl eingenommener Medikamente sein. So wäre z. B. die Behandlung eines Hypertonikers nicht erfolgreich, wenn sie zwar zu einer Verhaltensänderung oder «Ich-Stärkung» führt, aber der Blutdruck unverändert bleibt (es sei denn, Klient und Therapeut haben sich auf andere Therapieziele geeinigt).

Das Erfolgskriterium Blutdruckhöhe wiederum ist durch regelmäßige (Selbst-)Messungen leicht objektivierbar. Auch bei anderen Störungsformen (z. B. Schmerzen) läßt sich die Symptomatik verhältnismäßig objektiv und valide erfassen, z. B. durch genaues Führen eines Tagebuches während der gesamten Therapiephase.

Der «Mythos der Uniformität» (Colby 1964, Kiesler 1966) hält sich in der Psychosomatikforschung besonders hartnäckig. Dabei sollte gerade hier die Wahl des psychotherapeutischen Verfahrens von dem betreffenden Patienten und der Psychopathologie seiner Störung abhängen.

Ansätze zu einer *differentiellen Physiologie* psychosomatischer Störungen liegen vor allem von Weiner (1976, 1977) vor, der immer wieder auf die physiologische Heterogenität psychosomatischer Störungen hingewiesen hat. Er betont, daß unterschiedliche Mechanismen die gleichen anatomischen Veränderungen hervorrufen können, daß aber auch gleichartige Mechanismen zu unterschiedlichen Veränderungen oder Störungen führen können.

Es ist noch nicht bekannt, welche Auswirkungen diese Heterogenitäten auf die Indikation und Wirksamkeit psychotherapeutischer Maßnahmen haben. Es ist jedoch anzunehmen, daß beispielsweise die Prognose einer psychotherapeutischen Asthmabehandlung davon abhängt, ob die Verursachung dieser Erkrankung eher auf allergische oder psychologische Faktoren oder auf Virusinfektionen zurückzuführen ist. Es ist außerdem nicht unwahrscheinlich, daß unterschiedliche Indikationen bei unterschiedlichen pathogenetischen Grundlagen nachweisbar sein könnten.

Besonders eindrucksvoll ist die bisher gefundene Heterogenität der Patienten mit essentieller Hypertonie. Es gibt Hypertoniker mit hohen und niedrigen Adrenalin- und Noradrenalin-Spiegeln, mit hohen, normalen und niedrigen Renin-Spiegeln (Esler et al. 1977), mit normalem und hohem cardialem Output (Weiner 1976). Zwischen diesen physiologischen Untergruppen und psychologischen Faktoren wurden Zusammenhänge und Wechselwirkungen gefunden. So fanden Esler et al. (1977), daß sich Hypertoniker mit hohen Reninspiegeln von Normotonikern und Hypertonikern mit normalen Reninspiegeln durch das Ausmaß ihrer unterdrückten Feindseligkeit unterscheiden. Es ist zu vermuten, daß z.B. bei der Gruppe von Hypertonikern mit hohem Reninspiegel und hoher unterdrückter Aggressivität ein Emotionstraining mit Schwerpunkt auf dem Ausdruck aggressiver Gefühle erfolgversprechender ist als bei der Gruppe mit niedrigem Reninspiegel und geringer unterdrückter Aggressivität.

Baer et al. (1979) fanden zwei Untergruppen von Hypertonikern, die sich durch verschiedene Profile im 16 PF unterschieden, wobei die eine Gruppe ängstlicher, gespannter, weniger kontrolliert usw. war als die andere.

Zusammenfassend ist bei psychosomatischen Störungen von einer starken psychophysiologischen Heterogenität auszugehen. Diese Heterogenität kann rein physiologischer oder auch rein psychologischer Natur sein, es können sich aber auch psychologische und physiologische Heterogenität wechselseitig bedingen. Es ist jedenfalls davon auszugehen, daß *die Heterogenität innerhalb einer Störungsgruppe (z. B. der Patienten mit essentieller Hypertonie) mindestens genauso groß ist wie die Heterogenität von Patienten mit unterschiedlichen psychosomatischen Störungen.*

Psychotherapie psychosomatischer Störungen kann auf Dauer nur dann erfolgreich sein, wenn sie deren physiologische und psychologische Heterogenität berücksichtigt. Voraussetzung dafür ist, daß das therapeutische Vorgehen für jeden Patienten individuell auf der Grundlage relevanter physiologischer und/oder psychologischer Information und empirischer Erkenntnisse ausgerichtet wird.

3. Methodische Probleme der Therapieforschung

Psychotherapieforschung, ganz besonders auch in der Psychosomatik, leidet bisher vor allem an folgenden methodischen Mängeln:

- die Erfolgsbewertung erfolgt oft lediglich in Form von qualitativen Globalaussagen («gebessert»)
- die Zielkriterien sind oft unklar, werden nicht überprüft oder rein subjektiv angegeben
- es werden lediglich Mittelwertsvergleiche durchgeführt
- es werden nur prä-post-Messungen durchgeführt, Verläufe werden nicht berücksichtigt
- bei Gruppenuntersuchungen fehlen oft Kontrollgruppen oder die Kontrollgruppen sind nicht adäquat vergleichbar
- Untergruppen bzw. die Varianz innerhalb der Gruppen wird nicht berücksichtigt
- Placebo- und Erwartungseffekte werden nicht überprüft
- die Stichproben- und Therapeutencharakteristika werden nicht oder nur ungenau beschrieben
- das therapeutische Vorgehen wird nur äußerst mangelhaft beschrieben
- es werden keine oder nur kurzfristige Katamnesen durchgeführt.

Da in Therapiestudien Daten oft als Zeitreihen anfallen, charakterisieren Zeitreihenanalysen (bei Einzelfallstudien ebenso wie bei Gruppenvergleichen) den Therapieverlauf sehr viel besser als prä-post-Messungen (Revenstorf und Keeser, 1979), und ihre Anwendung wird daher zunehmend für die klinische Forschung gefordert (u.a. Dahme 1977, Revenstorf und Keeser 1979).

Der größte Nachteil von Zeitreihenanalysen und prä-post-Daten generell, die serielle Abhängigkeit der Daten, läßt sich durch die Anwendung von Auto-Regressiv-Moving-Average (ARIMA)-Modellen verhindern. Über die Möglichkeiten und Vorteile von ARIMA-Modellen berichten unter anderem DAHME (1977), HUBER (1978) sowie REVENSTORF und KEESER (1979). Mit ARIMA-Modellen läßt sich das Ausmaß der seriellen Abhängigkeit der angefallenen Daten zunächst bestimmen und dann korrigieren. Die Vorteile der ARIMA-Modelle sind vielfältig. Sie erlauben eine Prüfung von Niveau- und Trendveränderungen, die Testung mehrerer Niveauverlagerungen im Verlauf einer mehrstufigen Behandlung sowie die Signifikanz-Prüfung selbst biphasischer Verläufe (DAHME 1977). Voraussetzung für die Anwendung von ARIMA-Modellen ist das Vorliegen einer großen Zahl von Meßwerten. Gerade in der Psychotherapieforschung bei psychosomatischen Störungen fallen sehr viele Daten an oder lassen sich unschwer erheben (Blutdruckmessungen, Tagebücher).

4. Indikation zur Psychoanalyse

Zahlenmäßig überwiegen bisher ganz eindeutig die Erfahrungen psychoanalytisch-orientierter Therapien (Klassische Psychoanalyse, analytische Psychotherapie, analytisch-orientierte Kurz- und Notfalltherapie, analytische Gruppentherapie, Fokaltherapie usw.), und die Psychoanalyse hat einen ganz wesentlichen Beitrag zu den theoretischen Grundlagen der Psychosomatik geliefert (u.a. ALEXANDER 1951; VON UEXKÜLL 1979). Die bisherigen Berichte über psychoanalytische Behandlung psychosomatischer Störungen liegen vorwiegend in Form von mehr oder weniger anekdotisch berichteten Einzelfällen vor. Die wenigen größeren Studien sind leider meist methodisch mangelhaft und geben zu vielerlei Einwänden Anlaß (siehe Kapitel 2). Vor allem die Erfolgskontrolle ist meist nicht überprüfbar. Dies ist teilweise darauf zurückzuführen, daß von psychoanalytisch-orientierten Forschern eine Veränderung der Symptomatik als Erfolgskontrolle abgelehnt wird. Ein «symptomatischer Heilerfolg» könne darüber hinwegtäuschen, daß die zugrundeliegende neurotische Persönlichkeitsstruktur unverändert blieb, und daher könne die krankhafte Symptomatik nicht als alleiniges Therapieziel angesehen werden (DÜHRSSEN 1972).

Während jedoch die Veränderung der Symptomatik relativ einfach und valide überprüfbar ist, kann die Veränderung einer «neurotischen Persönlichkeitsstruktur» wohl nur subjektiv beurteilt werden. Wie sollte zum Beispiel folgendes Zielkriterium (BOEHM, RITTMEISTER und J.H. SCHULTZ, zitiert nach DÜHRSSEN 1972, S.384) objektiv überprüft werden: «Von Heilung nach psychotherapeutischer Behandlung darf nur gesprochen werden, wenn der Kranke nicht nur selbstverständlich jederlei eigentliche neurotische Bildung völlig verloren hat, sondern wenn er allen inneren und äußeren Anforderungen des Lebens gegenüber sich völlig frei, natürlich, lebendig und entsprechend verhält und auch bei außergewöhnlichen Lebensbelastungen die Reaktionen eines Gesunden, nicht irgendwelche neurotischen Erscheinungen darbietet»?

Anhand der bisher vorliegenden Berichte und Studien kann wenig über eine allgemeine Wirksamkeit psychoanalytisch-orientierter Verfahren bei der Behandlung psychosomatischer Störungen ausgesagt werden. Es lassen sich auch keine klaren Kriterien für die differentielle Indikation zu unterschiedlichen analytischen Therapieformen wie analytischer Kurztherapie, Gruppentherapie usw. angeben. Dazu fehlen gut kontrollierte empirische Studien, die den im vorigen Abschnitt genannten methodischen Kriterien genügen. Von Analytikern selbst wird die Effektivität ihrer Verfahren unterschiedlich eingeschätzt. Während z. B. MALAN (1973) bei einem Überblick über mehrere therapeutische Studien zu der Schlußfolgerung gelangt, daß es deutliche Zeichen für die Wirksamkeit dynamischer Psychotherapie bei psychosomatischen Störungen gebe, spricht WESIACK (1975) von vielen noch weitgehend unbefriedigend gelösten therapeutischen Problemen bei der Behandlung chronischer psychosomatischer Erkrankungen.

5. Indikation zu verhaltenstherapeutisch orientierten Verfahren

Verhaltenstherapeutisch orientierte Therapieverfahren wie instrumentelles und klassisches Konditionieren, Systematische Desensibilisierung, Biofeedback, Kognitive Verfahren wie kognitive Restrukturierung und Rational Emotive Therapie, Training sozialer Kompetenz usw. haben zunehmend erst seit etwa 15 Jahren Anwendung bei psychosomatischen Störungen gefunden.

Die bis heute vorliegenden verhaltenstherapeutischen Studien erreichen zwar im Durchschnitt einen deutlich höheren methodischen Standard als entsprechende Studien anderer therapeutischer Richtungen, doch fehlen meist auch hier langfristige Katamnesen, die erst eine Aussage über dauerhafte Therapieerfolge erlauben.

Wir (HAAG et al. 1981) konnten zeigen, daß die Beachtung differentieller Aspekte bei der Verhaltensmodifikation psychosomatischer Störungen zu einer Verbesserung der Therapieeffekte führen kann. Wir behandelten Patienten mit unterschiedlichen psychosomatischen Störungen (v.a. Migräne, essentielle Hypertonie und Schlafstörungen) mit drei unterschiedlichen Therapieformen (Kognitive Therapie, autonom-physiologische Therapie wie Biofeedback oder Systematische Desensibilisierung sowie Sozialtraining). Vor Therapiebeginn wurde mit Hilfe umfangreicher diagnostischer Daten für jeden Patienten eine Indikationsstellung getroffen, d.h. es wurde bestimmt, welche der drei Therapieformen unter den gegebenen Bedingungen indiziert erschien. Jeder Patient erhielt dann neben dieser für ihn indizierten Therapie noch eine der beiden anderen Therapieformen. Nach Zufall wurde die Hälfte der Patienten zuerst mit der indizierten, die andere Hälfte zuerst mit der nicht indizierten Therapieform behandelt (Cross-over-Design). Die Zeitreihenanalyse der Therapien ergab, daß *indizierte Therapien signifikant deutlichere Effekte zeigten.* Außerdem zeigte die Studie deutlich, daß auch bei der Verhaltensmodifikation psychosomatischer Störungen die *Dauer der Therapie einen wesentlichen Faktor darstellt.* Nach 20 Sitzungen waren die Erfolge deutlich größer als nach 10 Sitzungen.

Zusammenfassend kann derzeit festgestellt werden, daß es in der verhaltenstherapeutischen Behandlung psychosomatischer Störungen einige vielversprechende Ansätze gibt, wobei hier Verhaltenstherapie nicht im ursprünglichen Wortsinn zu verstehen ist. Die auf operante Methoden und Systematische Desensibilisierung beschränkte Verhaltenstherapie gehört der Vergangenheit an. Inzwischen gibt es eine Vielzahl verhaltenstherapeutisch orientierter Methoden (s.o.), und die künftige verhaltenstherapeutische Psychosomatik-Forschung sollte daher vor allem der Frage nachgehen, welche der Behandlungsmethoden bei welcher psychosomatischen Störung und bei welchen Klienten indiziert ist.

6. Indikation zu Entspannungsverfahren und Hypnose

Entspannungsverfahren und Hypnose gehören zu den am häufigsten angewandten Verfahren bei der Behandlung psychosomatischer Störungen. Meist kommen sie jedoch nicht isoliert, sondern in Kombination mit anderen Verfahren zur Anwendung. Ihre spezifische Wirksamkeit ist daher oft nicht überprüfbar, zumal auch hier kontrollierte Studien Mangelware sind.

Differentielle Fragestellungen wurden bisher kaum überprüft. Es finden sich lediglich Untersuchungen und anekdotische Erfahrungsberichte darüber, welche Patienten für die Anwendung suggestiver Verfahren besonders geeignet sind. Die Indikation für die einzelnen Verfahren wird in der Literatur meist sehr weit gestellt. So reicht z.B. der Indikationsbereich für das Autogene Training (LUTHE 1969–1973) von Hämmorrhoiden über Schnupfen bis zu zwanghafter Onanie.

Autogenes Training ist das typische Beispiel einer «Therapie für alles», obwohl es wahrscheinlich nicht für alle Probleme wirklich indiziert ist (Brengelmann 1982). Zu den Hauptindikationen des Autogenen Trainings gehören psychosomatische Störungen (Luthe und Schultz 1969). Erfolge werden vor allem bei Migräne, Obstipation, rheumatischen Symptomen und Schlafstörungen berichtet (Wiesenhütter 1975). Kontraindikationen sind nicht bekannt, doch sollte bei Patienten mit Colitis Ulcerosa wegen der möglichen negativen Wirkungen einer Gefäßerweiterung auf die Wärmeübungen im Bauchraum verzichtet werden. Nach Lohmann (1979) erlernen Patienten mit psychosomatischen Störungen das Autogene Training eher schwer. Alle Angaben zum Autogenen Training sind wegen fehlender kontrollierter Studien empirisch nicht ausreichend abgesichert.

Ähnliches gilt auch für die Anwendung des muskulären Entspannungstrainings nach Jacobson (1938) bei psychosomatischen Störungen. Oft sind die Erfolge dieses Verfahrens nicht durch Kontrollgruppen abgesichert und häufig diente es lediglich als Grundlage anderer therapeutischer Verfahren. Erfolge werden bei Asthma bronchiale, essentieller Hypertonie, Herzneurosen und Tachykardie, Migräne und Spannungskopfschmerzen berichtet (Birbaumer 1980).

Eine noch geringe empirische Absicherung besitzt auch die Anwendung von *Meditation* bei psychosomatischen Störungen. Erfolgsberichte liegen über ihre Anwendung bei essentieller Hypertonie (Benson 1975), Asthma bronchiale, Migräne und Schlaflosigkeit vor (Gräf 1978). Auch wenn die spezifische Wirkung von Entspannungsverfahren empirisch nicht gesichert ist, so lassen sich mit diesen ökonomischen und im allgemeinen unbedenklich anzuwendenden Verfahren oft Anfangserfolge erzielen oder auch Wirkungen, die denen aufwendigerer Verfahren nicht nachstehen.

Die Anwendung von *Hypnose* bei psychosomatischen Störungen hat eine lange Tradition, und über ihre Erfolge liegen vielfältige Berichte und Übersichtsartikel vor (u.a. Maher-Loughnan 1976; Spiegelberg 1968).

Die von Spiegelberg (1968) anhand fragwürdiger empirischer Grundlagen angegebenen Indikationen werden seither in der Literatur immer wieder zitiert. Danach würden Asthma bronchiale, Ulcus Pepticum, Colitis Ulcerosa, irritables Kolon, habituelle Obstipation, Ösophago- und Kardiospasmus, Herzphobie, Brady- und Tachykardie sowie juveniler Hypertonus zu den Indikationen ersten Grades der Hypnotherapie gehören. Zu denen zweiten Grades gehören nach Spiegelberg (1968) u.a. Adipositas, essentielle Hypertonie und Migräne, zu denen dritten Grades unter anderem Anorexia nervosa und chronischer Gelenkrheumatismus. Grundsätzlich kann Hypnose natürlich nur bei Patienten indiziert sein, die suggestibel bzw. hypnotisierbar sind, und das Gelingen einer Hypnose hängt weitgehend von der Mitarbeit des Klienten und von seinen Erwartungen ab

(PETZOLD und REINDELL, 1980). Kontraindiziert soll Hypnose nach Auffassung einiger Autoren bei psychotischen Patienten, bei Abneigung oder Widerwillen gegenüber der Hypnose, bei sehr ängstlichen Patienten sowie bei Patienten mit stark passiver Tendenz und Abhängigkeitsbedürfnissen sein. Empirisch nachgewiesen sind solche Kontraindikationen jedoch nicht.

Die vor allem in Deutschland praktizierte gestufte Aktivhypnose ist nach LEUNER und SCHRÖTER (1975) bei paroxysmaler Tachykardie und Asthma bronchiale der ausschließlichen Heterohypnose überlegen. Empirische Belege für solche Indikationsaussagen fehlen jedoch. Insgesamt ist zur Anwendung der in diesem Abschnitt angeführten Verfahren bei psychosomatischen Störungen zu bemerken, daß die Vielzahl der vorliegenden Erfahrungsberichte für eine grundsätzliche Wirksamkeit der Verfahren sprechen mag. Es lassen sich jedoch kaum Aussagen über spezifische oder gar differentielle Wirkungen treffen.

7. Indikation zu sonstigen Psychotherapieformen

Da die klientenzentrierte Gesprächspsychotherapie (GT) von ihrem Begründer ROGERS (1951) als auf alle Personen anwendbar angesehen wird, sind differenzierte Fragen einer Indikationsstellung in dieser Therapierichtung erst sehr spät berücksichtigt worden. Erst in den letzten Jahren findet sich zunehmend Literatur zu Fragen der Indikation in der Gesprächstherapie (u.a. MINSEL 1979; ZIELKE 1979).

Über die Erfolge von Gesprächspsychotherapie bei psychosomatischen Patienten ist fast nichts bekannt, obwohl sie bei diesen Patienten häufig angewandt wird. Die Anwendung von Gesprächstherapie setzt jedoch keine symptomspezifische Diagnose voraus, und Ziel der Behandlung ist nicht eine Veränderung der Symptomatik, sondern es werden Ziele angestrebt wie «die vermehrte Akzeptierung der eigenen Gefühle, größeres Selbstvertrauen und Selbststeuerung, verminderte Diskrepanz zwischen Ideal- und Selbstkonzept» (u.a. BOMMERT 1977). Nach MINSEL und LANGER (1974) erwies sich Gesprächspsychotherapie allerdings bisher bei der Behandlung psychosomatischer Störungen als wenig erfolgreich. VOLGER und SCHULZ (1980) machten bei Kopfschmerzpatienten die Erfahrung, daß viele Patienten mit dem klassischen gesprächspsychotherapeutischen Angebot wenig oder nichts anzufangen wußten und bei den Therapeuten sich Gefühle wie Resignation, Hoffnungslosigkeit, Desinteresse und Langeweile einstellten.

Nach diesen wenigen bisher vorliegenden Ergebnissen ist eine Wirksamkeit von GT bei psychosomatischen Störungen noch nicht beurteilbar, doch sind die ersten Ansätze nicht ermutigend, sondern eher negativ.

Familientherapie: Ziel familientherapeutischen Vorgehens ist die Analyse und Veränderung von Mustern der Familieninteraktion, welche die Symptome bedingen und/oder aufrechterhalten. Daraus läßt sich eine allgemeine Indikationsstellung zur Familientherapie ableiten, nämlich das Vorhandensein einer gestörten familiären Interaktion bzw. Kommunikation.

Familientherapeutisches Vorgehen findet in der Psychosomatik eine zunehmende Bedeutung (z.B. STIERLIN und WIRSCHING 1980). In den letzten beiden Jahrzehnten wurde Familientherapie u.a. bei Asthma bronchiale (u.a. MINUCHIN et al. 1975) und Anorexia nervosa (u.a. ROSMAN, MINUCHIN und LIEBMAN 1975) angewandt.

Zum jetzigen Zeitpunkt liegen nur Einzelfallstudien und mehr oder weniger unkontrollierte Studien zur Familientherapie vor, so daß noch keine Aussagen bezüglich einer differentiellen Indikation getroffen werden können. Der Einbezug der Familie in verhaltenstherapeutische Programme ist seit deren Beginn selbstverständlich, so daß schwer abgeschätzt werden kann, welche Indikationsstellungen dafür spezifisch ist.

Zur Anwendung weiterer psychotherapeutischer Verfahren wie Bioenergetik, Gestalttherapie, Psychodrama und transaktionaler Analyse sind keine kontrollierten empirischen Befunde bekannt.

8. Psychotherapie bei kardiovaskulären Störungen

8.1. Essentielle Hypertonie

Die wenigen vorliegenden Berichte über die Behandlung von Hypertonikern mit *psychoanalytisch* orientierten Methoden sprechen teilweise für eine fehlende (KOLB 1968) oder sogar negative (TITCHENER, SHELDON und ROSS 1959) Wirkung dieser Verfahren.

Von *verhaltenstherapeutischer* Seite wurde bisher vor allem Blutdruck-Feedback und Entspannung angewandt. Die technische Seite der Blutdruckrückmeldung ist noch unbefriedigend, da der Blutdruck auf unblutige Weise nur schwer kontinuierlich rückgemeldet werden kann. Bisher kam vor allem die von der Gruppe um SHAPIRO entwickelte «constant-cuff»-Methode (SHAPIRO, TURSKY und SCHWARTZ 1969) zum Einsatz. Hierbei wird der Manschettendruck über einen gewissen Zeitraum konstant auf einem bestimmten Niveau gehalten, das dem mittleren systolischen oder diastolischen Blutdruck des Patienten entspricht. Übersteigt sein Blutdruck diesen Wert, erhält der Patient Rückmeldung. Nach jeweils etwa 50 Herzschlägen wird der Manschettendruck neu dem mittleren systolischen oder diastolischen Druck angeglichen. Bei der halbkontinuierlichen Blutdruckrückmeldung (automatisches Manschettenaufpumpen im Abstand von 1, 2 oder mehr Minuten) geht dagegen eventuell wertvolle Information verloren, und das Verfahren wird daher nur selten angewandt. Größere Erwartungen werden an die technische Weiterentwicklung der indirekten Blutdruckmessung über die Pulswellengeschwindigkeit geknüpft (Walsh, Dale und Anderson 1977). Studien über die Effektivität von Blutdruck-Feedback wurden u.a. durchgeführt von Blanchard et al. (1979), Frankel et al. (1978) sowie Surwit, Shapiro und Good (1978). Obwohl außer den genannten noch viele weitere Studien zur Blutdruckrückmeldung durchgeführt wurden, sind derzeit noch keine endgültigen Aussagen über deren Wirksamkeit möglich. Hierzu sind die Studien teilweise methodisch zu mangelhaft (v.a. wegen fehlender Katamnesen), und die erzielten Blutdrucksenkungen oft nicht anhaltend und teilweise sehr gering. Dort, wo statistisch signifikante Erfolge erzielt werden konnten, sind diese oft klinisch von geringer Bedeutung (z.B. Senkung des Blutdrucks nur um wenige Millimeter Hg auf weiterhin deutlich hypertone Werte). Es wäre aber sicherlich auch verfrüht, Blutdruck-Feedback als wirkungslos zu bezeichnen oder ihm nur Placebo-Wirkung zuzuschreiben.

Die überzeugendsten Effekte in der Hypertoniebehandlung konnte bisher Ch. Patel (1977) mit einer Kombination aus Biofeedback der elektrischen Hautleitfähigkeit (PGR), Frontalis-EMG-Feedback, Informationen über die Ursachen des Hochdrucks, Entspannung, Atemübungen und Meditation erzielen, wobei bei diesem kombinierten Behandlungsprogramm nichts über die Wirksamkeit einzelner Elemente ausgesagt werden kann. Frankel et al. (1978) konnten mit einem ähnlichen Behandlungsprogramm die Erfolge allerdings nicht wiederholen, und es ist mit Vaitl (1982) zu vermuten, daß nicht zuletzt das persönliche Engagement, mit dem Frau Patel ihr Behandlungsprogramm in ihrer Allgemeinärztlichen Praxis einsetzt, den Erfolg unterstützt hat, da die Kontrollgruppen auch von ihr behandelt wurden.

Unterschiedliche Entspannungsmethoden (Autogenes Training, muskuläre Entspannung nach Jacobson, Meditation, Yoga) wurden vielfach bei der Hypertoniebehandlung angewandt, u.a. von Benson et al. (1974) sowie Stone und DeLeo (1976).

Die von Luthe und Schultz (1969) zitierten Arbeiten über die Anwendung von Autogenem Training sind leider methodisch unzureichend, und ihre Ergebnisse können daher nicht wirklich kritisch eingeschätzt werden. Die Wirksamkeit von Entspannungstherapien scheint insgesamt eher größer als die der Biofeedback-Behandlungen.

Die Studie von Esler et al. (1977, S.251) legt nahe, Untergruppen von Hypertonikern aufgrund von physiologischen und psychologischen Variablen zu bilden. Bei dieser Studie fand sich ein Zusammenhang zwischen

Reninspiegel und unterdrückter Aggressivität, und es ließen sich zwei Gruppen von Hypertonikern bilden: eine mit hohem Reninspiegel und hohem Maß an unterdrückter Aggressivität und eine Gruppe mit niedrigem Reninspiegel und geringem Maß an unterdrückter Aggressivität. Die zu vermutende differentielle Wirksamkeit psychotherapeutischer Verfahren bei diesen beiden Gruppen wurde bisher noch nicht empirisch überprüft.

Zur Anwendung von *Hypnose* bei essentieller Hypertonie liegen bisher nur wenige Studien vor (z.B. FRIEDMAN und TAUB 1977), deren Aussagen jedoch wegen methodischer Probleme nicht berücksichtigt werden können. Studien mit Berücksichtigung *differentieller Aspekte* liegen bisher fast nicht vor. Lediglich RICHTER-HEINRICH et al. (1975) stellten fest, daß die Erfolge von Blutdruck-Feedback bei emotional labilen Patienten (gemessen mit dem FPI) geringer sind als bei emotional stabilen.

Ausführliche Übersichten finden sich u.a. bei FRUMKIN et al. (1978), sowie VAITL (1982).

Zusammenfassend kann derzeit über die Wirksamkeit von Biofeedback und Entspannung bei essentieller Hypertonie kein endgültiges Urteil gefällt werden. Als alleinige Behandlungsmethoden (neben der Reduktion von Streß, Körpergewicht und Salzverbrauch) ohne medikamentöse Unterstützung führen diese Verfahren offensichtlich nur bei einem Teil der Patienten zu einem klinisch befriedigenden Erfolg.

8.2. Herzrhythmusstörungen und Herzneurose

Bestimmte Rhythmusstörungen des Herzens (Reizbildungsstörungen) sind ebenfalls psychologischer Behandlung zugänglich. Vor allem ENGEL (1977) und Mitarbeiter behandelten Patienten mit unterschiedlichen Herzrhythmusstörungen mit Biofeedback (Rückmeldung der Herzrate).

Nach BRÄUTIGAM und CHRISTIAN (1981, S.117) werden diejenigen Herzneurosen erfolgreich in psychoanalytischer Einzel- und Gruppentherapie behandelt, «die früh in Behandlung kommen, noch relativ jung und elastisch sind, bei denen noch keine große Krankheitsarbeit zu negativen Fixierungen geführt hat, die sich in ihrer Lebenshaltung noch nicht völlig eingeschränkt haben und zur Einsicht fähig sind». Worauf diese differentiellen Aspekte gründen, bleibt unklar. Entsprechende Studien werden nicht zitiert. VAITL, KENKMANN und KUHMANN (1979) hatten bei dieser Störungsform erfolgreich Entspannungsverfahren, Selbstkontrollstrategien und Biofeedback angewandt, wobei sich die drei Verfahren in ihrer Wirksamkeit nicht unterschieden.

9. Psychotherapie bei Asthma bronchiale

Berichte über die Behandlung von Asthma bronchiale mit *psychoanalytisch orientierten Therapieverfahren* liegen unter anderem vor von DÜHRSSEN (1972), JORES und VON KEREKJARTO (1967) sowie KÄCHELE und SCHORS (1981). Dabei handelt es sich meist nicht um kontrollierte Studien, sondern um mehr oder weniger anekdotisch berichtete Fallstudien. Trotz der vor allem bei jugendlichen Asthmatikern bekannt hohen spontanen Remissionsrate fehlen Kontrollgruppen, die Erfolgskriterien sind meist nur subjektiv oder werden gar nicht erwähnt, und unterschiedliche Therapieelemente werden teilweise so vermengt (z.B. bei JORES und VON KEREKJARTO 1967), daß die Beurteilung der Wirksamkeit psychoanalytischer Intervention unmöglich wird. Zwei Studien mit Gruppenpsychotherapie bei Asthma bronchiale werden häufig zitiert: diejenige von SCLARE und CROCKET (1957) sowie von GROEN und PELSER (1960). Die erstere zeigte keine unterschiedliche Wirksamkeit zwischen reiner Pharmakotherapie (Corticosteroide) und einer Kombination aus Psycho- und Pharmakotherapie. GROEN und PELSER (1960) verglichen bei einer großen Zahl von Patienten eine Kombination aus Gruppentherapie, Pharmakotherapie und symptomatischer Therapie mit reiner Pharmakotherapie und rein symptomatischer Therapie, wobei die Kombinationstherapie signifikant erfolgreicher abschnitt als die beiden anderen Therapien. Bei beiden Studien liegen jedoch erhebliche methodische Mängel vor. So war z.B. bei GROEN und PELSER die erfolgreiche Gruppe im Durchschnitt fünf Jahre jünger als die anderen Gruppen. Die allgemeine Indikation von Gruppentherapie bei Asthma läßt sich daher aufgrund der bisher vorliegenden Ergebnisse nicht rechtfertigen.

Asthma bronchiale gehört vor allem bei Kindern zu den am häufigsten *verhaltenstherapeutisch* behandelten psychosomatischen Störungen. Zur Anwendung kamen vor allem *Systematische Desensibilisierung* (u.a. MOORE 1965; YORKSTON et al. 1974), *operante Techniken* (u.a. DANKER et al. 1975; KHAN, STAERK und BONK 1973) sowie *Atemwiderstands- oder EMG-Biofeedback* (u.a. KOTSES et al. 1978, sowie VACHON und RICH 1976). Alle angeführten Methoden erwiesen sich in den teilweise gut kontrollierten Studien als wirksam. Lediglich Selbstsicherheitstraining scheint nach HOCK et al. (1978) zumindest bei Kindern eher kontraindiziert zu sein. Teilweise sind die erzielten Erfolge jedoch klinisch nicht befriedigend, und wegen fehlender langfristiger Nachuntersuchungen lassen sich keine Aussagen über dauerhafte Erfolge treffen.

Ähnliches läßt sich über die Effektivität von *Entspannungsverfahren* bei Asthma bronchiale sagen. Meist wurde bisher muskuläre Entspannung nach JACOBSON, auch in modifizierter Form oder kombiniert mit Elementen des Autogenen Trainings angewandt (u.a. ALEXANDER, CROPP und CHAI 1979; HOCK et al. 1978, sowie MOORE 1965). Über die Anwendung des *Autogenen Trainings* berichten unter anderem LUTHE und SCHULTZ (1969) sowie SCHAEFFER und FREYTAG-KLINGER (1975), über die der Transzendentalen Meditation unter anderem ERSKINE-MILLIS und SCHONELL (1979). Faßt man deren Ergebnisse zusammen, so scheinen die Methoden mit mentaler Entspannung (Autogenes Training und Transzendentale Meditation) sowie mit Biofeedback unterstützte Entspannung der rein muskulären Entspannung überlegen zu sein und zu klinisch bedeutsamen Verbesserungen zu führen (ERSKINE-MILLIS und SCHONELL 1981). Besonders erfolgreich ist Entspannung bei Kindern mit eher leichter Symptomatik (FLORIN 1980a).

Die zahlreichen Berichte über die Behandlung von Asthma durch Hypnose (u.a. ARONOFF, ARONOFF und PECK 1975, sowie PHILIPP, WILDE und DAY 1972) weisen meist erhebliche methodische Mängel auf. Es hat den Anschein, als ob auch hier vor allem jüngere Patienten am erfolgreichsten sind, vor allem wenn sie tägliche Selbsthypnose durchführen.

Studien zur *Familientherapie* bei Asthma bronchiale wurden unter anderem von MINUCHIN et al. (1975) sowie ULRICH und TANELI (1976) durchgeführt. Die Anzahl der Studien ist noch zu gering und deren Methodik vor allem auch wegen fehlender langfristiger Katamnesen problematisch, so daß die Wirksamkeit familientherapeutischen Vorgehens derzeit nicht beurteilt werden kann.

Differentielle Aspekte der psychotherapeutischen Asthmabehandlung werden unter anderem von KHAN (1977) sowie PURCELL et al. (1969) betont. PURCELL et al. (1969) konnten durch eine psychologische Indikationsstellung vorhersagen, bei welchen asthmatischen Kindern eine bestimmte therapeutische Intervention besonders erfolgreich sein wird. Sie wiesen nach, daß sich bei Kindern mit überwiegend emotional ausgelösten Asthmaanfällen ein deutlicher Therapieerfolg (7 von 13 signifikant verbessert) durch Trennung dieser Kinder von den Eltern erzielen läßt, während die Trennung bei Kindern, deren Anfälle überwiegend allergisch oder infektiös ausgelöst werden, erfolglos bleibt (nur 1 von 12 verbessert). KHAN (1977) bildete zwei Untergruppen von Asthmatikern. Die eine reagierte in einer suggestiven Testsituation mit Bronchiokonstriktion, die andere nicht. Durch Bronchodilatationstraining verbesserten sich alle Patienten der Experimentalgruppe, in der unbehandelten Kontrollgruppe jedoch nur die in der Testsituation suggestiblen. Zusammenfassend läßt sich zur psychotherapeutischen Behandlung des Asthma bronchiale derzeit feststellen, daß zwar ermutigende Erfolgsberichte vorliegen, diese jedoch einer wirklich gesicherten Grundlage noch entbehren. Die Erfolge sind oft nur subjektiv oder statistisch, nicht aber klinisch bedeutsam, und Kontrollgruppen und langfristige Nachuntersuchungen fehlen überwiegend. Die Beurteilung der Erfolge psychologischer Behandlung bei Asthma bronchiale wird dadurch erschwert, daß meist erst schwere, chronifizierte Fälle einer psychotherapeutischen Behandlung sozusagen «als letzte Hoffnung» zugeführt werden. Am erfolgversprechendsten scheinen Systematische Desensibilisierung, operante Techniken, mentale Entspannungsverfahren wie Autogenes Training und Transzendentale Meditation, Biofeedback des Atemwiderstandes sowie bei sehr suggestiblen Patienten auch Hypnotherapie zu sein.

Allgemein läßt sich nach den vorliegenden Ergebnissen feststellen, daß die Erfolge umso geringer sind, je älter die Patienten, je stärker sie auf Anzeichen von Anfällen mit «panischer Angst» reagieren, je schwerer und chronifizierter die Symptomatik und je intensiver die Beeinflussung durch Pharmazeutika, vor allem durch Corticosteroide.

Übersichtsarbeiten liegen u.a. vor von GROEN (1976), zum Asthma bei Kindern von FLORIN (1980b), zur Verhaltenstherapie von KNAPP und WELLS (1978) und zu Entspannungsmethoden von ERSKINE-MILLIS und SCHONELL (1981).

10. Psychotherapie bei gastrointestinalen Störungen

Zur psychologischen Behandlung gastrointestinaler Störungen (Magen- und Zwölffingerdarmgeschwüre, Reizkolon, Colitis ulcerosa, M.Crohn = Ileitis terminalis) liegen bisher überraschend wenig Untersuchungen vor.

Magen- bzw. Zwölffingerdarmgeschwüre wurden *psychoanalytisch* unter anderem von GLEN (1968) und ORGEL (1958) behandelt. Die methodisch bessere Studie von GLEN ergab keine signifikanten Unterschiede gegenüber einer Gruppe, die mit Medikamenten, Diät und Beratung behandelt wurde. Zur Behandlung von Colitis ulcerosa liegen psychoanalytische Studien unter anderem von FREYBERGER (1969) sowie O'CONNOR, DANIELS und FLOOD (1964) vor. Deren Ergebnisse sprechen zwar für die Effektivität analytischer Psychotherapie, doch muß diese Aussage wegen methodischer Unzulänglichkeiten der Studien in Frage gestellt werden. Dies gilt auch für die Anwendung von Katathymem Bilderleben bei Colitis ulcerosa (WILKE 1979). Als Prädiktoren eines Mißerfolges analytischer Therapie bei Colitis ulcerosa gelten nach KARUSH et al. (1968) die Schwere der Psychopathologie (z.B. Schizophrenie), deutliche Ich-Schwäche, sekundärer Krankheitsgewinn sowie Abhängigkeitstendenzen und passive Hilflosigkeit.

FREYBERGER, WELLMANN und ZIEGLER (1982) betonen die Bedeutung differentieller Betrachtungsweisen aus psychoanalytisch-psychodynamischer Sicht. Während nach ihren Erfahrungen Colitispatienten in der überwiegenden Mehrzahl für eine Psychotherapie motiviert sind, fanden sie bei Patienten mit M. Crohn drei Untergruppen. Die Therapeuten erlebten die erste Gruppe als einsam und unverstanden und für eine Psychotherapie motiviert, und es bestanden relativ günstige Bedingungen für eine psychodynamisch orientierte Therapie. Eine gleich große zweite Gruppe zeigte u.a. Züge «seelischer Leere», fehlendes Konfliktbewußtsein und ausgeprägte Kontaktstörungen. An einer psychotherapeutischen Behandlung war diese Gruppe nicht interessiert. Zwischen diesen beiden Extremen gibt es nach FREYBERGER et al. noch eine große dritte Gruppe mit fließenden Übergängen, die ebenfalls durch das Fehlen einer dauerhaften psychotherapeutischen Motivation gekennzeichnet ist.

Aus den negativen Ergebnissen ihrer psychotherapeutischen Bemühungen (77,7% der Patienten mit M. Crohn lehnten eine Psychotherapie ab oder brachen sie vorzeitig ab) ziehen die Autoren die Schlußfolgerung, daß bei den meisten Patienten mit M. Crohn im Gegensatz zu Patienten mit Colitis ulcerosa ein supportiv-psychotherapeutischer Ansatz mit nachfolgender Konfliktbearbeitung nicht indiziert ist. Eine weitere empirische Überprüfung dieser differentiellen Aspekte steht noch aus.

Verhaltenstherapeutische Ansätze zur Behandlung von Magengeschwüren liegen unter anderem von ALEO und NICASSIO (1978) sowie von BEATTY (1976) vor. Zur Anwendung kamen dabei vor allem EMG-Biofeedback des m. frontalis und kognitive Strategien. Die Anzahl der mit diesen Methoden erfolgreich behandelten Patienten ist noch zu klein, um gültige Aussagen treffen zu können.

WHITEHEAD, RENAULT und GOLDIAMOND (1975) konnten ermutigende Ergebnisse mit der Rückmeldung von pH-Veränderungen des Magensaftes über eine in den Magen eingeführte Schlauchsonde erzielen. In ähnlicher Weise versuchte WELGAN (1977) durch kontinuierliches Absaugen von Magensaft und Rückmeldung dessen Säuregehaltes bei Patienten mit Ulcus Duodeni eine Säurereduktion zu erreichen.

Weitere Biofeedbackansätze sind bei Colitis ulcerosa die Rückmeldung des Druckes im Kolon durch einen eingeführten Ballon (BUENO-MIRANDA, CERULLI und SCHUSTER 1976) sowie die Rückmeldung von Darmgeräuschen zur Behandlung des Reizkolons (u.a. FURMAN 1973; JÄGER 1981). GREGORY (1978, zitiert nach WHITEHEAD et al. 1978) behandelte drei Patienten mit Colitis ulcerosa und zwei Patienten mit M. Crohn erfolgreich mit Handtemperatur- und Hautwiderstands-Biofeedback.

Die genannten Studien brachten zwar Hinweise auf die Wirksamkeit dieser Verfahren, doch bedürfen die Methoden noch weiterer klinischer Überprüfung. Zusammenfassende Übersichten zur Anwendung von Biofeedback bei gastrointestinalen Störungen liegen von WHITEHEAD et al. (1978) sowie HÖLZL (1981) vor.

Über die Anwendung von Autogenem Training finden sich einige Einzelfallberichte (LUTHE und SCHULTZ 1969). Muskuläre Entspannung und Desensibilisierung wurde unter anderem von COHEN und REED (1968) angewandt. Über familientherapeutische Ansätze berichten u.a. LIEBMAN, HONIG und BERGER (1976).

Nach den wenigen bisher vorliegenden Ergebnissen zur Behandlung gastrointenstinaler Störungen scheint vor allem die Anwendung von Biofeedbackverfahren erfolgversprechend zu sein (bei Ulcera EMG- und Magensäure-Biofeedback, bei Colitis Rückmeldung des Darmdruckes und bei Reizkolon die Rückmeldung von Darmgeräuschen).

11. Psychotherapie bei Kopfschmerzen

Über die Behandlung von Kopfschmerzen liegt eine große Zahl von Studien vor. Unter anderem wegen des bei Schmerzpatienten meist großen Leidensdruckes gehören diese zu den am häufigsten psychotherapeutisch behandelten Patienten.

Psychoanalytische Studien liegen unter anderem von WOLFF (1982), BEYME (1976) sowie LAMBLEY (1976) vor, wobei letzterer ein psychodynamisch orientiertes Verfahren mit einem Assertivitätstraining kombinierte. WOLFF (1972) geht davon aus, daß bei rigiden, zwanghaften Migränepatienten Aktivität und aggressive Aspekte von seiten des Therapeuten günstig seien und daher Psychoanalyse wegen der Passivität des Therapeuten nicht indiziert sei. Empirisch überprüft sind solche Vermutungen nicht, und man könnte im Gegensatz dazu vermuten, daß Aktivität und Aggressivität des Therapeuten bei der massiven Abwehrstruktur und den Verleugnungs- und Verdrängungstendenzen vieler Migränepatienten eher kontraindiziert sei. BEYME (1976) und LAMBLEY (1976) kombinierten erfolgreich psychoanalytische Ansätze mit verhaltensmodifikatorischen Therapieelementen.

Von *verhaltenstherapeutischer Seite liegen vor allem Berichte* über die Wirksamkeit verschiedener Biofeedbackverfahren (u.a. EMG-Biofeedback, Handerwärmungstraining, Vasokonstriktionstraining), vereinzelt auch über die Anwendung kognitiver Therapien und von Selbstbehauptungstraining vor. Mit der Rückmeldung von Muskelaktivität (EMG-Biofeedback) haben u.a. LAKE, RAINEY und PAPSDORF (1979), PHILIPS (1977) sowie STURGIS und ADAMS (1979) gearbeitet. Die vorliegenden Befunde sind widersprüchlich, doch legen z.B. die Ergebnisse von PHILIPS (1977) nahe, daß EMG-Biofeedback bei Patienten mit «reinen» Spannungskopfschmerzen und damit auch erhöhter Anspannung bestimmter Kopfmuskeln erfolgreicher ist als bei Mischformen aus vaskulären Kopfschmerzen und Spannungskopfschmerzen. Die bisher wohl am häufigsten zur Migränebehandlung angewandte Biofeedbackform stellt das Handtemperaturfeedback dar (u.a. BLANCHARD et al. 1978, sowie SARGENT et al. 1975). Bei den verschiedenen Varianten der Handtemperaturrückmeldung stand meist eine Erhöhung der Hand- bzw. Fingertemperatur im Vordergrund. Theoretisch beruht dieses Vorgehen u.a. auf der Hypothese, daß hiermit eine Umverteilung des Blutes in der Weise bewirkt werde, daß der Blutfluß im Kopf sich bei verstärkter Durchblutung der Extremitäten vermindere (u.a. SOVAK et al. 1978). Diese Hypothese kann inzwischen als widerlegt gelten (u.a. ATTFIELD und PECK 1979) und die in einigen Studien berichtete Wirksamkeit des Handerwärmungstrainings beruht offensichtlich auf unspezifischen Faktoren; methodisch gut kontrollierte Studien (u.a. BLANCHARD et al. 1978; SHAPIRO und LEHRER 1980) zeigen, daß es nicht wirksamer ist als Entspannungsverfahren, aber effektiver als Plazebo.

Mitte der 70er Jahre wurde mit der Rückmeldung der Pulsamplitude der arteria temporalis eine neue Biofeedbackmethode zur Migränebehandlung entwickelt. Diese Methode soll zu einer Vasokonstriktion der am migränösen Geschehen beteiligten Gefäße führen und damit der schmerzhaften Vasodilatation entgegenwirken. Die Wirkung wäre somit ähnlich wie die des Ergotamins, des bisher wirksamsten Migränemedikaments. Allerdings wurde der in dieser Theorie enthaltene differentielle Aspekt, daß Vasokonstriktionstraining vor allem bei den Patienten erfolgreich sein müßte, die positiv auf Ergotamin ansprechen, bisher nicht überprüft. Die ersten Studien zum Vasokonstriktionstraining (FRIAR 1974; FRIAR und BEATTY 1976) sprachen für eine deutliche Wirksamkeit dieses Verfahrens und eine Überlegenheit gegenüber Entspannung und EMG-Biofeedback. Neuere Studien (u.a. BIRBAUMER und HAAG 1981; COHEN, MCARTHUR und RICKLES 1980; KNAPP und FLORIN 1981) konnten diese positiven Ergebnisse nicht bestätigen.

Die Untersuchungen mit positiven Ergebnissen beschränkten sich im Gegensatz zu denen mit eher negativen Ergebnissen auf nur wenige Sitzungen (meist nicht mehr als 10) und legten nur kurzfristige Katamnesen (nicht länger als vier Monate) vor. Es drängt sich die Vermutung auf, daß Vasokonstriktionstraining zu raschen Wirkungen führt, die deshalb besonders eindrucksvoll sind, weil das logische Grundprinzip dieser Methode den Patienten meist sehr einleuchtet. Das «Plazebo» besteht hauptsächlich in dem Wechsel von externaler zu internaler Attribution der Selbstregulationsfähigkeit. Die internale Zuschreibung der Kontrolle zusammen mit dem erhöhten Kontrollgefühl könnte evtl. zur Reduktion von Schmerz führen. Die physiologischen und psychologischen Ursachen der Beschwerden bleiben dabei jedoch unverändert, so daß die erzielten Erfolge meist nur von kurzer Dauer sind. Zu Beginn einer Therapie erleichtert der Glaube an ihre Wirksamkeit und das Vertrauen auf das Können des Therapeuten den Wechsel von externaler (medizinischer) und internaler (psychologischer) Attribution. Vasokonstriktionstraining könnte daher als eine initiale Therapieform vor allem bei solchen Patienten indiziert sein, die wegen ihrer medizinischen Attribution mit anderen psychotherapeutischen Verfahren kaum zu behandeln sind. Für die Bedeutung der Attribution sprechen die Ergebnisse unserer eigenen Studie (BIRBAUMER et al. 1982), bei der jene Migränepatienten die deutlichsten Erfolge zeigten, die vor Therapiebeginn ihre Beschwerden als vorwiegend psychisch verursacht ansahen.

Die oben genannten Vermutungen werden außerdem durch die Tatsache belegt, daß andere Psychotherapien, die eine Veränderung der kontrollierenden psychologischen Reize ansteuern, zu gleich guten oder sogar besseren Langzeitwirkungen führen. So veröffentlichten MITCHELL und MITCHELL (1971) zwei kontrollierte Untersuchungen über die Anwendung von Systematischer Desensibilisierung und Selbstsicherheitstraining bei Migränepatienten. Dabei erwies sich die kombinierte Desensibilisierung (Entspannungstraining, Desensibilisierung und Selbstsicherheitstraining) signifikant erfolgreicher als Systematische Desensibilisierung und Selbstsicherheitstraining allein und als keine Behandlung. Entspannung allein zeigte keine signifikante Wirkung.

Über die Wirksamkeit *kognitiver Strategien* (u.a. HUBER und HUBER 1979; KNAPP und FLORIN 1981; LAKE, RAINEY und PAPSDORF 1979) liegen noch zu wenige aussagekräftige Ergebnisse vor. *Entspannungsverfahren* sind vor allem bei Spannungskopfschmerzen indiziert, ihre Wirksamkeit bei Migräne ist umstritten. Einige der oben zitierten Studien, in denen z.B. die jeweiligen Biofeedbackverfahren mit Entspannung verglichen wurden, sprachen für eine geringere Wirkung von Entspannung, andere nicht. Wir selbst konnten keine unterschiedliche Effektivität zwischen Vasokonstriktionstraining, einem multidimensionalen psychotherapeutischen Verfahren und Entspannungstherapie finden (BIRBAUMER und HAAG 1981). Derzeit kann davon ausgegangen werden, daß die Anwendung von Entspannung bei Migräne zumindest als zusätzliche Behandlungsmaßnahme sinnvoll ist.

Auch *Hypnose* wurde verschiedentlich erfolgreich zur Behandlung von Migräne eingesetzt (u.a. DAMSBO 1979; KROGER und FEZLER 1976). Neben Hypnotisierbarkeit und Motivation hat sich dabei vor allem intensives Heimtraining als prognostisch günstig erwiesen.

Zusammenfassend läßt sich derzeit feststellen, daß bei Spannungskopfschmerzen vor allem Entspannungsverfahren und EMG-Biofeedback indiziert sind. Bei Migränepatienten sind mit dem Vasokonstriktionstraining bei vielen Patienten zumindest kurzfristig deutliche Erfolge zu erzielen, und seine Anwendung ist vor allem bei Patienten mit medizinischer Attribution angezeigt. Erst weitere Studien mit längeren Behandlungszeiten und unter Berücksichtigung differentieller Aspekte wie Attribution, Migränetypus (klassische, gewöhnliche, ophthalmoplegische Migräne usw.) und Medikamentenwirkung können Aufschluß über weitergehende Indikationsstellungen bringen. Eine Replikation und Ausdehnung der erfolgreichen Studien von Mitchell und Mitchell (1971) könnte weitere Aufschlüsse über die Wirksamkeit verhaltenstherapeutischer Maßnahmen bringen.

Ein ausführlicher Überblick über den derzeitigen Stand der Migräneforschung findet sich bei Gerber und Haag (1982), bei Williamson (1981) über die Anwendung verhaltenstherapeutischer Methoden bei Kopfschmerzen.

12. Psychotherapie bei Störungen des Eßverhaltens

12.1. Anorexia nervosa

Anorexia nervosa gehört trotz vielfältiger therapeutischer Bemühungen immer noch zu den prognostisch besonders ungünstigen psychosomatischen Erkrankungen.

Von *psychoanalytisch* orientierter Seite liegen Berichte u.a. von Bräutigam und Christian (1981), Bruch (1973) sowie Köhle und Simons (1979) vor. Klessmann und Klessmann (1975) berichten über die tiefenpsychologische Kurztherapie unter Anwendung des Katathymen Bilderlebens. Die berichteten Erfolge sind wenig befriedigend, und von einigen Autoren (z.B. Fichter 1980) wird psychoanalytisches Vorgehen wegen der mangelnden Motivation der Patienten als wenig geeignet angesehen.

Verhaltenstherapeutische Studien wurden u.a. von Eckert et al. (1979), Fichter (1980, 1982) sowie Garfinkel, Moldofsky und Garner (1977) durchgeführt. Mit den angewandten Methoden (u.a. operante Konditionierung, Selbstkontrollmaßnahmen, Aufbau sozialer Fertigkeiten) konnte während der meist stationären Behandlung bei der Hälfte bis zwei Drittel der Patienten eine statistisch und klinisch bedeutsame Gewichtszunahme erzielt werden. Wurden allerdings längerfristige Nachuntersuchungen durchgeführt, so erwiesen sich die Erfolge dann als wenig stabil, wenn die Patienten nicht ambulant weiterbetreut wurden. Das in einigen verhaltenstherapeutischen Studien auf Gewichtszunahme beschränkte Therapieziel wurde von Bruch (1974) kritisiert. Ihre Behauptung, daß verhaltenstherapeutische Behandlung von Anorexia nervosa zu psychischen Schäden (Depressivität, suizidalen Tendenzen) führe, wurde bisher empirisch nicht bestätigt.

Gewichtszunahme bleibt das wichtigste Teilziel, das nach MEERMANN und VANDEREYCKEN (1982) vor allem durch ein konsequent durchgeführtes Verstärkerprogramm erreicht werden kann, bei dem die Autonomie des Patienten gewahrt bleibt. Zur Verhütung von Rückfällen haben sich nach FICHTER (1982) das Erlernen von Selbstkontrollstrategien, die Beteiligung der Patienten an der Gestaltung des Therapieprogrammes und der Festsetzung der Therapieziele sowie evtl. Kontingenzkontrakte als vorteilhaft erwiesen.

Für die Behandlung der übrigen Problembereiche hat sich die Kombination von stationärer mit anschließender ambulanter Verhaltens- und sonstiger Psychotherapie sowie familientherapeutisches Vorgehen als günstig herausgestellt (MEERMANN und VANDEREYCKEN 1982).

Familientherapeutische Ansätze wurden u. a. von LIEBMAN, MINUCHIN und BAKER (1974), SELVINI-PALAZZOLI (1975) sowie WEBER und STIERLIN (1982) bei Anorexia nervosa angewandt. Die bisher vorliegenden Ergebnisse sind sehr ermutigend, und die Bedeutung familientherapeutischen Vorgehens wird von vielen Autoren betont.

Die Indikation von *klientenzentrierter Gesprächstherapie* bei Magersüchtigen wird von FRANKE (1982) theoretisch begründet. Gleichzeitig betont FRANKE jedoch, daß eine Überprüfung der Wirksamkeit von Gesprächspsychotherapie noch ausstehe und dringend geboten sei. Aus der Literatur ergeben sich lediglich allgemeine prognostische Kriterien, die von KÖHLE und SIMONS (1979) zusammengefaßt wurden. Danach sind u. a. folgende Faktoren prognostisch günstig:

- früher Krankheitsbeginn (zu Beginn der Adoleszenz)
- kurze Krankheitsdauer bei Behandlungsbeginn
- traumatisches Ereignis vor Krankheitsmanifestation
- niedrige Werte im gesamten MMPI
- gute Anpassung in der Schule sowie höheres akademisches Leistungsniveau
- weniger Geschwister
- Heirat nach Erkrankung

Als prognostisch ungünstig erwiesen sich unter anderem:

- extremer Gewichtsverlust
- Vielzahl somatischer Beschwerden
- unwillkürliches Erbrechen
- starker Laxantienabusus
- hoher Neurotizismus
- Suizidversuch
- höheres Alter der Mutter bei Geburt
- höhere Depressionswerte der Eltern
- gestörte Beziehung zu anderen Familienmitgliedern.

Übersichtsartikel liegen unter anderem von BEMIS (1978), FLORIN (1980b) sowie KÖHLE und SIMONS (1979) vor. Eine umfassende Darstellung von Ursachen und Behandlung der Anorexia nervosa findet sich bei MEERMANN (1982).

12.2. Fettsucht

Bei der Behandlung von Fettsucht haben sich psychoanalytische Therapieansätze bisher als wenig erfolgreich erwiesen (STUNKARD 1979). Die Verhaltenstherapie hat der Adipositasbehandlung wesentliche Impulse vermittelt, auch wenn die ersten Erfolgsberichte (STUART 1967) später nicht voll bestätigt werden konnten. Zu den erfolgreichen verhaltenstherapeutischen Methoden gehören vor allem die Reizkontrolle (Verminderung von appetitauslösenden Situationen) sowie Selbstkontrollmaßnahmen. Mit Selbstkontrollstrategien sind grundsätzlich bessere Erfolge als mit aversiven Techniken zu erzielen. Lediglich beim Auftreten plötzlicher Freßattacken können aversive Maßnahmen kurzfristig indiziert sein.

Mit verhaltenstherapeutisch orientierten Methoden läßt sich ein zufriedenstellender Erfolg, d.h. eine langfristige Gewichtsreduktion um mehr als 10 kg derzeit bei etwa 50% der Fettsüchtigen erreichen (PUDEL und MEYER 1981). Wichtig ist hierbei, daß die Behandlung über das Erreichen des Zielgewichts hinaus fortgeführt wird.

Einen umfassenden Überblick über verhaltenstherapeutisch orientierte Arbeiten gibt PUDEL (1981). Wesentliche Fortschritte bei der Behandlung der Adipositas konnten durch die Einführung von Gruppentherapien (u.a. LEVITZ und STUNKARD 1974) und hier vor allem durch interdisziplinäre Gruppen unter Mitarbeit von Psychologen, Internisten und Diätassistenten (u.a. BENGEL 1982; KOCH, KAHLKE und GROMUS 1980) erzielt werden.

Differentielle Aspekte werden von PUDEL und MEYER (1981) berücksichtigt, wenn sie davon ausgehen, daß z.B. bei Frauen, die innerhalb ihrer Familie keine Möglichkeit zur Verwirklichung eigener Wünsche (zu denen auch die schlanke Figur zählt) sehen, zusätzlich zu den üblichen verhaltenstherapeutischen Methoden ein familientherapeutisches Vorgehen oder auch ein Selbstsicherheitstraining indiziert sein könnte. Außerdem ist ihrer Auffassung zuzustimmen, daß eine psychogenetisch sinnvolle Untergliederung der heterogenen Gruppe der Adipösen zu besseren, d.h. indizierteren Maßnahmen für bestimmte Untergruppen führen könne. Die empirische Überprüfung solcher Hypothesen ist dringend geboten.

13. Psychotherapie bei Hauterkrankungen

Die Forschung zur Psychotherapie bei Hauterkrankungen befindet sich immer noch in einem Anfangsstadium. Dies liegt vor allem daran, daß die klinische Dermatologie psychologische Faktoren und psychotherapeutische Möglichkeiten weitgehend vernachlässigt. Außerdem besteht keine Einigkeit darüber, bei welchen Hauterkrankungen psychische Faktoren bedeutsam sind. Im allgemeinen werden die Atopische Neurodermitis (endogenes Ekzem), Psoriasis, Urtikaria, periorale Dermatitis und Pruritus zu den psychisch beeinflußten Hauterkrankungen gezählt.

Behandlungsberichte liegen aus verschiedenen therapeutischen Richtungen vor. Jedoch handelt es sich meist um mehr oder weniger gut kontrollierte Einzelfälle. Die Ergebnisse aller therapeutischen Richtungen sind zwar meist positiv, doch sind sie wegen mangelhafter Methodik nicht beurteilbar. Differentielle Aspekte werden lediglich von SCHOENBERG und CARR (1963) sowie BROWN und BETTLEY (1971) erwähnt. Die von SCHOENBERG und CARR erfolgreich mit Kurzpsychotherapie behandelten Ekzempatienten unterschieden sich vor Therapiebeginn von den nicht erfolgreich behandelten durch ein höheres Maß an offener Feindseligkeit. BROWN und BETTLEY kamen aufgrund ihrer Studie zu dem Schluß, daß Kurzpsychotherapie bei Ekzempatienten nur unter Berücksichtigung differentieller Aspekte indiziert ist. Sie erzielten Behandlungserfolge nur bei hoch motivierten, «emotional verwirrten» Patienten, bei denen sich psychologische oder psychophysiologische Auslöser eruieren ließen. Bei Fehlen dieser Charakteristika führte Kurzpsychotherapie eher zu einer Symptomverschlechterung. Diese beiden Arbeiten geben erste bescheidene Hinweise auf die Bedeutung differentieller Aspekte auch bei der Psychotherapie von Hauterkrankungen.

14. Psychotherapie bei Erkrankungen des rheumatischen Formenkreises

Die im allgemeinen zum rheumatischen Formenkreis gerechneten Störungen (rheumatoide Arthritis und Weichteilrheumatismus) bilden eine äußerst heterogene Störungsgruppe. Es werden hierzu einerseits Störungen mit starken entzündlichen Symptomen (Schwellung, Schmerz, Fieber) wie z.B. der akute Gelenkrheumatismus, andererseits chronisch-degenerative Erkrankungen wie Arthrosen und Osteochondrosen oder auch der allgemein bekannte «Hexenschuß» gezählt. Dies mag einer der Gründe dafür sein, daß zwar eine Vielzahl von Hypothesen über spezifische Persönlichkeitsmerkmale, psychodynamische Faktoren usw. bei diesen Störungen existiert (u.a. BRÄUTIGAM und CHRISTIAN 1981; HERRMANN und SCHONECKE 1979), aber fast keine empirischen Befunde über die Wirksamkeit psychotherapeutischer Behandlungen vorliegen. Berichte über Gruppentherapie wurden u.a. von SCHWARTZ, MARCUS und CONDON (1978) sowie UDELMAN und UDELMAN (1978) veröffentlicht, die jedoch überwiegend anekdotischen Charakter haben.

Bei *rheumatoider Arthritis* wurden EMG-Biofeedbackbehandlungen von WICKRAMASEKERA et al. (1976) sowie Handtemperaturfeedback von DENVER et al. (1979) durchgeführt. CAUTELA (1977) behandelte Arthritis erfolgreich mit einer Kombination aus Entspannung, operantem Vorgehen und kognitiven Strategien. Relativ viele Studien wurden bisher zur Behandlung *chronischer Rückenschmerzen* (low back pain) durchgeführt. EMG-Biofeedback wurde bei diesen Beschwerden erfolgreich u.a. von FLOR (1981) sowie NOUWEN und SOLINGER (1979) angewandt, Hypnose u.a. von MELZACK und PERRY (1975).

Als sehr erfolgreich erwiesen sich multifaktorielle Behandlungsansätze, die respondente, operante und kognitive Aspekte des Schmerzes therapeutisch berücksichtigen, wobei sich die *operanten Methoden vor allem auf das offene Schmerzverhalten und die kognitiven Verfahren auf das Schmerzerleben auswirken.* Die Erfolge, die GOTTLIEB et al. (1977) mit solchen Verfahren bei Patienten mit Rückenschmerzen und KÖHLER (1981) bei Patienten mit chronischer Polyarthritis erzielen konnten, sprechen eindeutig für die Wirksamkeit dieser Verfahren.

Erste Ansätze zur Beantwortung differentieller Fragestellungen bietet die methodisch unbefriedigende Studie von RIMON (1974), der Patientinnen mit rheumatoider Arthritis sowohl psychotherapeutisch als auch mit Antidepressiva behandelte. Die rheumatische Störung besserte sich bei den Patientinnen am deutlichsten, bei denen auch die Depressivität abnahm. Die bisher vorliegenden Ergebnisse zur Psychotherapie bei Erkrankungen des rheumatischen Formenkreises zeigen deutlich, daß vor allem bei der Behandlung von Rückenschmerzen (low back pain) verhaltenstherapeutisch orientierte Verfahren (mit respondenten, operanten und kognitiven Elementen) der traditionellen medizinischen Behandlung überlegen sind.

15. Zusammenfassung

Zusammenfassend läßt sich zum derzeitigen Stand der Psychotherapieforschung in der Psychosomatik feststellen:

Interpretierbare empirische Berichte liegen außer über die Anwendung von Entspannungsverfahren über psychoanalytisch-psychodynamisch sowie über verhaltenstherapeutisch orientierte Therapieverfahren vor. Familientherapeutische Ansätze haben sich bisher bei Anorexia nervosa und Asthma bronchiale bewährt, es fehlen aber kontrollierte Studien.

Eine Reihe von Studien bestätigt die Wirksamkeit von Verhaltensmodifikation bei Störungen des Herz-Kreislaufsystems, bei Kopfschmerzen, Asthma bronchiale, Anorexia nervosa, Adipositas und chronischen Rückenschmerzen. Alle Arbeiten zeigen jedoch auch, daß einem erheblichen Teil der Patienten (zwischen 20 und 50%) mit diesen Verfahren nicht oder nur ungenügend geholfen werden kann. Dies spricht dafür, daß bei diesen Patienten andere therapeutische Verfahren indiziert sind und daß bei der Indikationsstellung differentielle Aspekte stärker berücksichtigt werden müssen.

Insgesamt ist der Wissensstand zur Psychotherapie in der Psychosomatik noch unbefriedigend. Dies ist nicht zuletzt darauf zurückzuführen, daß die Bedeutung sozialer Einflüsse und damit die psychotherapeutischen Möglichkeiten bei (psycho)-somatischen Erkrankungen in der Medizin noch weitgehend geleugnet oder vernachlässigt werden. Gleichzeitig hat die Psychotherapieforschung in der Vergangenheit größere Fortschritte u.a. dadurch verhindert, daß folgende Kriterien nicht oder zu wenig berücksichtigt wurden:

a) *die quantitative Überprüfung von Erfolgskriterien*
b) *Versuchspläne, welche die Abhängigkeit von Daten eliminieren*
c) *Versuchspläne mit sinnvollen Kontrollgruppen*
d) *Durchführung langfristiger Nachuntersuchungen*
e) *Berücksichtigung differentieller Aspekte, d.h. der physiologischen und psychologischen Heterogenität von Patienten mit psychosomatischen Störungen.*

Literatur

Aleo, S., Nicassio, P. Auto-regulation of duodenal ulcer disease: A preliminary report of four cases. Proceedings of the Biofeedback Society of America. Ninth Annual Meeting. Albuquerque, 1978, 278–281.

Alexander, F. Psychosomatische Medizin. Berlin: De Gruyter, 1951.

Alexander, A.B., Cropp, G.J., Chai, H. Effects of relaxation training on pulmonary mechanics in children with asthma. Journal of Applied Behavior Analysis, 1979, 12 (1), 27–35.

Aronoff, G.M., Aronoff, S., Peck, L.W. Hypnotherapy in the treatment of bronchial asthma. Annals of Allergy, 1975, 34, 356–362.

Attfield, A., Peck, D.F. Temperature self-regulation and relaxation with migraine patients and normals. Behavior Research and Therapy, 1979, 17, 591–595.

Baer, P.E., Collins, F.H., Bourianoff, G.G., Ketchel, M.F. Assessing personality factors in essential hypertension with a brief self-report instrument. Psychosomatic Medicine, 1979, 41, 321–330.

Baumann, U. Differentielle Therapiestudien und Indikation. In U. Baumann (Ed.) Indikation zur Psychotherapie. München: Urban & Schwarzenberg, 1981, 199–209.

BEATY, E.T. Feedback assisted relaxation training as a treatment for peptic ulcers. Biofeedback and Self Regulation, 1976, 1, 323-324.

BEMIS, U.M. Current approaches to the etiology and treatment of Anorexia nervosa. Psychological Bulletin, 1978, 85, 593-617.

BENGEL, J. Übergewicht als Risikofaktor - Möglichkeiten der verhaltenstherapeutischen Beeinflussung. In H.-H. ABHOLZ et al. (Eds.) Risikofaktorenmedizin. Konzept und Kontroverse. Berlin: de Gruyter, 1982, 219-228.

BENSON, H. The relaxation response. New York: William Morrow, 1975.

BENSON, H., ROSNER, B.A., MARZETTA, B.R., KLEMCHUK, H.M. Decreased blood pressure in pharmacologically treated hypertensive patients who regularly elicited the relaxation response. Lancet, 1974, 1, 289-291.

BEYME, F. Die Psychosomatik der Kranken mit Migräne und Kopfschmerz. In A. JORES, (Ed.) Praktische Psychosomatik. Stuttgart: Huber, 1976, 239-255.

BIRBAUMER, N., HAAG, G. Verhaltensmedizin der Migräne oder sitzt der Schmerz wirklich im Kopf? In J.C. BRENGELMANN (Ed.) Entwicklungen der Verhaltenstherapie in der Praxis. München: Röttger, 1981, 1-20.

BIRBAUMER, N., GERBER, W.D., HAAG, G., MAYER, K. Differentielle Indikation zur Psychotherapie bei Migräne. Unveröffentlichter Forschungsbericht. Tübingen: Abteilung für Klinische Psychologie, 1982.

BLANCHARD, E.B., THEOBALD, D.E., WILLIAMSON, D.A., SILVER, B.V., BROWN, D.A. Temperature feedback in the treatment of migraine headaches. A controlled evaluation. Archives of General Psychiatry, 1978, 35, 581-588.

BLANCHARD, E.B., MILLER, S.T., ABEL, G.G., HAYNES, M.R., WICKER, R. Evaluation of biofeedback in the treatment of borderline essential hypertension. Journal of applied behavioral analysis, 1979, 12, 99-109.

BOMMERT, H. Grundlagen der Gesprächspsychotherapie. Stuttgart: Kohlhammer, 1977.

BRÄUTIGAM, W., CHRISTIAN, P. Psychosomatische Medizin (3.Aufl.) Stuttgart: Thieme, 1981.

BRENGELMANN, J.C. Verhaltenstherapie künftig maßgeschneidert. Ärztliche Praxis, 1982, 34, 298-302.

BROWN, D.G., BETTLEY, F.R. Psychiatric treatment of eczema: A controlled trial. British Medical Journal, 1971, 2, 729-734.

BRUCH, H. Eating disorders. London: Routledge and Kegan Paul, 1973.

BRUCH, H. Perils of behavior modification in treatment of anorexia nervosa. Jama, 1974, 230, 1419-1422.

BUENO-MIRANDA, R., CERULLI, M., SCHUSTER, U.H. Operant conditioning of colonic motility in irratable bowle syndrome. Gastroenterology, 1976, 70, 867.

CAUTELA, J.R. The use of covert conditioning in modifying pain behavior. Journal of Behavior Therapy and Experimental Psychiatry, 1977, 8, 45-52.

COHEN, S.J., REED, J.L. The treatment of «nervous diurrhea» and other conditioned autonomic disorders by desensitization. British Journal of Psychiatry, 1968, 114, 1275-1280.

COHEN, U.J., MCARTHUR, D.L., RICKLES, W.H. Comparison of four biofeedback treatments for migraine headache: physiological and headache variables. Psychosomatic Medicine, 1980, 42, 463-480.

COLBY, K.U. Psychotherapeutic processes. Annual Review of Psychology, 1964, 15, 347-370.

DAHME, B. Zeitreihenanalyse und psychotherapeutischer Prozeß. In F. PETERMAN (Ed.) Methodische Grundlagen klinischer Psychologie. Weinheim: Beltz, 1977, 169-192.

DAMSBO, A.M. Tension headache treated with hypnosis. In G.D. BURROWS, D.R. COLLISON, L. DENNENSTEIN (Eds.) Hypnosis. Amsterdam: Elsevier/North Holland, Biomedical Press, 1979, 157-164.

DANKER, P.S., MIKLICH, D.R., PRATT, C., CREER, F.L. An unsuccessful attempt to instrumentally condition peak expiratory flow rates in asthmatic children. Journal of Psychosomatic Research, 1975, 19, 209-213.

DENVER, D.R., GROVE, R.N., LEBLOND, G., LATULIPPE, L. Behavioral Medicine: An exploratory study of medical and physiological changes in rheumatoid arthritic patients following short-term hand temperature biofeedback. In N. BIRBAUMER, H.D. KIMMEL (Eds.) Biofeedback and Selfregulation. New Jersey: Hillsdale, 1979, 437-456.

DÜHRSSEN, A. Analytische Psychotherapie in Theorie, Praxis und Ergebnissen. Göttingen: Vandenhoeck und Ruprecht, 1972.

ECKERT, E.D., GOLDBERG, S.C., HALMI, K.H., CASPER, R.D., DAVIS, J.A. Behavior Therapy in Anorexia nervosa. British Journal of Psychiatry, 1979, 134, 55-59.

ENGEL, B.T. Cardiac arrhytimias.In R.B. WILLIAMS, W.D. GENTRY (Eds.) Behavioral approaches to medical treatment. Cambridge: Ballinger, 1977, 67-76.

ERSKINE-MILLISS, J., SCHONELL, M. Relaxation therapy in bronchial asthma. Journal of Psychosomatic Research, 1979, 23, 131-139.

ERSKINE-MILLISS, J., SCHONELL, M. Relaxation Therapy in Asthma: A critical review. Psychosomatic Medicine, 1981, 43 (4), 365-372.

ESLER, M., JULIUS, S., ZWEIFLER, A., RANDALL, O., HARBURG, E., GARDINER, H., DEQUATTRO, V. Mild high-renin essential hypertension. Neurogenic human hypertension. The New England Journal of Medicine, 1977, 296 (8), 405-411.

FICHTER, M.M. Klinische Verlaufsuntersuchungen zur Verhaltenstherapie der Pubertätsmagersucht. In M. HAUTZINGER, W. SCHULZ (Eds.) Klinische Psychologie und Psychotherapie, Band 3. Tübingen: Deutsche Gesellschaft für Verhaltenstherapie, 1980, 267-276.

FICHTER, M. Zur Verhaltenstherapie und Prognose der Pubertätsmagersucht. Verlaufsuntersuchung bei Patienten mit hohem Rückfallrisiko. In R. MEERMANN (Ed.) Anorexia nervosa. Stuttgart: Enke, 1982, 238-253.

FLOR, H. Differentielle Wirksamkeit von EMG-Biofeedback und einer glaubwürdigen Pseudotherapie bei chronischen Rückenschmerzen. Tübingen: Unveröffentlichte Diplomarbeit, 1981.

FLORIN, I. Psychologische Behandlung des Asthma bronchiale bei Kindern und Jugendlichen. In P.F. SCHLOTTKE, H. WETZEL. Psychologische Behandlung von Kindern und Jugendlichen. München: Urban & Schwarzenberg, 1980a, 209-232.

FLORIN, I. Anorexia nervosa - Pubertätsmagersucht. In P.F. SCHLOTTKE, H. WETZEL (Eds.) Psychologische Behandlung von Kindern und Jugendlichen. München: Urban & Schwarzenberg, 1980b, 233-270.

FRANKE, A. Überlegungen zur Anwendung von klientenzentrierter Psychotherapie bei Anorexia nervosa. In R. MEERMANN (Ed.) Anorexia nervosa. Stuttgart: Enke, 1982, 150-157.

FRANKEL, B.L., PATEL, D.J., HOROWITZ, D., FRIEDWALD, W.D., GAARDNER, K.R. Treatment of hypertension with biofeedback and relaxation techniques. Psychosomatic Medicine, 1978, 40, 276-293.

FREYBERGER, H. Psychosomatische Therapie bei Colitis ulcerosa. Med. Klin., 1969, 64, 969-972.

FREYBERGER, H., WELLMAN, W., ZIEGLER, H. Colitis ulcerosa und Morbus Crohn. Unterschiedliche Persönlichkeitsstrukturen und Psychotherapiemaßnahmen. Der Deutsche Arzt, 1982, 10, 32-35.

FRIAR, L.R. Operant training with biofeedback of pulse amplitude decreases in normal and migraine subjects. Dissertation Abstracts International 1974, 35 (2-B), 1046/1047.

FRIAR, L.R., BEATTY, J. Migraine: Management by trained control of vasoconstriction. Journal of Consulting and Clinical Psychology, 1976, 48, 892-898.

FRIEDMAN, H., TAUB, H.A. The use of hypnosis and biofeedback procedures for essential hypertension. International Journal of Clinical and Experimental Hypnosis, 1977, 25, 335-347.

Frumkin, K., Nathan, R.J., Prout, M.F., Cohen, M.C. Nonpharmacologic control of essential hypertension in man: a critical review of the experimental literature. Psychosomatic Medicine, 1978, 40 (4), 294–320.

Furman, S. Intestinal biofeedback in functional diarrhea: A preliminary report. Journal of Behavioral Therapy and Experimental Psychiatry, 1973, 4, 317–321.

Garfinkel, P.E., Moldofsky, H., Garner, D.M. The outcome of anorexia nervosa. Significance of clinical features, body image and behavior modification. In R.A. Vigersky (Ed.) Anorexia nervosa. New York: Raven Press, 1977, 315–330.

Gerber, W.D., Haag, G.: Migräne. Heidelberg: Springer, 1982.

Glen, A.J.M. Psychotherapy and medical treatment of duodenal ulcer compared using the histamine test. Journal of Psychosomatic Research, 1968, 12, 163–169.

Gottlieb, H., Strite, L.C., Koller, R., Madorsky, A., Hockersmith, U., Kleeman, M., Wagner, I. Comprehensive rehabilitation of patients having chronic low back pain. Archives of Physical Medicine and Rehabilitation, 1977, 58, 101–108.

Gräf, D. Die Transzendentale Meditation (TM) und ihre therapeutischen Möglichkeiten. Zeitschrift für Allgemeine Medizin, 1978, 54, 701–709.

Grawe, K. Differentielle Psychotherapie I. Indikation und spezifische Wirkung von Verhaltenstherapie und Gesprächstherapie. Eine Untersuchung an phobischen Patienten. Bern: Huber, 1976.

Grawe, K. Überlegungen zu möglichen Strategien der Indikationsforschung. In U. Baumann (Ed.) Indikation zur Psychotherapie. München: Urban & Schwarzenberg, 1981, 221–251.

Groen, J.J., Pelser, H.E. Experiences with and results of group psychotherapy in patients with bronchial asthma. Journal of Psychosomatic Research, 1960, 4, 191–205.

Haag, G., Larbig, W., Birbaumer, N. Differentielle Psychotherapieindikation bei psychosomatischen Störungen: Ergebnisse einer klinisch-experimentellen Studie. In W. Zander (Ed.) Experimentelle Forschungsergebnisse in der Psychosomatischen Medizin. Göttingen: Vandenhoeck und Ruprecht, 1981, 73–76.

Haag, G., Gerber, W.D., Birbaumer, N., Mayer, K., Lutzenberger, W., Schroth, G. Differentielle Indikation zur Psychotherapie der Migräne. In H.P. Huber (Ed.) Migräne. München: Urban & Schwarzenberg, 1982, 205–232.

Halder-Sinn, P. Effektivität psychotherapeutischer Intervention. In W. Wittling (Ed.) Handbuch der klinischen Psychologie, Band 6. Hamburg: Hoffmann und Campe, 1980, 92–115.

Haley, J. Problem-Solving Therapy. New Strategies for Effective Family Therapy. San Francisco: Jossey-Bass, 1976.

Haynes, S.N., Wilson, C.C., Jaffe, P.G., Britton, B.R. Biofeedback treatment of atopic dermatitis: Controlled case studies of eight cases. Biofeedback and Self Regulation, 1979, 4 (3), 195–209.

Heigl, F. Indikation und Prognose in Psychoanalyse und Psychotherapie (2. Aufl.) Göttingen: Vandenhoeck und Ruprecht, 1978.

Herrmann, J.M., Schonecke, O.W. Rheumatoide Arthritis und Weichteilrheumatismus. In Th. v. Uexküll (Ed.) Lehrbuch der Psychosomatischen Medizin. München: Urban & Schwarzenberg, 1979, 658–667.

Hock, R.A., Rodgers, D.H., Reddi, C., Kennard, D.W. Medico-psychological interventions in male asthmatic children: An evaluation of physiological change. Psychosomatic Medicine, 1978, 40, 210–215.

Hölzl, R. Biofeedback-Therapien funktioneller Magen-Darm-Erkrankungen. In J.C. Brengelmann (Ed.) Entwicklungen der Verhaltenstherapie in der Praxis. München: Röttger, 1981, 116–127.

Holroyd, K.A. Cognition and desensitization in the group treatment of test anxiety. Journal of Consulting and Klinical Psychology, 1976, 44, 991–1001.

HUBER, H.P. Kontrollierte Fallstudie. In L.J. PONGRATZ (Ed.) Handbuch der Psychologie. Klinische Psychologie, Band 8/2. Göttingen: Hogrefe, 1978, 1153-1199.

HUBER, H.P., HUBER, D. Autogenic training and rational-emotive therapy for long-term migraine patients: an explorative study of a therapy. Behavioural Analysis and Modification, 1979, 3, 169-177.

JACOBSON, E. Progressive Relaxation. Chicago: University of Chicago Press, 1938.

JÄGER, U. Biofeedback von Darmgeräuschen zur Therapie des Colon irritabile. Unveröffentlichte Diplomarbeit, Tübingen, 1981.

JORES, A., KEREKJARTO, M. VON. Der Asthmatiker. Bern: Huber, 1967.

KÄCHELE, J., SCHORS, R. Ansätze und Ergebnisse psychoanalytischer Therapieforschung. In U. BAUMANN, H. BERBALK, G. SEIDENSTÜCKER (Eds.) Klinische Psychologie: Trends in Forschung und Praxis, Band 4. Bern: Huber, 1981, 209-257.

KARUSH, A., DANIELS, G.E., O'CONNOR, J.F., STERN, L.O. The response to psychotherapy in chronic ulcerative colitis. I. Pretreatment factors. Psychosomatic Medicine, 1968, 30, 255-276.

KHAN, A. Effectiveness of biofeedback and counter-conditioning in the treatment of bronchial asthma. Journal of Psychosomatic Research, 1977, 21, 97-104.

KIESLER, D.J. Some Myths of Psychotherapy Research and the Search for a Paradigm. Psychological Bulletin, 1966, 65, 110-136.

KLESSMAN, E., KLESSMANN, A.H. Ambulante psychosomatische Kombinationsbehandlung der Anorexia nervosa unter Einsatz des Katathymen Bilderlebens. Zeitschrift für psychosomatische Medizin und Psychoanalyse, 1975, 21, 53-67.

KNAPP, T.J., WELLS, L.A. Behavior therapy for asthma: A review. Behavior Research and Therapy, 1978, 16, 103-115.

KNAPP, T.W., FLORIN, I. The treatment of migraine headache by training in vascoconstriction of the temporal artery and a cognitive stress-coping training. Behaviour Anal. Modification, 1981, 4, 267-274.

KÖHLE, K., SIMONS, C. Anorexia nervosa. In TH. v. UEXKÜLL (Ed.) Lehrbuch der Psychosomatischen Medizin. München: Urban & Schwarzenberg, 1979, 529-556.

KÖHLER, H. Entwicklung und empirische Überprüfung eines psychologischen Schmerzbewältigungstrainings für Patienten mit chronischer Polyarthritis. Dissertation: Tübingen, 1981.

KOCH, U., KAHLKE, W., GROMUS, B. Langzeitergebnisse der Behandlung adipöser Patienten nach einem interdisziplinären gruppentherapeutischen Modell. Verhandlungen der Deutschen Gesellschaft für innere Medizin, 86. Band, München: Bergmann, 1980, 1507-1510.

KOLB, L.C. Noyes' modern clinical psychiatry. Philadelphia: Saunders, 1968.

KOTSES, H., GLAUS, K.D., BRIAL, S.K., EDWARDS, J.E., CRAWPORD, P.D. Operant muscular relaxation and peak expiratory flow rate in asthmatic children. Journal of Psychosomatic Research, 1978, 22, 17-23.

KROGER, S.W., FEZLER, W.D. Hypnosis and behavior modification. Philadelphia: Lippincott, 1976.

LAKE, A.E., RAINEY, J., PAPSDORF, J.D. Biofeedback and rational-emotive therapy in the management of migraine headache. Journal of Applied Behavioral Analysis, 1979, 12, 127-140.

LAMBLEY, P. The use of assertive training and psychodynamic insight in the treatment of migraine headache: A case study. The Journal of Nervous and Mental Disease, 1976, 163 (1), 61-64.

LEUNER, H., SCHROETER, D. Indikationen und spezifische Applikationen der Hypnosebehandlung. Bern: Huber, 1975.

LEVITZ, L., STUNKARD, A.J. A therapeutic coalition for obesity: behavior modification and patient self help. American Journal of Psychiatry, 1974, 131, 423-427.

LIEBMAN, R., MINUCHIN, S., BAKER, L. An integrated treatment program for anorexia nervosa. American Journal of Psychiatry, 1974, 131, 432–436.
LIEBMAN, R.S., HONIG, S., BERGER, H. An integrated treatment program for psychogenic pain. Family Progress, 1976, 15, 397–405.
LUBORSKY, L., SINGER, B., LUBORSKY, L. Comparative studies of psychotherapies. Archive of General Psychiatry, 1975, 32, 995–1008.
LUBORSKY, L., MINTZ, J., AUERBACH, A., PAUL, CH., BACHRACH, H., TODD, H., JOHNSON, M., COHEN, M., O'BRIEN, CH.P. Predicting the outcome of psychotherapy. Archives of General Psychiatry, 1980, 37, 471–481.
LUTHE, W. (Ed.) Autogenic therapy. Vol. I–VI. New York: Grune und Stratton, 1969–1973.
LUTHE, W., SCHULTZ, J.H. Autogenic Therapy, Volume II. Medical applications. New York: Grune und Stratton, 1969.
MAHER-LOUGHNAN, G.P. Hypno-Autohypnosis in treating psychosomatic illness. In O. HILL (Ed.) Modern trends in psychosomatic medicine. London: Butterworths, 1976, 440–456.
MALAN, P. The outcome problem in psychotherapy research. Archives of General Psychiatry, 1973, 29, 719–729.
MEERMANN, R. (Ed.) Anorexia nervosa. Stuttgart: Enke, 1982.
MEERMANN, R., VANDEREYCKEN, W. Verhaltenstherapie bei Pubertätsmagersucht. In R. MEERMANN (Ed.) Anorexia nervosa. Stuttgart: Enke, 1982, 87–107.
MELZACK, R., PERRY, C. Self-Regulation of pain: the use of alpha-feedback and hypnotic training for the control of chronic pain. Experimental Neurology, 1975, 46, 452–469.
MINSEL, W.R. Diskussionsbemerkungen auf dem Symposion «Indikation zur Therapie psychischer Störungen». Bericht über den 31. Kongreß der Deutschen Gesellschaft für Psychologie, Band 2. Göttingen: Hogrefe, 1979, 386–398.
MINUCHIN, S., BAKER, L., ROSMAN, B.L., LIEBMAN, R., MILMAN, L., TODD, TH.C. A conceptual model of psychosomatic illness in children: family organisation and family therapy. Archives of General Psychiatry, 1975, 32, 1031–1038.
MITCHELL, H.R., MITCHELL, D.M. Migraine: An exploratory treatment application of programmed behavior therapy techniques. Journal of Psychosomatic Research, 1971, 15, 137–157.
MOORE, N. Behaviour therapy in bronchial asthma: A controlled study. Journal of Psychosomatic Research, 1965, 9, 257–276.
NOUWEN, A., SOLINGER, J.W. The effectiveness of EMG Biofeedback training in low back pain. Biofeedback and Self-Regulation, 1979, 4, 103–111.
O'CONNOR, J.F., DANIELS, G., FLOOD, C. An evaluation of the effectiveness of psychotherapy in the treatment of ulcerative colitis. Annals of International Medicine, 1964, 60, 587–602.
ORGEL, S.Z. Effect of psychoanalysis on the course of peptic ulcer. Psychosomatic Medicine, 1958, 20, 117–123.
PATEL, CH.H. Biofeedback aided relaxation and meditation in the management of hypertension. Biofeedback and Self-Regulation, 1977, 2, 1–42.
PETZOLD, E., REINDELL, A. Klinische Psychosomatik. Heidelberg: Quelle und Meyer, 1980.
PHILIPS, C. The modification of tension headache pain using E.M.G. biofeedback. Behavior Research and Therapy, 1977, 15, 119–129.
PLOG, U. Differentielle Psychotherapie II. Bern: Huber, 1976.
PUDEL, U. Experimentelle Untersuchungen über das menschliche Appetitverhalten unter Streß. Zeitschrift für Psychosomatische Medizin, 1971, 17, 347–355.
PUDEL, U. Zur Psychogenese und Therapie der Adipositas (2. Aufl.) Berlin: Springer, 1981.
PUDEL, U., MEYER, J.E. Zur Pathogenese und Therapie der Adipositas. Nervenarzt, 1981, 52, 250–260.
PURCELL, K., MUSER, J., MIKLICH, D., DIETIKER, K. A comparison of psychologic findings in

variously defined asthmatic subgroups. Journal of Psychosomatic Research, 1969, 13, 67–75.
RACHMAN, S., WILSON, G.T. The effects of psychological therapy. Oxford: Pergamon Press, 1980.
RECHENBERGER, H.G. Psychosomatische Aspekte in der Therapie allergischer Atemwegserkrankungen. Psychotherapie und medizinische Psychologie, 1978, 28, 139–141.
REVENSTORF, D., KEESER, W. Zeitreihenanalyse von Therapieverläufen - ein Überblick. In F. PETERMANN, F.J. HEHL (Eds.) Einzelfallanalyse. München: Urban & Schwarzenberg, 1979, 183–228.
RICHTER-HEINRICH, E., KNUST, U., MÜLLER, W., SCHMIDT, K.H., SPRUNG, H. Psychophysiological Investigations in Essential Hypertensives. Journal of Psychosomatic Research, 1975, 19, 251–258.
RIMON, R. Depression in rheumatoid arthritis. Annuals of Clinical Research, 1974, 6 (3), 171–175.
ROGERS, C.R. Client-Centered Therapy. Boston: Houghton and Mifflin, 1951.
ROSMAN, B., MINUCHIN, S., LIEBMAN, R. Family lunch sessions: An introduction to family therapy in anorexia nervosa. American Journal of Orthopsychiatry, 1975, 45, 846–853.
SARGENT, J.D., TAYLOR, J.B., COYNE, L., THETFORD, P.E., WALTER, E.D., SEGERSON, J.A. Autogenic feedback in migraine headaches. Journal of Kansas Medical Society, 1975, 76 (11), 266–267.
SCHAEFFER, G., FREYTAG-KLINGER, H. Zur Objektivierung der Wirkungen des autogenen Trainings auf die gestörte Ventilation beim Asthma bronchiale. Psychiatrie, Neurologie und Medizinische Psychologie, 1975, 27 (7), 400–408.
SCHOENBERG, B., CARR, A.C. An investigation of criteria for brief psychotherapy of neurodermatitis. Psychosomatic Medicine, 1963, 25, 253–263.
SCHWARTZ, M.D., MARCUS, M.D., CONDON, M.D. Multidisciplinary group therapy for rheumatoid arthritis. Psychosomatics, 1978, 19, 289–293.
SCLARE, A.B., CROCKET, J.A. Group psychotherapy in bronchial asthma. Journal of Psychosomatic Research, 1957, 157.
SELVINI PALAZZOLI, M. Die Familie des Anorektikers und die Familie des Schizophrenen. Eine transaktionelle Untersuchung. Ehe, 1975, 107–116.
SHAPIRO, D., TURSKY, B., SCHWARTZ, G.E. Control of blood pressure in man by operant conditioning. Science, 1969, 163, 588–590.
SHAPIRO, S., LEHRER, P.M. Psychophysiological effects of autogenic training and progressive relaxation. Biofeedback and Selfregulation, 1980, 5, 249–256.
SLOANE, R.B., STAPLES, F.R., CRISTOL, A.H., YORKSTON, N.J., WHIPPLE, K. Patient characteristics and outcome in psychotherapy and behavior therapy. Journal of Consulting and Clinical Psychology, 1976, 44, 330–339.
SMITH, M.L., GLASS, G.V., MILLER, TH. J. The benefits of psychotherapy. London: Hopkins University Press, 1980.
SOVAK, M., KUNZEL, M., STERNBACH, R.A., DALESSIO, D.J. Is volitional manipulation of hemodynamics a valid rationale for biofeedback therapy of migraine? Headache, 1978, 18, 197–202.
SPIEGELBERG, U. Hypnose und autogenes Training in der gegenwärtigen inneren Medizin. Therapiewoche, 1968, 18, 1061–1064.
STIERLIN, H., WIRSCHING, M. Perspektiven einer Familienpsychosomatik. Psychosomatische Medizin, 1980, 9, 163–171.
STONE, R.A., DELEO, J., Psychotherapeutic control of hypertension. The New England Journal of Medicine, 1976, 294, 80–84.
STUART, R.B. Behavioral control of overeating. Behavior Research and Therapy, 1967, 5, 357–365.

STUNKARD, A.J. Fettsucht. In TH. VON UEXKÜLL (Ed.) Lehrbuch der Psychosomatischen Medizin. München: Urban & Schwarzenberg, 1979, 511–528.

STURGIS, E.T., ADAMS, H.E. Use of cephalic vasomotor and electromyogramm feedback in the treatment of migraine, muscle-contraction, and combined headaches. In N. BIRBAUMER, H.D. KIMMEL (Eds.) Biofeedback and Self-Regulation. Hillsdale: Erlbaum, 1979, 413–422.

SURWIT, R.S., SHAPIRO, D., GOOD, M.J. Comparison of cardiovascular biofeedback, neuromuscular feedback and meditation in the treatment of borderline hypertension. Journal of Consulting and Clinical Psychology, 1978, 46, 252–263.

TITCHENER, J.L., SHELDON, M.B., ROSS, W.D. Changes in blood pressure of hypertensive patients with and without group psychotherapy. Journal of Psychosomatic Research, 1959, 4, 10–12.

UDELMANN, H.D., UDELMANN, D.L. Group therapy with rheumatoid arthritic patients. American Journal of Psychotherapy, 1978, 32 (2), 288–299.

UEXKÜLL, TH.V. (Ed.) Lehrbuch der Psychosomatischen Medizin. München: Urban & Schwarzenberg, 1979.

ULRICH, I., TANELI, S. Psychotherapie bei Kindern mit Asthma bronchiale unter Einbeziehung der Familie. Praxis der Kinderpsychotherapie und Kinderpsychiatrie, 1976, 25, 4–8.

VACHON, L., RICH, E.S. Visceral learning in asthma. Psychosomatic Medicine, 1976, 38, 122–130.

VAITL, D. Kontrolle der essentiellen Hypertonie durch Entspannungstechniken. In D. VAITL (Ed.) Essentielle Hypertonie. Berlin: Springer, 1982, 162–202.

VAITL, D., KENKMANN, J.J., KUHMANN, W. Heart rate stabilization feedback and concomitant physiological changes. In N. BIRBAUMER, H.D. KIMMEL (Ed.) Biofeedback and Self-Regulation. Hillsdale: Lawrence Erlbaum, 1979, 185–196.

VOLGER, J., SCHULZ, W. Bericht über ein Projekt zur psychotherapeutischen Behandlung von Kopfschmerzpatienten: Erste Erfahrungen und Ergebnisse. In M. HAUTZINGER und W. SCHULZ (Eds.) Klinische Psychologie und Psychotherapie, Band 3. Depression und Psychosomatik. Kongreßbericht. Tübingen: Deutsche Gesellschaft für Verhaltenstherapie, 1980, 223–236.

WALSH, P., DALE, A., ANDERSON, D.E. Comparison of biofeedback pulse wave velocity and progressive relaxation in essential hypertensives. Perceptual Motor Skills, 1977, 44, 839–843.

WEBER, G., STIERLIN, H. Familiendynamik und Familientherapie der Anorexia-nervosa Familie. In R. MEERMANN (Ed.) Anorexia nervosa. Stuttgart: Enke, 1982, 108–122.

WEINER, H. The Heterogenity of «Psychosomatic» Disease. Psychosomatic Medicine, 1976, 38 (6), 371–372.

WEINER, H. Psychobiology and Human Disease. New York: Elsevier, 1977.

WEINSTOCK, H.J. Successfull treatment of ulcerative colitis by psychoanalysts. Journal of Psychosomatic Research, 1962, 6, 243.

WELGAN, P.R. Biofeedback control of stomatic acid secretions and gastrointestinal reactions. In J. BEATTY, H. LEGEWIE (Eds.) Biofeedback and Behavior. New York: Plenum Press, 1977, 385–393.

WESIACK, W. Realitäten der psychotherapeutischen Versorgung. Praxis der Psychotherapie, 1975, 20, 194–204.

WHITEHEAD, W.E., RENAULT, P.F., GOLDIAMOND, I. Modification of human gastric acid secretion with operant conditioning procedures. Journal of Applied Behavior Analysis, 1975, 8, 147–156.

WHITEHEAD, W.E., ALEO, S., EDWARDS, T.L., ENGEL, B.T., GREGORY, CH., LATIMER, P., SCHUSTER, M.M. Gastrointestinal biofeedback. Report of the task force to the Biofeedback Society of America. Biofeedback and Self-Regulation, 1978, 3, 375–384.

WICKRAMASEKERA, I., TRUONG, X.T., BUSH, M., ORR, C. The management of rheumatoid arthritic pain: preliminary observations. In I. WICKRAMASEKERA (Ed.) Biofeedback, Behavior Therapy and Hypnosis. Chicago: Nelson-Hall, 1976, 47-55.

WIESENHÜTTER, E. Hypnose und Entspannungsverfahren. In W.J. SCHRAML, U. BAUMANN (Eds.) Klinische Psychologie I. Bern: Huber, 1975, 611-628.

WILKE, E. Katathymes Bilderleben in der Behandlung der colitis ulcerosa. Göttingen: Schriftenreihe der Arbeitsgemeinschaft für Katathymes Bilderleben, 1979.

WILLIAMSON, D.A. Behavioral treatment of migraine and muscle-contraction headaches: outcome and theoretical explanations. In M. HERSEN, R.M. EISLER, P.M. MILLER (Eds.) Progress in Behavior Modification, Volume 11. New York: Academic Press, 1981, 163-201.

WOLFF, H.G. Headache and other headpain. New York: Oxford University Press, 3. Auflage, 1972.

YORKSTON, N.J., MCHUGH, R.B., BRADY, R., SERBER, M., SERGEANT, H.G. Verbal desensitization in bronchial asthma. Journal of Psychosomatic Research, 1974, 18, 371-376.

ZIELKE, M. Indikation zur Gesprächspsychotherapie. Stuttgart: Kohlhammer, 1979.

Sachregister

Klinische Psychologie – Trends in Forschung und Praxis

Herausgegeben von U. Baumann, H. Berbalk, G. Seidenstücker im Verlag Hans Huber, Bern/Stuttgart/Wien.

Beiträge im Band 1 (1978):

A. Grundlagen

I. Ökopsychologie und Klinische Psychologie (G. Kaminski)

II. Genetische Aspekte psychischer Störungen (E. Zerbin-Rüdin)

B. Methodik

III. Wissenschaftstheoretische Grundlagen Klinischer Psychologie (H. Westmeyer)

C. Diagnostik

IV. Multimethodale Diagnostik (G. Seidenstücker, U. Baumann)

D. Therapie

V. Gruppenpsychotherapie (G.-W. Speierer)

E. Klinische Gruppen

VI. Zwangsstörungen (L. Süllwold)

VII. Psychosomatik (H. Berbalk)

Klinische Psychologie – Trends in Forschung und Praxis

Herausgegeben von U. Baumann, H. Berbalk, G. Seidenstücker
im Verlag Hans Huber, Bern/Stuttgart/Wien.

Beiträge im Band 2 (1979):

A. Grundlagen

I. Biochemische Aspekte psychischer Störungen
(E. Fähndrich, M. Linden, B. Müller-Oerlinghausen)

B. Methodik

II. Bioelektronik
(H.-J. Kenkmann)

III. Zur Systematisierung von Methodenkriterien für Psychotherapiestudien
(G. Köhnken, G. Seidenstücker, U. Baumann)

C. Diagnostik

IV. Klinisch-psychiatrische Selbstbeurteilungs-Fragebögen
(D. von Zerssen)

D. Therapie

V. Partnertherapie
(S. Hessdörfer)

E. Klinische Gruppen

VI. Psychologische Aspekte des Alkoholismus
(I. Demel)

VII. Altersstörungen
(U. Lehr, H. Thomae)

VIII. Schulische Lernstörungen als normendiskrepante Lernprozesse
(D. Eggert, I. Titze)

Klinische Psychologie – Trends in Forschung und Praxis

Herausgegeben von U. Baumann, H. Berbalk, G. Seidenstücker
im Verlag Hans Huber, Bern/Stuttgart/Wien.

Beiträge im Band 3 (1980):

A. Grundlagen

I. Lebensstil, psychisch-somatische Anpassung und klinisch-psychologische Intervention
(H. Berbalk, K.-D. Hahn)

II. Epidemiologie psychischer Störungen
(B. Cooper, M. C. Liepmann)

B. Methodik

III. Statistische Verarbeitung von Biosignalen: Die Quantifizierung hirnelektrischer Signale
(F. Rösler)

C. Diagnostik

IV. Trends bei Deuteverfahren?
(H. Spada, G. Seidenstücker)

D. Therapie

V. Im Schnittpunkt von Entwicklungspsychologie und Klinischer Psychologie: Entwicklungsverläufe und Prävention kindlicher Verhaltensstörungen
(R. Ellmann, H. J. Koch, S. Meyer-Plath, W. Butollo)

VI. Kinderpsychotherapie
(S. Schmidtchen, A. Schlüter)

E. Klinische Gruppen

VII. Depression
(L. Blöschl)

VIII. Psychopathie
(H. J. Eysenck)

Klinische Psychologie – Trends in Forschung und Praxis

Herausgegeben von U. Baumann, H. Berbalk, G. Seidenstücker im Verlag Hans Huber, Bern/Stuttgart/Wien.

Beiträge im Band 4 (1981):

A. Grundlagen

I. Neue Ergebnisse der experimentellen Traumforschung (I. Strauch)
II. Arbeit und psychische Störungen (M. Frese)
III. Herkunft und Zukunft der Seelenvorstellung (H. Schmitz)

B. Methodik

IV. Statistische Methoden zur Veränderungsmessung (J. Krauth)

C. Diagnostik

V. Apparative Tests (M. Amelang, W. Nährer)

D. Therapie

VI. Modelle zur Integration von Therapie: Faktum und Fiktion (W.-R. Minsel)
VII. Entwicklungsmöglichkeiten der gegenwärtigen Beratungspraxis (F. E. Heil, R. Scheller)
VIII. Ansätze und Ergebnisse psychoanalytischer Therapieforschung (H. Kächele unter Mitarbeit von R. Schors)

E. Klinische Gruppen

IX. Schizophrenie (R. Cohen, E. Plaum)
X. Sexualstörungen (F. Pfäfflin, U. Clement)

Klinische Psychologie – Trends in Forschung und Praxis

Herausgegeben von U. Baumann, H. Berbalk, G. Seidenstücker im Verlag Hans Huber, Bern/Stuttgart/Wien.

Beiträge im Band 5 (1982):

A. Grundlagen

I. Emotionsforschung und Klinische Psychologie
(P. Walschburger)

B. Methodik

II. Testtheoretische Modelle für die klinisch-psychologische Forschung und Diagnostik
(J. Rost)

C. Diagnostik

III. Interaktionsdiagnostik
(O. B. Scholz)

IV. Dokumentation in der Psychotherapie
(U. Baumann)

V. Merkmalszusammenstellung für Psychotherapiedokumentation
(U. Baumann, G. Krüger)

D. Therapie

VI. Psychotherapie im medizinischen Bereich
(U. Koch)

VII. Rehabilitation
(H.-G. Budde)

E. Klinische Gruppen

VII. Eßstörungen: Adipositas
(P. F. Schlottke)